日本比較法研究所翻訳叢書
68

承諾、拒否権、共同決定
未成年の患者における承諾の有効性と権利の形成

ソーニャ・ロートエルメル 著

只木 誠 監訳

Einwilligung, Veto,
Mitbestimmung

von
Sonja Rothärmel

中央大学出版部

EINWILLIGUNG, VETO, MITBESTIMMUNG

von Sonja Rothärmel

1. Auflage 2004
© Nomos Verlagsgesellschaft, Baden-Baden 2004.
Printed in Germany.
Alle Rechte, auch die des Nachdrucks von Auszügen,
der photomechanischen Wiedergabe und der Übersetzung, vorbehalten.
Gedruckt auf alterungsbeständigem Papier.

Japanese translation rights arranged
with Nomos Verlagsgesellschaft mbH & Co. KG
through Tuttle-Mori Agency, Inc., Tokyo

装幀 道吉 剛

はじめに

　まず、親愛なる友人や朋輩、とくに、Hasan Sander 氏、Christoph Weinrich 氏、Cartin Finger 氏、Michael Weber 氏、Arndt Sinn 氏、Henning Rosenau 氏に謝辞を述べたい。本書を著すにあたっては、かつての上司であった Hans-Ludwig Schreiber 氏に、そして、本書のきっかけともなった議論にたびたびお付き合いいただいた、著者の師であり、指導教授でもある Gabriele Wolfslast 氏には、著者が行き詰まったときに、たびたび有益なご指摘、ご叱正を頂戴し、本書の執筆状況につねに関心を寄せていただいた。とりわけ、両氏には、深謝の意を表したい。児童や少年らの基本権が実際にはどのように入院生活において扱われているのかが論じられなければならないとの着想は、Wolfslast 氏によってはじめに議論に付されたのか、ウルム児童少年精神科医である Jörg M. Fegert 氏によりその糸口が作られたのか、または、会議の折にたびたび立ち話をしたことをきっかけとするのかは、当プロジェクトが終了した今となっては、わからない。この着想から、VW 基金の援助を得て、「法と態度」研究プログラムの一貫として、学際的な研究プロジェクトが立ち上げられた。このプロジェクトでは、少年精神科医によって、1998年から2002年まで実際的な情報需要と告知実務が経験的に調査され、情報法に関する法学的な考慮との比較が行われた。学者、実務家双方から詳細に意見が交わされた成果は、「児童少年精神科での患者への告知、情報需要、情報実務」とのタイトルで Vandenhoek & Ruprecht 社から公刊されている。

　本書のもととなった「承諾、拒否権、共同決定――未成年の患者における承諾の有効性と権利の形成――」は、ユストゥス・リービッヒ大学ギーセン法学部の2003／2004年期の冬学期にて、博士号論文として受領された。本稿は、上述の学際的な研究プロジェクトの法律部門での活動に基づいて、これに平行して作成されたものであり、それゆえ、当計画に参加されていた専門鑑定人、とくに Ludwig Salgo 氏、Ruth Mattheis 氏の貴重なご指摘と、ベ

ルリン心理学士である Ines Dippold 氏、Katja Wiethoff 氏が収拾されたデータを、本稿のなかで、とくに、未成年の患者の人格権に関する箇所で、参考にさせていただいている。さらに、我々のインタビューにご協力いただいた患者の皆様、とくに1998年9月にロストック児童少年精神科第3科に数週間滞在した際に知り合うことのできた青少年の方々には厚く御礼を申し上げる。最後に、Jörg Fegert 氏に、もう一度、深甚たる謝意を表したい。Fegert 氏には、数年にわたってご支援いただき、著者が氏の専門領域である児童少年心理学に興味を抱く契機と、経験論的研究という非常に魅力的な世界を垣間みるきっかけを下さった。氏が患者と日常的にふれあうなかで、医師と未成年の患者とのすばらしき信頼関係を築いてらっしゃることに触れることができたのも得難い経験であった。

2004年3月　ギーセンにて

Sonja Rohtärmel

監訳者はしがき

　本書は、「承諾、拒否権、共同決定——未成年の患者における承諾の有効性と権利の形成——("Einwilligung, Veto, Mitbestimmung—Die Geltung der Patientenrechte für Minderjährige—")」と題して2004年に刊行された、ソーニャ・ロートエルメル（Sonja Rothärmel）博士の博士号請求論文を訳出したものである。

　ロートエルメル博士は、ゲッティンゲン大学（Göttingen Universität）で法学を修めたのち、ギーセン大学（Gießen Universität）においてヴォルフスラスト教授（Prof. Dr. Wolfslast）の主催する研究グループならびにその他の研究会に所属し、長年生命倫理と法に関する研究に携わってきた同分野の専門家である。本博士号請求論文は、ドイツの、医療行為における承諾能力をめぐる諸問題、とくに子どもにおける承諾、自己決定の問題を取り上げてこれを論ずるものであり、当該テーマに関しては、ドイツにおいてもまとまった研究がいまだ著されていなかったなか、同博士は、Amelung、Deutsch、Taupitz らの考え方を基礎に、その豊富な知見と鋭い考察のもと、深い洞察によってたった広範な議論を展開している。

　具体的には、第1章に述べる問題の概要を踏まえて、以降の章においては、「成人患者の諸権利」「法における未成年者」「今日の医師法システムにおける未成年患者の人格保護のための成文法および不文法」について概観し、その後「学説における未成年患者の人格を保護するための改善」「承諾能力に関する提案とその固有の解決の糸口についての議論」「未成年患者の拒否成年および拒否権」「承諾能力なき患者の説明請求権」、「医師による治療行為の枠組みにおける未成年者の共同発言権の実現」について提言や検討を行ったのち、第10章において今後への「展望」をもって締めくくるという構成となっている。本書においては、著者の年来の研究の成果を踏まえ、子どもにも自己決定権が認められるべきことを基礎に、医療行為の場面等において親

や後見機関がどのようにこれを尊重しサポートするかが多角的な視点で論じられている。わが国における当該テーマの今後の研究の発展にとっても非常に有益であると思われるところである。各章、節等の内容の翻訳については、日本比較法研究所所員の本学法科大学院・高橋直哉教授をはじめ、同研究所共同研究グループ「生命倫理と法（代表:只木誠）」に所属する研究メンバーの分担においてこれを行っている。

なお、本書の翻訳作業の全体については、本学大学院法学研究科博士課程後期課程在籍の秋山紘範君に原稿の取りまとめ等の事務を、同・冨川雅満君に本文ならびに脚注内の訳語・用語の統一等の調整をお願いした。それぞれの本来の研究活動もあるなか、本件に関わる作業に時間を惜しまず力を傾けてくれたことに謝意を表したい。そして、全体の内容を踏まえた翻訳文の調整をお願いした、同じく同課程在籍の島田美小妃さん、同・水落伸介君の両氏においては、監訳者の意図を汲んで、本書の内容と体裁を翻訳書たるに相応しいものに整えるべく、細部にわたる原文と翻訳文との最終的な対照、確認作業に取り組んでこれを遂行するにとりわけ多大な労力を振り向け、監訳者の監訳作業にあっての実質的な柱となってくれた。その多大な尽力と貢献をもって無事今回の刊行に至ることができたことに、あらためて心からの感謝の意を申し述べるものである。

あわせて、本書の企画の段階からお世話になった日本比較法研究所の皆様、出版に向けた作業に親身に惜しまぬご協力をいただいた中央大学出版部・小川砂織さんはじめ同出版部の皆様に心より御礼を申し上げる次第である。

なお、本翻訳叢書は、日本学術振興会科学研究費（22530070）ならびに2012（平成24）年度・2013（平成25）年度中央大学特定課題研究費の助成にかかる研究成果の一部である。

2014年2月1日

中央大学法科大学院・法学部教授

只 木 誠

目　　次

はじめに
監訳者はしがき

第1章　序

Ⅰ．研究の対象 ………………………………………………………… 1
　1．インフォームド・コンセントの有効範囲　2
　2．代弁者のいない患者グループとしての未成年者　3
Ⅱ．専門用語と方法論について ……………………………………… 10
　1．法における人格の概念について――一般的人格権　10
　2．一般的人格権の所有者　10
　3．人格概念の哲学的――神学的内容　11

第2章　成人患者の諸権利

Ⅰ．患者の諸権利――現在地の確定 ………………………………… 23
　1．研究領域の限定　24
　2．判例法としての医師と患者の権利の構造について　25
Ⅱ．患者の個々の諸権利の内容 ……………………………………… 29
　1．患者の意思の優位――「不合理な」決定をする権利　29
　2．説明を求める患者の権利――意思に基づく患者の
　　　請求権からインフォームド・コンセント法理へ　31
　3．第三者から患者の情報を保護するように求める権利
　　　――医師の守秘義務　58
　4．医師を自由に選択する権利　58

Ⅲ．第２章のまとめ——人格権を保護するための
　　成人患者の諸権利 ……………………………………………………… 59

第３章　法における未成年者——民事法、家族法および刑事法
　　における評価基準の概観

Ⅰ．医療契約の締結 ………………………………………………………… 61
　１．未成年者自身による契約締結　61
　２．親による契約締結　63
　３．公的な経営者のいる病院における受け入れ　64
　４．健康保険扱いの患者　65
　５．救 急 治 療　69
Ⅱ．未成年者の治療行為の不法行為法的、家族法的
　　および刑法的視点 …………………………………………………… 70
　１．契約の次元および不法行為法の次元　72
　２．民法上の責任の内容　73
Ⅲ．家族法の観点 …………………………………………………………… 74
　１．代理の原則　74
　２．共同代理規定の射程　75
　３．身上配慮の行使の法的規制　77
　４．民法1666条にしたがった、医師による治療的侵襲への
　　　親の承諾を裁判により代替した事例報告　78
　５．1666条による手続　80
　６．未成年者の治療行為の事例における民法1666条の手続
　　　の実務上の意義　81
Ⅳ．一般的刑法的視点 ……………………………………………………… 82
Ⅴ．第３章のまとめ ………………………………………………………… 85

第4章　今日の医師法システムにおいて、未成年患者の人格の
　　　　保護を目的とする成文法および不文法

　Ⅰ．医師法における承諾能力 ……………………………………… 87
　　1．承諾能力の難点　　88
　　2．判例の展開にみる承諾能力　　90
　Ⅱ．学際的研究の対象としての承諾能力 ………………………… 104
　　1．動機づけ要因としてのヒト研究　　104
　　2．法政策上の障害　　106
　　3．承諾能力についての法学上の研究　　107
　Ⅲ．未成年患者の人格を保護するための権利を積極的に
　　　認めることの帰結 …………………………………………… 114
　　1．自己決定権　　114
　　2．その他の患者の権利への影響　　117

第5章　学説における未成年患者の人格を保護するための改善
　　　　に関する提言

　Ⅰ．モデル1：規範的基準としての侵襲の重大性
　　　　　　　　と緊急性 ……………………………………………… 119
　　1．判例における緊急性の意義　　120
　　2．Peschel-Gutzeit と Jäger による「緊急性」　　120
　　3．Ulsenheimer による「緊急性」　　121
　　4．Amelung における「緊急性」と「重大性」の意義　　121
　Ⅱ．モデル2：類型化可能な侵襲の定式化 ……………………… 123
　　1．法律的に類型化された侵襲　　124
　　2．部分的成人として立法論上議論されている、異なる
　　　　類型的な衝突状況　　125

Ⅲ．モデル3：未成年者に対する治療的侵襲の正当化根拠
　　　としての医師の扶助原理 ································ *131*
　　1．*Geilen* の考察　*131*
　　2．女性法曹協会の提言　*131*
　　3．異なる法秩序で相応する法律　*132*
　　4．連邦医師会の学術審議会の態度表明　*134*
Ⅳ．モデル4：法的安定性という利益の強調——法律上固定
　　　された年齢の限界づけ ································ *135*
　　1．固定した年齢の限界づけ　*136*
　　2．下限および上限としての年齢の段階づけ　*138*
Ⅴ．モデル5：親と子どもの共通の答責性 ···················· *144*
　　1．親ないし子どもの択一的行為　*145*
　　2．重畳的な承諾の必要性　*146*
Ⅵ．モデル6：手続き指向的な解決の端緒 ···················· *152*
Ⅶ．第5章のまとめ ·· *153*

第6章　承諾能力に関する提案とその固有の解決の糸口についての議論

Ⅰ．出発点と専門用語 ·· *155*
　　1．出　発　点　*155*
　　2．専　門　用　語　*157*
Ⅱ．未成年者の承諾能力 ·· *160*
　　1．未成年者の承諾能力に関するドイツでの研究の状況　*160*
　　2．アメリカにおける承諾能力の研究　*161*
Ⅲ．承諾権限についての規範的基準の意義 ····················· *168*
　　1．親　の　配　慮　*168*

2．承諾権限と法的安定性の利益——一定の年齢による
　　限界づけの提言について　*191*
　3．医師の扶助原理への立ち戻り　*196*
　4．承諾能力と侵襲の重大性　*199*
Ⅳ．結論および承諾権限に固有の着想 ………………………………… *201*
　1．未成年者の承諾能力の法的決定とその前提　*202*
　2．この基準を確認するための権限　*206*
　3．承諾能力の標準　*210*
　4．確認の方式　*211*
　5．特殊な事例——治療的実験の場合における
　　承諾能力の確定　*215*
　6．医師の決定についての裁判所による検査　*217*
　7．患者が承諾無能力である場合の代諾の権限　*219*
　8．代諾の基準　*220*
Ⅴ．第6章のまとめ ……………………………………………………… *222*

第7章　未成年患者の拒否成年および拒否権

Ⅰ．*Amelung* の法制度としての拒否権 ………………………………… *226*
　1．*Amelung* の構想　*226*
　2．*Amelung* の拒否権概念の議論　*231*
　3．Ⅰ.の結論とまとめ　*238*
Ⅱ．*Laufs*、*Ulsenheimer*、そして *Koch* の拒否権 …………………… *239*
Ⅲ．*Taupitz* の拒否権 …………………………………………………… *240*
Ⅳ．治療的侵襲に対する承諾能力のない未成年者の
　　拒否権の根拠および前提に関する私見 …………………………… *243*
　1．拒否権の根拠を確定する出発点　*244*
　2．拒否権の根拠　*246*

3．拒否権の法定化および詳細　*248*

　　4．拒否権の前提および射程　*253*

　　5．拒否権の対外的効果について　*259*

Ⅴ．第7章のまとめ ……………………………………………………… *271*

第8章　承諾能力なき患者の説明請求権

Ⅰ．問題点についての概説 ………………………………………………… *273*

Ⅱ．承諾能力に依拠した権利としての説明請求権に
　　関する伝統的な根拠と機能 …………………………………………… *276*

　　1．インフォームド・コンセント法理における説明請求
　　　　権の一般的な根拠　*277*

　　2．財産保護制度としてのインフォームド・コンセント　*280*

Ⅲ．患者に対する説明の機能——従来の説明の検討と私見 …………… *282*

　　1．医療倫理学における、説明の機能に関する
　　　　従来の理解に対する批判　*283*

　　2．法的観点からの、説明の機能に関する従来の理解に
　　　　対する批判　*290*

　　3．Ⅲ．の結論とまとめ　*301*

Ⅳ．法の本質と二重の説明請求権を法制化する必要性 ………………… *301*

　　1．承諾能力のない者の事実上の情報提供への欲求　*302*

　　2．子どもに法的な事実上の中身を包括的に
　　　　説明することに対する批判　*313*

　　3．説明の経済性　*319*

　　4．児童や少年に対する説明義務の範囲のための結論　*320*

第9章　医師による治療行為の枠組みにおける未成年者の共同発言権の実現

Ⅰ．実現化の前提条件 ………………………………………………… *323*
　1．インフォームド・コンセント・パラダイムに対する
　　　共同決定権の長所　*323*
　2．インフォームド・コンセント・パラダイムに対する
　　　参加権の短所およびその危険　*327*
　3．参加権の強制力を認める必要性　*329*
　4．共同発言権の実現化への道　*330*
Ⅱ．解釈上制裁が保障される共同決定権 …………………………… *332*
　1．*Taupitz* の提案　*332*
　2．評価と私見　*333*
　3．承諾能力のない未成年者に対する説明における特殊性　*335*

第10章　本研究の帰結および展望

付録—法文および草案

　A．法　　文 ……………………………………………………… *341*
　　児童の権利に関する条約（子どもの権利条約）　*341*
　　ドイツ民法典（BGB）1901条　*342*
　　ドイツ民法典（BGB）1905条　*342*
　　去勢法（KastrG）（1990年9月12日／
　　　1992年1月1日）2条、3条　*343*
　　薬事法（AMG）40および41条（臨床検査における人の保護）　*344*
　　子どもの宗教教育に関する法律　*345*

社会法（SGB）36条1項　*346*

臓器移植法（TPG）2条2項——住民の啓発、臓器提供
についての説明、臓器提供の記録、臓器提供の証明　*346*

医療、生物医学研究における人権保護のための欧州評議会
の人権条約（欧州生命倫理条約）　*347*

B．草　　案 ………………………………………………………… *348*
 1．監護権の枠組みにおけるドイツ民法典1626条 a の研究
草案（Referentenentwurf）（DAVrom 1973, 3 ff.）　*348*
 2．親の監護の新規定に関する法律の草案：政府草案
（Regierungsentwurf）（BT-Drs. 7/2060および8/111）　*348*
 3．1628条に関する、法曹会の対案（新親権法内のもの）　*348*
 4．刑法改正——妊娠中絶に関する政府草案——§219 e
（BT-Drs. Ⅳ/3434）　*349*

Literaturverzeichnis　*351*

第1章
序

I．研究の対象

　患者の人格権を保護するための努力ほど、20世紀末の医事法や医療倫理の議論を形成してきたテーマはほかにない。最終的に医学的見地からの有用性よりも患者の意思が優先するということが裁判所によっても承認されるまで、ほとんど見渡すことのできない大量の医療倫理に関する文献が、治療行為の枠組みのなかでの患者の自己決定権に関して生み出されてきた。今日ではもはや、治療の仕方について自ら決定するという患者の権利が本気で疑問視されることはない。患者の解放運動の最終的な勝利をもたらしたのは、「インフォームド・コンセント」のドグマの法的な承認である。そのドグマは、すべての西欧諸国の法的伝統に妥当することを要求し、患者の承諾の有効性を事前の包括的な説明に依存させる[1]。

　世紀の変わり目、そして、千年の節目に、医療倫理の焦点は、古典的な医

---

1) 1997年4月4日（Oviedo）の生物学と医学の適用に関する人権と人間の尊厳の保護に関する条約（人権と生命医学に関するヨーロッパ条約）、第1章（総則）、第5条（承諾）。基本的なものとして、「ニュルンベルク綱領」は、*Wille*, NJW 1494および *Deutsch*, Das Recht der klinischen Forschung am Menschen, S. 176f に掲載されている。さらに、職業倫理の視点からは、2000年10月にエジンバラ／スコットランドで最終改定された1964年のヘルシンキ宣言；*Katz*, Am Coll Surg, 1998, S. 466-474; *Kroft*, D. C. L. J. Int'l L. & Prac. 1997, S. 457ff. も参照。日本の観点に関しては、*Kitamura/Kitamura*, et al., Int. Journal of Law and Psychiatry 1999, S. 133 ff. 参照。イスラエルの展開に関しては、*Mester* et. al., Int. Journal of Law and Psychiatry 1998, S. 281-289 参照。

療から離れ、魅力的であると共に嫌悪感も催させる方法、とくに遺伝子工学を伴う生命医療へと移動していった。現在では、学際的な医療倫理の大会、政府声明、あるいは、保健大臣諮問会議のプログラムで、遺伝子倫理を対象としないものはほとんどないであろう。治療のためのクローニング、予測的な遺伝子検査および着床前診断は、SF小説のシナリオの構想や自由奔放な想像を刺激している。ヒトゲノムプロジェクトには、人道性に関して専門的な監視人の注意が向けられている。

それに対して、日常的な治療行為は、医療倫理のテーマとしては古臭いものであるように見える。せいぜいのところ、いまだに議論のフォーラムを満たし得るのは、終末期における臨死介助の装いをもった治療的侵襲くらいである[2]。承諾能力のない患者の権利は、ヒトについての研究への利益がはっきりしているところでしか、議論の対象となっていない。

それにもかかわらず、本書がまったく「通常の」治療行為の枠組みにおける人格の保護をテーマに選んだのは、通常の治療において患者の人格の保護が完全に実現されているのは見かけだけのことにすぎない、という仮定に基づいている。「インフォームド・コンセント」は、成人した「通常の患者」の役には立つが、いずれ明らかとされるように、未成年者のグループを法的保護のない状態のままにしているのである。

1. インフォームド・コンセントの有効範囲

成人した「通常の患者」を問題とするかぎりでは、患者の人格の保護を法的に確保することは達成されたとみなすことができる。インフォームド・コンセントの法理があることによって、承諾能力のある者は、治療行為の要件に応じて医師と協力しながら治療計画を決めることができる。しかし、承諾能力

---

[2] 第52回ドイツ法曹大会の民法に関する討議第2巻、刑法部門で「自らの死への権利」を重点テーマとした第56回ドイツ法曹大会の討議、ならびに、民法部門で「生命の終わりにおいて患者の自律性を守るための民法の規定は望ましいか？」を重点テーマとした第63回ドイツ法曹大会の討議を参照。

のない者のグループは、この法理の外に置かれたままである。これに該当するのは、重い精神病者、重度の精神障害のある者、そして、未成年の患者である。

前世紀の70年代初めに、精神病者と精神障害のある者は、利益団体が発足したおかげで、自分たちの代弁者を獲得することができるようになった[3]。

老人性認知症のためにしばしば承諾能力を欠く高齢患者の法的地位も、世話法（Betreuungsgesetz）[4]によって新たにカバーされた。当該世話が行為能力剥奪の宣告と交代する形で、高齢患者の自律性の保護は、特別な規制を受けることになった。健康に関わる重大な事柄に関する患者の処分[5]や代理といった高齢患者の（本人はもはや知覚することのできない）自律性の保護に関する民法上の制度は、最近になってようやく第63回ドイツ法曹大会で議論された[6]。ドイツでは、とくに人口統計学の発達に基づいて、この民法上の制度に向けられる関心が増大している[7]。

2．代弁者のいない患者グループとしての未成年者

未成年者のグループは、長い間、患者の権利に関する議論において、あまり注目されなかった。子どもの人間の尊厳と人格権は、主として、家族法の文献で論じられており、そこでは、たいていの場合、監護権訴訟（Sorgerechtsverfahren）と監護権のない一方の親の面接交渉権（Umgangsrechts）の主張との関連で議論されてきた[8]。1998年親子法改正法は、ほかのところに

3） たとえば、「精神障害者協会」、精神医学研究集会、および、多数の障害者団体が、精神病者の権利ならびに精神病者の法政策に関する議論を要求した。
4） 1990, BGBl. I S. 2002. 1992年1月1日施行。
5） そのような処分の法的な拘束力を巡る議論については、たとえば、*Uhlenbruck*, NJW 1978, S. 566ff；*Eisenbarth*, Patienten-Testament und Stellvertretung in Gesundheitsangelegenheiten；*Taupitz*, Gutachten A zum 63. DJT.
6） *Kollmer*, Selbstbestimmung im Betreuungsrecht, 関係各所参照．
7） *Lipp*, Freiheit und Fürsorge；Prinz von Sachsen Gesaphe, Der Betreuer；Verhandlungen des 63. DJT Leipzig, Abteilung Zivilrecht, 関係各所参照。
8） 基本的なものとして、*Goldstein/Freund/Solnit*（Hrsg.）, Jenseits des Kindes-

目的規定[9]があるにもかかわらず、婚姻しておらずかつ別居している親の監護権に比べて、子どもの権利には貢献しなかった。それゆえ、第63回ドイツ法曹大会は、その民法分野の決議のなかで、未成年の患者の自律性を強化するための最初の措置として、未成年者の承諾能力の法律上の定義を要求しているのである[10]。

a．患者としての未成年者

子ども時代は、「誰も死なない神の国」[11]ではない。子どもも、重い病気に罹ったり、病気で死んだりする可能性がある。子どもは、交通事故、癌、あるいは、エイズなど、大人と同じ原因で病気になったり死んだりする。しかしながら、子どもは、治療において大人と同じ権利をもっていない。

ドイツ連邦医師会の学術審議会は、1992年に、児童および少年、すなわち、18歳未満の者10万人につき、年間に14人の新たな未成年癌患者がいるという前提から出発した。悪性腫瘍の治療は、たいていの場合、かなりの副作用を伴う強い化学療法あるいは放射線療法を必要とする。治癒する可能性は70年代に比べて今日では明らかに改善されているということができるにもかかわらず、癌は、ドイツにおいていまだに――交通事故に次いで――子どもの死

---

wohls, 関係各所参照；dies., Diesseits des Kindeswohls, 関係各所参照. 親子法改正の際に、「さながら机の返還請求権と同様に」、国家が強制的に実現する面接交渉権が注目されたことについては、*Lamprecht*, Festschrift für Wolfgang Zeidler, S. 857-868参照。*Salgo*（Hrsg.), Justiz und Minderjährige, 関係各所参照；gers. Der Anwalt des Kindes, 関係各所参照。

9）BT-Drs. 13/8499 参照。そこでは、一番の目的設定として子どもの権利の改善が挙げられている。

10）第63回ドイツ法曹大会の意見 A に関する民法分野の決議参照。

11）*Edna St. Vincent Millay* は、「子ども時代は誰も死なない神の国である」というタイトルの詩を発表した：in Robert Kastnbaum, Childhood: The Kingdom Where Creatures Die, 3 j. Clinical Child Psychol. 11, 11 (1974). これについて批判的なものとして、*Rosato*, Rutgers L. Rev. 1996, 1 ff.

亡原因として2番目に多いものである[12]。大人が下さなければならない場合とまったく同様に重大な、場合によっては、それよりも一層重大な治療に関する決定が、子どもによって、あるいは、子どものために下されなければならない。自傷行為の場合、あるいは、とくに、主として青少年期に見られる神経性食欲不振症（拒食症）の症状が見られる場合の精神科での看護のなかで、女性患者は、たとえば、非常に個人的な事柄を絶えず管理される、裸で体重を量られる、固定された状態で強制栄養が補給されるまで自由を奪われるといった場合、強い基本権侵害にさらされる。幼年期および青少年期における薬物の治験は行われないことが非常に多いために、未成年者に対する薬物療法は、成人の治療の場合よりも明らかに重大なリスクと副作用を伴う可能性がある。そのため、たとえば、青少年期に統合失調症を発症した場合、「古い世代の」精神弛緩薬しか自由に使えない。なぜならば、副作用がより小さいことがはっきりしている新しい薬は、成人に対してしか使用が認められていないからである。しかし、同時に、すでに青少年期からそのような影響をもつ薬物を服用することは、長期にわたる副作用を通じてとくに重い負担がかかることを意味する。そのため、青少年のためのこの領域における治療の決定が、より一層困難なものとなっている可能性がある[13]。

b．権利をもたない患者としての未成年者

　未成年者は成人と同じように身体の完全性や自己の人格への重大な侵害にさらされているにもかかわらず、未成年者は成人と同じ権利をもってはいない。そのため、未成年者の強制治療は、今なお裁判所の決定なくして許されている[14]。同じことは強制収容にも当てはまる[15]。

---

12) Wissenschaftlicher Beirat der BÄK, in: *Dierks/Graf-Baumann/Lenard* (Hrsg.), Therapieverweigerung, S. 129 ff.
13) *Fegert/Hässler/Rohtärmel*, Atypische Neuroleptika im Kindes-und Jugendalter, 関係各所参照。
14) Brandenburgisches Oberlandesgericht, NJW 2000, 2361-2363.

1994年のアメリカの事例で、白血病に罹患した16歳の少年 Billy Best は、かなりの苦痛があることと宗教的信条に反することを理由に化学療法の継続を拒否したが、親と医師が治療法の変更について彼と話し合うことを承諾するまで、最初の何日間か家から逃げ出さなければならなかった[16]。

子どもたちが権利を必要としているのは確かなのに何の権利もないというしばしば描写されている状況に立ち向かうため、国際連合は、1990年1月26日に児童の権利に関する条約（UN-Kinderrechtskonvention）[17]を可決した。61カ国が同条約に署名した[18]。1990年9月2日に同条約が発効して以来現在まで、同条約は、ドイツ、そして最終的にはアメリカ[19]も含めて、ほぼ200カ国によって批准されている。1924年のジェノヴァ宣言[20]や1959年の児童の権利に関する宣言[21]のような以前の国際的な子どもの権利に関する取り決めは、搾取、飢餓と栄養不足、教育の不足、劣悪な医療環境から子どもを守ることに限定されていたが、他方、1990年の児童の権利に関する条約は、はじめて、子どもの保護のための権利だけではなく、子どもの自己決定権やその他の自由権も取り上げられ、保障されているという意味で、「新たな領域」に踏み込んでいる[22]。この「国際法の里程標」[23]の中心には、子どもの福祉

---

15) *Salgo* und *Schlink/Schattenfroh*, in: *Fegert/Späth/Salgo* (Hrsg.), Freiheitsentziehende Maßnakmen, in: Jugendhilfe und Kinder-und Jugendpsychatrie, S. 25 ff. und 73 ff.

16) *Moroso*, Chi. Tri., Nov. 4 1994, N26. アメリカの新聞での報道についてさらに詳しく紹介している *Rosato*, Rutger L. Rev. 1996, 1 ff. 参照。

17) Convention on the Right of the Child, G. A. Res. 44/25, U. N. GAOR, 44th Sess., Supp. No. 49, S. 166., U. N, Doc A/44/736 (1989). 以下では、「児童の権利に関する条約 UN-Kinderrechtskonvention」と呼ぶ。

18) 成立史については、*Strempel*, ZRP 1996, S. 81-120 参照。

19) アメリカは、最終的に児童の権利に関する条約に署名することに同意した。Chi. Trib., Feb. 12, 1995, S. 22.

20) U. N. Dep. of Public Information, Convention of Rights of the Child. U. N. Doc. DPI/1101, U. N. Sales No. e. 91. Ⅰ. 51 (1991).

21) Resolution 1386 (ⅩⅣ).

や差別の禁止とならんで、参加権の付与が置かれている[24),25),26)]。国連の公式の説明によれば、その際の子どもの自律性は、親の権力からも保護されるものとされている[27)]。同条約第1部の目的規定において、第1条は、さらに、子ども[28)]の権利を子どもの福祉のために促進することにヨーロッパ諸国は関心を向けなければならない、ということを命じている。そのために、子どもたちには手続的権利が保障され、子どもたちがその権利を行使するのを容易

---

22) *Appleyard*, Journal of Medical Ethics 1998, 293-294; *Hafen/Hafen*, Harv. Int'l L. J. 1996, S. 449 参照。
23) *Strempel*, ZRP 1996, S. 82. そこでは、*Boutros-Ghali*, in: ders., UN-organisierte welt-Plädoyer für die grosse Reform der VN, 1993, S. 123, 126 と Erklarung der Bundesrepublik Deutschland bei Ratifikation der Konvention が脚注7で参照されている。
24) *Strempel*, ZRP 1996, S. 81f.
25) 13条は、つぎのような内容である。
　1．児童は、表現の自由についての権利を有する。この権利には、口頭、手書きもしくは印刷、芸術の形態または自ら選択する他の方法により、国境との関わりなく、あらゆる種類の情報および考えを求め、受けおよび伝える自由を含む。
　2．この権利の行使については、一定の制限を課することができる。ただし、その制限は、法律によって定められ、かつ、つぎの目的のために必要とされるものにかぎる。
　3．a. 他の者の権利または信用の尊重
　4．b. 国の安全、公の秩序または公衆の保健もしくは道徳の保護
26) 同条約の12条の文言は、つぎのようになっている。
　1．締約国は、自己の意見を形成する能力のある児童がその児童に影響を及ぼすすべての事項について自由に自己の意見を表明する権利を確保する。この場合において、児童の意見は、その児童の年齢および成熟度に従って相応に考慮されるものとする。
　2．このため、児童は、とくに、自己の影響を及ぼすあらゆる司法上および行政上の手続において、国内法の手続規則に合致する方法により直接にまたは代理人もしくは適当な団体を通じて聴取される機会を与えられる。
27) Vereinte Nationen 1994/95, Katalog der Publikationen, S. 64.
28) 同条約の意味における子どもは、18歳未満の者をいう。

にするために、子どもが自分の利害に関係する諸事情について包括的に情報を提供されること、および、子どもが訴訟において自己の見解を伝えられることが保障されている（同条約の第3条参照）。児童の権利に関する条約は、たとえば、刑事手続[29]あるいは憲法[30]などドイツ法の多くの領域で、改正の議論のきっかけとなった。

　医師による治療行為の領域では、改正の議論は難しいものとなる。なぜならば、医師による治療的侵襲に関する一般的な法律上の規制はほとんどないからである。それでも、成人に対する治療的侵襲の法的な許容性に関しては、個別の問題を解決する膨大な判例が存在するが、同じことは未成年者に対する侵襲には当てはまらない。未成年者に対する侵襲の許容性に関しては、原則的に、親の自由な裁量で決定される。裁判所による統制が行われるのは、治療が自由の剥奪を伴っている場合（民法典1631条のb）[31]、あるいは、親の監護権の濫用（民法典1666条）に関する非難が懸案となる場合だけである。そのような事態は、基本法第6条第2項の親権が非常に強調されるために、めったに生じない[32]。したがって、医師による未成年者の治療行為は、広範囲にわたって法の手がつけられていない領域、あるいは少なくとも、法的にはほとんど解明されていない領域のままである。

c．本研究の目的

　未成年の患者の法的地位を取り扱う先行研究、たとえば、*Seizinger*[33]、

---

29) *Keiser*, Das Kindeswohl im Strafverfahren; *Rothärmel/Wolfslast/Fegert* MedR 1999, S. 293-298.

30) *Herdegen*, FamRZ 1993, S. 374 による。

31) *Wille*, ZfJ 2002, S. 85-93 参照。

32) *Schertzinger*, 1995（in: *Dierks/Graf-Baumann/Lenard*［Hrsg.］, Therapierverweigerung, S. 120）のハンブルグ後見裁判所における尋問参照。それによれば、10年間で対応する事例はわずか5件しかなかった。

33) Der Konflikt zwischen dem Minderjährigen und seinem gesetzlichen Vertreter bei der Einwilligung in den Heileingriff im Strafrecht, Diss. Tübigen

Rouka[34]の研究や *Belling*[35]の比較法的研究などは、どのような場合に、未成年者であっても事実上すでに「承諾能力がある」という理由で、医師法において成人と同じように取り扱うことができるのか、という問題に限定されていた。第63回ドイツ法曹大会の機会になされた未成年の患者の自律性の保護に関する意見表明も、そのような部分的成人（Teilmündigkeit）の問題に止まっている[36]。

　本研究の対象は、とくに、児童および少年の人格の保護に向けた彼らに特有の必要性を医師法においてどのように考慮しなければならないのか、また、どのように考慮できるのかを研究することに置くつもりである。したがって、問題となるのは、まだ承諾能力のない者の権利である。それゆえ、児童の権利に関する条約の関係では、比較的幼い児童[37]の情報提供と参加の請求権も取り入れられる。その根底には、承諾能力のない患者も、基本法第2条第1項、第1条第1項に基づいて人格と尊厳が尊重されるという基本権の所有者であるという仮定がある。この仮定は、研究の基礎に置かれている人格概念から生ずるものである。そこでまず、その人格概念を明らかにすることが大切である。

　　1976.
34)　Das Selbstbestimmungsrecht des minderjährigen bei ärztlichen Eingriffen, Frankfurt 1996.
35)　Das Selbstbestimmungsrecht des minderjährigen bei medizinischen Eingriffen. Eine rechtsvergleichende Studie, Kriftel Neuwied 1994.
36)　*Lipp*, Freiheit und Fürsorge, S. 30ff.; *Taupitz*, Gutachten A zum 63. DJT; *Spickhoff*, NJW 2000, S. 2297 f. 参照。
37)　以下では、14歳未満の者を「児童（Kind）」、14歳から17歳までの者を「少年（Jugendliche）」と呼ぶ。

II．専門用語と方法論について

1．法における人格の概念について —— 一般的人格権

　基本法第2条第1項は、最高裁判所の民事判例が民法典の解釈において形成したように、「一般的人格権」を保護している[38]。その内容は、「精神的な関係における人格の完全性という自由権」[39]だとか、あるいは、「人格の自由の核心領域」[40]などと言い表されている。一般的な見解によれば、一般的人格権は、人間の尊厳の尊重と保護への権利と事実上わかち難く関連している[41]。なぜならば、人格の自由な展開を保障することは、人間の尊厳のための基礎として必要なものだと理解されるからである[42]。

2．一般的人格権の所有者

　未成年者が人格の保護に対する請求権を有しているのかどうか、また、どの程度有しているのかという問題にとって、未成年者もこのような法の意味における「人格」であるかどうかということが、決定的な意味をもつ。

　けれども、人格の地位を形作るものは何なのかに関して、基本法は何も教

---

38) BVerfGE 7, 198; 34, 269; 52, 131; BGHZ 13, 334; 24, 72, 76; 26, 349; 27, 284. AK-Podlech, Rn. 62 zu Art. 1 参照。民法の視点からは、Brüggemeier, Deliktsrecht, S. 148f. und 376ff. を、また、包括的なものとしては、Gottwald, Das allgemeine Persönlichkeitrecht, 関係各所参照。

39) *Starck*, in: v. Mangoldt/Klein/Starck, GG, Bd. 1, Art. 2 I , Rn. 2 ff.

40) *Benda*, in: *Benda/Maihofer/Vogel*（Hrsg.）, Handbuch des Verfassungsrechts, §6, RN. 12.

41) *Schmidt-Bleibtreu/Klein*, Art. 2 I n. 1; *Dürig*, in; *Maunz/Durig*（Hrsg.）, GG, Art. 1 I , Rn. 11 und 38; *Benda*, in: *Benda/Maihofer/Vogel*（Hrsg.）, Handbuch des Verfassungsrechts, §6, Rn. 12. *Palandt-Thomas*, §823, Rn. 177.

42) *Benda*, in: *Benda/Maihofer/Vogel*（Hrsg.）, Handbuch des Verfassungsrechts, §6, Rn. 12.

えるところがなく、むしろ、自然法のひとつとして人格の概念を前提としている。憲法を制定した者は、人格の概念を、哲学的および神学的な研究によって十分に練り上げられたすでに存在する原理を新たな事態に適用するものとして理解している[43]。

3．人格概念の哲学的――神学的内容

しかし、このような人格概念の理解の問題点は、つぎの点にある。それは、人格概念は、私たちがもちあわせている解明された精神史上のひとつの人格の構想に遡ることがまったくできないという点である。哲学史において、人格概念は、古代ローマから古代キリスト教を経て[44]近代の*Hobbes*、*Locke*、*Kant*の形而上学に至るまでその意味の地平を不断に変遷させてきた[45]。さまざまな展開が並存していることが認識できる。

哲学史の3つの主要なプロットを選び出すならば、第1に古代ローマの人格概念、第2にたとえば*John Locke*のような観念論の人格概念、さらには*Peter Strawson*のような分析哲学の人格概念を区別することができる[46]。最後のものは、法ないしは基本法第1条第1項の解釈にとってほとんど意味をもち得ないから、ここでは道徳哲学的に重要な最初の二つの人格概念を簡潔に取り上げてみることにする。

---

43) たとえば、*Benda*, in: *Benda/Maihofer/Vogel* (Hrsg.), Handbuch des Verfassungsrechts, §6. 批判的なものとして、Neumann, ARSP 1998, S. 139, 143.
44) たとえば、*Boethius*, Contra Eutychten Ⅱ と Thomas von Aquin, Summa Theoligica.
45) 人格概念の思想史については、*Brasser*, Person, Stuttgart 1999.
46) たとえば、*Peter E. Strawson*, Einzelding und logisches Subjekt (Individuals). 彼の時代の分析哲学における人格概念について、たとえば、*Dennett*, Bedingungen der Personalität, in: *Bieri* (Hrsg.), Analytische Philosophie des Geiste, 1981, S. 303-324. その分析によれば、人格概念には6つのよく知られた意味（「テーマ」）を割り当てることができる。

a.「ラテン語の」人格概念

ラテン語では、[ペルソナ（persona）] はもともとは「仮面」という意味であった[47]。人格とは、話、とくに、演劇のなかでの役割の担い手である。声は仮面を通じて「人格化」しなければならず、それによって、演劇で話者がそれに成り代わることができる役割になった。20世紀に、精神分析が自我のさまざまなアイデンティティ（役割）を発見して以降、この意味での人格概念は無論、まったく働きは異なるが、再び重要性を増してきた。社会学の議論では、たとえば、*Talcott Parsons* や、とくにまた *Niklas Luhmann* などが、*Freud*、*Piagets*[48]、*Erikson*[49] の洞察を自己の社会的行為論のなかに統合し、社会における自我のさまざまな（人格的）アイデンティティを区別している[50]。

ラテン語の「ペルソナ」の原義は、さらに、*Levinas*[51] の対話哲学（Dialogphilosophie）や、たとえば *Luhmann*[52] の社会学においても重要性を持っ

---

47) たとえば、*Seneca*, Epistulae morales ad Lucilium 24, S. 13 ; *Cicero*, De Oratore 2, S. 102 : …私は、まったく公平な心をもって、1人で3役、つまり、（弁護人としての）わたしと、相手方と、陪審員の3役を演じるのである（3つのペルソナを演じるのである）。また、Plinius, Epistulae 8, 7, 2も。

48) *Piagets*, J., Das Erwachsen der Intelligenz beim Kindes, Stuttgart 1969.

49) *Erikson, E. H.*, Kindheit und Gesellschaft Stuttgart 1957, Teil Ⅰ.; ders., Phasen der frühkindlichen Entwicklung, in: *Simitis/Zenz*, Seminar: Familie und Familienrecht, Band 2, S. 16 ff.

50) *Parsons, T.*, Der Stellenwert des Identitätbegriffs in der allgemeinen Handlungstheorie in: Entwicklung des Ich; *Rebock*, Thesen zur Gegenwärtigen Renaissance und Krise des Personenbegriffes in der Ethik-ein kritischer Literaturbericht, Allgemeine Zeitschrift für Philosophie 1998, S. 61-86 ; *Brasser*, Person, Einleitung 参照。

51) *Levinas*, Emmanuel, Jenseits des Seins oder anders als Sein geschieht, Freiburg. i. Br. 1992, S. 65, 226, 135; Totalität und Unendlichkeit. Versuch über die Exteriortät 2. Aufl. Freiburg i. Br. 1992, S. 202, 268.

52) Soziale Systeme, Grundriss einer allgemeinen Theorie, Frankfurt 1984, S. 130, 159, 178; Soziologische Aufklärung, S. 148f., Opladen 1984; Grundrecht als

ている。*Luhmann* によれば、「人格」は、「他者の予期に基づく行為の可能性の縮減」を表している。この場合、人格の尊厳の承認は、社会心理学的、経験的に記述できる表出能力（Darstellungsleistungen）に依存している。なぜならば、人間は、自らを「相互行為のパートナーとして表出する」ことを通じてしか自己意識的なアイデンティティを獲得しないといわれるからである[53]。「自己表出（Selbstdarstellung）」に成功した場合にのみ、尊厳があるとされる。

このような尊厳の理解は、最近、国法学においても取り上げられている。尊厳は、尊重要求の積極的な評価を通じて、社会的な承認のプロセスのなかで初めて構築される人間間の関係として理解されている[54]。このような意味で理解された人格の尊厳は、人間の本質に内在しているものではなく、人間は他者と関わり合いながら自らの生を送るなかで人格の尊厳を獲得することになる。それゆえ、人間は、まったく異なるやり方で人格と尊厳を認められる可能性がある。このような立論に基づくならば、小さな子どもの人格の地位を否定することも問題なくできることになる。

b．「キリスト教の」人格概念

これとは正反対の人格概念の理解を、キリスト教神学、ならびに、最初は *John Locke*、また後には *Immanuel Kant* のような啓蒙思想の観念論のなかに見いだすことができる。三位一体説が人格の理解にもたらす特別な問題を考慮に入れないとすれば[55]、キリスト教神学において、人間はいかなる場合にも神の似姿とみなされる。それとともに、キリスト教神学では、とくに、神の前で人間は皆平等であるということが強調される。人間は神によって授

Institution, Berlin 1965.
53) *Luhmann*, Grundrecht als Instituition, S. 57 ff.
54) *H. Hofmann*, AöR 11 (1993), S. 353ff. この点に関しては、*Schreiber*, FAZ v. 5. 8. 1996 参照。
55) この点に関しては、*Brasser*, Person, S. 33ff. m. w. N. 参照。

けられたその姿形に基づき尊厳を持った人格である、という基本的な想定が重要となる。哲学史において、人格と尊厳をすべての人間に等しく内在しているものとして理解しようとした論者は、就中、*John Locke* であろう[56]。「人格」の意味が、ラテン語の「ペルソナ」という単なる（話者の）役割というものから役割の担い手の独自性へと変遷していると思しき兆候は、すでに *Tertullians*（西暦160年-220年）の人格概念のなかに見いだされる[57]。中世の議論に影響を与えた *Boethius*（西暦480年-524年）の定義では、さまざまな人格概念が並存していることが、一層はっきりと浮かび上がってくる。*Tertullians* は、人格を理性と個性によって特徴づけている[58]。*Pico della Mirandola* の「人間の尊厳について」（1486年）[59]とならんで、人格概念に関する *John Locke* の研究は、人間の（自己）意識に基礎を置いた近代の人格概念の嚆矢とみなされ[60]、*Kant* の人格概念はこの伝統に沿うものだと理解することができる[61]。*Kant* は、実践理性批判のなかで、（倫理的な）義務の根源は、「人格性……、すなわち彼自身の理性によって彼に与えられたところの、独自の純粋な実践的法則に［服従する］ような存在者の能力とみなされるも

---

56) Über den menschlichen Verstand 2. Buch Kap. 27, S. 419 ff.
57) *Hilberath*, B. J. Der Personenbegriff der Trinitätstheologie in Rückfrage von Karl Rahner zu Tertulians Adversus Praxean, Innsbruck/Wien 1986, 関係各所参照。; *Brasser*, Person, S. 32 f.
58) Contra Euchten et Nestorium, in: B. Die fünf theologischen Traktate Übers., Mit Einl. und Anmerkung versehen von M. Elsässer, Hamburg 1988, S. 64 ff.
59) G. *Pico della Mirandola*: Über die Würde des Menschen. ドイツ語翻訳版は H. W: Hüssel. Zürich 1988を参照。この点については、*Wetz*, Die Würde der Menschen ist antastbar を参照のこと。
60) *John Locke*, Über den menschlichen Verstand in vier Büchern. Bd. 2, unveränd. Nachdr. mit erg. Bibl., Hamburg 1988, S. 419 f.; 426f. 概要については *Brasser*, Person, S. 78 ff.
61) Kritik der reinen Vernunft A 362-367, S. 371f., Weischedel-Ausgabe Darmstadt, Bd. 2, 5. Aufl. 1983; Zur Personalität des kindes: Anthropologie in pragmatischer Hinsicht, 3. Aufl. Darmstadt 1975, Bd. 6, § 1 (BA 3-4), S. 407.

のであり、それゆえ人格も…服従している人格性」に他ならない、と述べている[62]。Kantによれば、すべての人間に備わっている倫理的な自己決定の能力、すなわち自律性が、あらゆる人間的主体が人格であることの源泉である。

c．国法学におけるこのようなアプローチに関する議論——「付与理論」と「能力理論」

　国法学では、ラテン語の「ペルソナ」に対応する理論とその後に述べた観念とを2つのカテゴリーにわけており、前者をまとめて「能力理論（Leistungstheorien）」、後者をまとめて「付与理論（Mitgifttheorien）」と総称している[63]。「付与理論」は、啓蒙主義の自然法的な考えにさかのぼるものといわれている。この説は、おそらく、哲学の議論において「平等主義（Äquivalentz-Doktrin）」[64]と呼ばれているものに対応しており、尊厳を人間の主体性を原初的に形作っている部分として理解している[65]。そのようにして基礎づけられた「古典的な人権の図式」[66]によれば、尊厳（＝人格の地位）は、個々人に生まれながらにして備わっている特質であり、したがって、人間存在に不可欠の属性である。Frankenbergは、「付与理論」の核心をつぎのように言い表している。「たとえ売られたり奴隷とされたりする者でも、たとえ売られたり奴隷とされることを容認する者でも、自らの尊厳を失うことはあり得ない」。

　それに対して、「能力理論」は、とくに、Luhmannの社会学に従おうとするものである。この説は、出発点において人間としての存在と人格として

---

62) Kritik der praktishen Vernunft, A 154-156; S. 209f. Weischedel-Ausgabe Bd. 4, 4. Aufl. Darmstadt 1975.
63) *Pieroth/Schlink*, Grundrechte-Staatsrecht Ⅱ参照。
64) 「平等主義」によれば、人間であることが人格性の唯一の条件である。*Brinbacher*, in: Strasser/Starz, ARSP-Beiheft 1997, S. 13ff. 参照。
65) *Frankenberg*, KJ 2000, S. 235, 238.
66) *Frankenberg*, KJ 2000, S. 235, 328.

の存在との間には相違があるということを認める人格概念すべてを表している[67]。この説によれば、尊厳は、万人に同じように与えられるのではなく、社会的な承認の程度によってそれぞれの社会の構成員が尊厳を認めるかどうかを決定することができるものとされる[68]。

d．国法学における二極対立の批判

　付与理論と能力理論という概念がどのような認識価値や使用価値を包蔵しているのかは、私見によれば、理解が困難である。2000年に及ぶ哲学的な体系を2つのグループにわけることにこのような概念を用いることは、問題のある印象を抱かせる。なぜならば、このような概念を使用することによって、人格概念の内容を問うという本来の問題が見失われる危険性が高まるからである。法律家にはなじみのある響きの「付与」や「能力」という概念は、能力あるいは付与の主体がすでに同定されているということを暗示しないか、ということが憂慮されるのである。これが杞憂でないことは、国法学者のなかには、付与理論と能力理論との間にさえ「根本的な違いは存在しない」[69]と考える者がいることに現れている。このように考えることの理由として、付与理論も能力理論も、「結局、……人間の人格性、個人の主体性の原理、すなわち、個人の自律性の原理に……」基づいているということが、簡潔に挙げられている[70]。しかし、それとともに、元々すべての理由づけのアプローチにとって問題であったはずの認識対象としての人格概念までもが切り捨てられることになる。

---

67)　「生命医学倫理における非平等主義」については、*Birnbacher*, ARSP-Beiheft 1997, S. 20 ff.
68)　たとえば、*Podlech*, in: AK Bd. Ⅰ zu Art. 1 ; *Frankenberg*, KJ 2000, S. 325, 327 参照。
69)　*Hofmann*, AöR 1993, S. 359.
70)　*Hofmann*, AöR 1993, S. 353ff.

e．連邦憲法裁判所と最上級裁判所の人格概念

　基本法の創始者たちは、人格概念の確固たる思想史的な核心に依拠することができず、議会での協議においてさまざまな世界観をもつ代議員を目の当たりにして意見の統一を図ることもできなかった、ということから出発せざるを得ない[71]。しかし、意識的にペンディングにしておかれた人格概念ないし尊厳概念は、変転する社会的な影響を吸収することができる生きた憲法の可能性を切り開くものでもある。

　連邦憲法裁判所は、個々の事例において人格概念を確定しその内容を満たすという任務を果たしてきた。連邦憲法裁判所は、「人格性」の概念も「人格の尊厳」の概念も、啓蒙思想の観念論に添う形で用いているが、思想史的な関連の枠組みをはっきりと表明してはいない[72]。人間の尊厳と人格の尊重は、*Dürig* によって造られ[73]、概念的には *Kant* の（道徳的義務の）人格概念をよりどころとする[74]いわゆる「客体定式（Objektformel）」を用いて、連邦憲法裁判所によって定められている。そのため、連邦憲法裁判所判例集第9巻で、裁判所の審問に対する請求権について、人間の尊厳の保障の表現としてつぎのようなことがいわれている。「人格の尊厳」は、「……その者の権利が当局の都合で直ちに自由に処分されないこと、すなわち、個人は、裁判所の決定の単なる客体にすぎないのではなく、自己の権利に影響を及ぼす決定がなされる前に、手続とその結果に影響を及ぼすことができるようにするた

---

71)　*Benda*, in: *Benda/Maihofer/Vogel*（Hrsg.）, Handbuch des Verfassungsrechts, §6, Rn. 14.

72)　*Dreier*, GG, Band Ⅰ Art. 1 Ⅰ, Rn. 13; ders. AöR 1988, S. 450.

73)　AöR 1956, S. 117, 127; ders. , in: *Maunz/Dürig*（Hrsg.）, GG, Art. 1, Rn. 28でも、「具体的な人間が、ほかのより重要なもののための客体として、単なる手段として扱われるとき、人間の尊厳は害される」と述べられているが、それ以前、すでに、AöR 1956, S. 117, 127で述べられている。

74)　Metaphysik der Sitten, zweiter Teil, §§9, 11, 38, 39；道徳的義務に関するカントの発言を法的義務に転用することはおそらく無理であろうということは、すでに何度も指摘されている。たとえば、*Dreier*, GG, Art. 2 Ⅰ；批判的なものとして、*Neumann*, ARSP 1998, S. 139, 141も。

めに発言する機会を認められるべきである」ということを要求するものとされる[75]。人格の尊厳は、「精神において道徳的な存在である人間は、自由と自己意識をもって自己決定をし、外界に作用を及ぼすことができる、というところに」ある[76]、と連邦通常裁判所は述べている。バイエルン州憲法裁判所も、内在的な尊重の要求から、社会的な尊重の要求を導き出している。人間の尊厳は、内面的なものであると同時に社会的なものでもある尊重の要求であり、このような尊重の要求は、自分自身のために人間に当然に与えられるべきものである、とされている[77]。

以上のことからすると、ほとんど支配的である憲法学説[78]と同様に、最上級裁判所も、人間の尊厳と人格概念を、*Immanuel Kant* の観念論の（自己）意識形而上学の意味において理解している。最上級裁判所が述べるところの核心は、人格は人間の（潜在的な自己決定能力としての）自律性に基づく不可譲の尊厳の担い手である、とする部分である。それに加えて、キリスト教の人間像も、その展開の歴史と密接に結びついていることが指摘されている[79]。基本法の条文では、前文が「神」と関係しているし、憲法学の文献で

---

75) BVerfG E 9, 89, 95；さらに、E 27, 1, 6；28, 386, 391；45, 187；50, 166, 175；50, 205, 215；57, 250, 275 も参照。
76) BGH NJW 1961, 1397.
77) BayVerfGH 8, 57.
78) *Benda*, in: *Benda/Maihofer/Vogel*（Hrsg.）, Handbuch des Verfassungsrechts, Art. 1, Rn. 10；*Dürig*, in: *Maunz/Dürig*（Hrsg.）, GG, Art. 1 Ⅱ, Rn. 75；*Zippelius*, Bonner Kommentar zum Grundgesetz, 57. Lfg. 1989, Art. 1, Rn. 104；*Starck*, in: v. Mangoldt/Klein/Starck, GG, Bd. 1, Art 1 Ⅰ, Rn. 86und Art. 2 Ⅰ, Rn. 82. それに対して、*Podlech*, in: AK, Bd. 1, S. 338の Art. 1 Ⅰに関する注釈は異なる見解である。その見解は、とりわけルーマンの社会科学的な人格概念に準拠し、「人格性」のなかに、個人によってはじめて形成され得る責任を自覚した生活態度を見いだしている。*Dreier*, in: GG-Kommentar の注釈、ならびに、「人間の尊厳という神話」に関する *Stöcker*, JZ 1968, S. 685も、伝統的な形而上学的基礎づけに対して批判的である。
79) *Benda*, in: *Benda/Maihofer/Vogel*（Hrsg. ）, Handbuch des Verfassungsrechts, § 6；批判的なのは、*Neumann*, ARSP 98, S. 139, 142f.

は、人間の尊厳と人格性について語られる場合、キリスト教に由来する評語が添えられることが珍しくない。そのため、*Nipperdey* は、人間の尊厳を「精神的および道徳的価値の領域に対する人間の被開示性（Geöffnetsein）」と言い換えている[80]。他のところでは、「神聖なもの（Heiligtum）」という概念が使われている[81]。それとともに、表出能力を通じてはじめて獲得される社会的な役割期待への反応としての人格性という *Luhmann* の人格概念は、はっきりと退けられている[82]。

このような意味における尊厳と自律性の承認は、社会心理学的、経験的に記述可能な個人の表出能力によって左右されるものではないから、個人は、実際に自律性を行使する能力が自分にあることを証明する必要はない。人格の地位と基本法第1条第1項および第2条第1項の保護は、各人の個人的な精神的特性やその他の事情を考慮することなく、万人に認められるべきものである。それに従えば、理性的に道徳的な決定をする能力を失った者や、そのような能力がまったく発達しなかった者も、人間の尊厳と自己の人格性に対する尊重を要求する権利を享有していることになる[83]。

それゆえ、このように人間という存在に生来的に備わっている潜在的な能力、つまりは人間という種がもつ理性に照準を合わせることによって、精神病者や、実際には自由な道徳的決定をする能力を限定的にしかもっていない衝動的行為者（Triebtätern）のようなまさしくとくに保護を必要とする人格グループに、基本法第1条の保護を無制限に与えることが可能となる。そうであるからこそ、連邦憲法裁判所は、新生児や幼児も人格として理解するこ

---

80) *Nipperdey*, Die Würde des Menschen, in: *Neumann/Nipperdey/Scheuner*, Die Grundrechte Ⅱ, 1 1954, S. 1 f., nach *Stöcker*, JZ 1968, S. 685. その点に関しては、*Zippelius*, Bonner Kommentar, Art. 1, Rn. 2 も参照。

81) *Dürig*, in: *Maunz/Dürig*（Hrsg.）, GG, Art. 1, Rn. 16; この点については、Stöcker, JZ 1968, S. 687 の論争も参照。*Frankenberg*, a. a. o. の注釈も参照。

82) たとえば、Soziologischen Aufklärung, S. 148; Soziale Systeme, S. 430.

83) 批判的なのは、*Neumann*, ARSP 1998, S. 139, 144.

とができるのである[84]。連邦憲法裁判所は、子どもの福祉の概念について、事ある毎に、子どもも、「基本法第1条第1項および第2条第1項の意味における、固有の人間の尊厳と、自己の人格の自由な発展に対する固有の権利をもつ存在」であると述べている[85]。たとえば、交際相手の決定、信書の秘密、子ども部屋への不可侵権、学校、職業ならびに氏名権の選択といったことが問題となった場合、子どもが、どの程度、自己の人格の尊重を要求する権利を有するのかという点が議論となり得るのは、連邦憲法裁判所の見解によれば、「少年は、……親の教育の単なる客体にすぎないのではなく、むしろ、最初から、基本法第1条第1項との関連における第2条第1項によって保護される固有の人格なのであり、その程度がしだいに強くなっていく」ものだという理由によるにすぎない[86]。

f．「基本権適齢」を巡る議論

連邦憲法裁判所はすべての人に人格の地位を認めているにもかかわらず、一部の憲法学説は、「基本権適齢（Grundrechtsmündigkeit）」という概念を導入することによって、未成年者が基本権を援用することを、したがってまた基本法第1条第1項、第2条第1項の保護を援用することを拒否しようとしている。そのような強情な少数説によれば、基本権適齢は、満18歳、すなわち、完全な行為能力を獲得することをもって始まるものとされている[87]。

---

84)　*Benda*, in: *Benda/Maihofer/Vogel*（Hrsg.），Handbuch des Verfassungsrechts，§6，Rn. 9；連邦憲法裁判所によって判断が示されておらず議論のある「胎児」の人格の地位に関しては、*Dürig*, in: Maunz/Dürig（Hrsg.），GG, Art. 1, Rn 1 I , Rn. 18, 24.

85)　BVerfGE 24, 119, 144（§1751 BGB, 14歳以上の者の養子縁組に関する同意の必要性）; E 47, 46, 73（性教育）; 72, 155, 172（子どもの財産の無制限な経済的義務づけ）; 74, 102, 124（少年裁判所法における教育の処分）および79, 51, 63f.（養子縁組の保護）.

86)　BVerfGe 47, 46, 74; *Moritz*, S. 240 参照。

87)　たとえば、*Rüfner*, in: Isensee/Kirchhoff, Handbuch des Staatsrechts, Bd. Ⅰ, S. 497; *Dürig*, in: *Maunz/ Dürig*（Hrsg.），GG, Art. 19Ⅲ , Rn. 16も同旨。

連邦憲法裁判所は、「基本権適齢」という法概念を採用してはいない。その概念は、憲法学における支配的な見解によれば、現行の基本権の担い手を決定するためには不必要なものだとみなされている[88]。

ことの本質からして成人に留保されている若干の基本権（婚姻と家族）を除いて、連邦憲法裁判所の判例[89]、ならびに、憲法学説における支配的な見解によれば、子どもは、成人と同様に自己の基本権の保護を主張することができる。

g. 研究の方法論に関する帰結

連邦憲法裁判所の人格概念は、いずれにせよ、その周縁領域においては、開かれたままである。Bendaは、いわゆる「客体定式」は、基本法第1条第1項と同法第2条第1項の保護範囲の具体化をどの方向に進めていくべきかを、もはや示すことができない、ということを確認している。それゆえ、人格の概念から子どもの法的地位を導出することはできないし、子どもの法的地位から具体的な権利の所有者であることを導出することもできない。

子どもの法的地位あるいは人格の概念から患者の人格の保護のための具体的な権利を導き出すというアプローチが、ほとんど実りのないものであることが明らかとなった以上、以下では、連邦憲法裁判所の意味における人格概念は開かれたものとして理解しなければならない。その概念の内容は、簡明な法律上の権利やとりわけ患者の権利に関する判例の分析を通じて判明することになるであろう。そうすれば、人格権の概念は、その輪郭が一層鮮明なものとなり得るであろう。

患者の人格権の具体化を可能とするために、まず最初に、現行法における

---

88) 基本的なものとして、Roell, Die Geltung des Grundrechte, 関係各所参照；Herdegen, FamRZ 1993, S. 274, 376 他の文献も参照。たとえば、早いものでは、Fehmann, RdJ 1967, S. 281 参照。
89) 最近のものでは、BVerfGE 84, 168, 183; 連邦憲法裁判所の判例について、その他の点は、第4章参照。

成人の患者の権利が考察される。この「現在地の確定」が第2章で行われる。それに続いて、未成年者の法的地位、とくに、現行法におけるその権利の実現可能性が考察される（第3章）。そして、それを成人の患者の場合と比較し、未成年患者の人格の保護の要求に関して現行の医事法を評価する（第4章）。第5章では、すでに文献において提案されてきた未成年患者の法的地位を改善するための解決のアプローチが紹介される。次いで、これらの提案に関する議論に基づいて、未成年者の自己決定権に関する私の解決策、就中、承諾能力の法律上の固定化が展開される（第6章）。第7章では、具体的な状況において承諾する能力のない患者に、どの範囲まで、選択権あるいは「拒否権」の形での共同決定の権限を与えるべきかという問題に取り組む。それに続いて、承諾能力のない患者に、どの範囲まで、説明を求める権利と審問権が認められるべきか、という問題が問われる（第8章）。共同発言権と審問権、本書でいうところの「参加権」の最終的な全体図をその実現可能性の問題を含めて取り扱っている第9章で考察は終えられる。研究の最後では、患者の人格権の概念がより詳細に具体化され、立法論はもとより現行法においても未成年患者の人格の保護のための権利を実現する手段について具体的な提言がなされている。

（高橋直哉）

第 2 章
成人患者の諸権利

　本章では、成人患者の諸権利が述べられ、この目的のために医師法の根拠とその体系が論じられる。

Ⅰ．患者の諸権利── 現在地の確定

　ドイツにおいて、「医師法」という概念は、「個人で医業を営み、または病院で働いているあらゆる医師および患者ならびに社会とのあいだにあるすべての法律関係をまとめたもの」[90]として定着した。最近では、医師法という言葉のかわりに、「患者の権利」という言葉が用いられることが多くなってきている。しかし、ことの本質によれば、そのことによって同じことが意味されているにすぎない[91]。医師法では、以前から、医療過誤訴訟において構造的に不利な立場に置かれてきた患者の法的地位を強化することが問題であった。事情によっては、患者の生死は医師の医療措置に依存し、決まって医師の判断に大きく支配されている。さらに、患者が時期を失せずに医療過誤を認識するのが難しいということが付け加わる。そのことによって患者に

---

90) *Deutsch*, Medizinrecht, Rn. 3. 医師の倫理の意義について、*Schreiber*, in: FS für Dünnebier, S. 642 ff.
91) *Francke*, Ärztliche Berufsfreiheit und Patientenrechte; *Pichler*, Internationale Entwicklung in den Patientenrechten; *Kranich/Böcken*, Patientenrechte und Patientenunterstützung in Europa; *Hanika*, MedR 1999, S. 149-161; *Francke/Hart*, Charta der Patientenrechte und hierauf beruhend; Patientenrechte in Deutschland heute, Beschluss der 72. Konferenz für das Gesundheitswesen der Minister, Senatorinnen und Senatoren vom 9./10. Juni 1999 in Trier 参照、これについて、*Katzenmeiner*, MedR 2000, S. 24.

よるチェックの可能性が制限される。したがって、契約の自由には、医師と患者のあいだの私的な関係においても第三者効力を有するところの患者の基本権によって限界が設けられなければならないのである[92]。患者の自己決定権の保護は、実体的な医師責任法によって保障され、手続きの領域では立証責任の軽減によって補われ、刑法上は傷害および殺人の構成要件によって守られる。それに加えて、一般的な人格権から直接導き出される諸権利があゆみでてくる。これに属するのは、たとえば、医師の守秘義務、医師の診療記録作成義務、患者のカルテ閲覧権である。

1. 研究領域の限定

以下において、「患者の権利」ということが問題にされる場合、そのことによって、患者が自分の身体の完全性を保護するために、そして、一般的な人格権をも保護するために、医師に対して有しているところの諸権利の全体が考えられている。とりわけ、エビデンスに基づく注意深い治療および治癒をなす義務が、間接的に患者の人格を尊重することになる。しかし、本書では、医療過誤に対する責任の問題は検討の対象外とする。というのは、未成年者の治療について、成人の場合とは異なった法的な特殊性が生じるわけではないからである。また、法定の健康保険組合の被保険者である患者と当該健康保険組合とのあいだの（社会法的な）関係についても、本書ではほとんど検討していない。新たな保健政策上の要請としての公衆衛生機関内での患者の参加権[93]も本研究の検討範囲には含まれない。むしろ、医師、未成年の患者および親という三者間の直接の関係に本研究の焦点をあて、この関係の民事法上、刑事法上および家族法上の種々の観点を解明するつもりである。

---

92) BVerfGE 52, 131 und 143ff.「患者の権利憲章」の宣言的な性格について、*Katzenmeier*, MedR 2000, S. 24; *ders.*, Arzthaftungsrecht, 関係各所参照。

93) *Franke/Hart*, Charta der Patientenrechte, 関係各所参照；*Laufs*, NJW 2000, S. 1757f.

2．判例法としての医師と患者の権利の構造について

　医師による治療行為の権利は、ドイツにおいて、法律で規定されていない。医師の種々の義務に関する断片的な条文化が、連邦および諸州の情報保護法ならびに個々の州の病院法にみいだされる[94]。刑法203条は医師の守秘義務違反を処罰しており、薬事法40条、41条、医薬品法17条、18条は、研究に携わる医師に特別な義務を課している[95]。しかし、立法者は、医師の本来の治療行為のいずれについても立法化していない[96]。たとえば、オーストリアにおけるのとは異なって、専断的治療行為は、多くの改正案が示された[97]にも

---

[94] 情報保護法は、官庁に対して、個人情報に関する回答を求める国民の請求権、そして、相応する訂正請求権、ないしは、抹消または差し止めを求める権利を規定している。たとえば、連邦情報保護法19条、20条、34条および35条、ヘッセン情報保護法18条、19条。医師法の断片的な構造について、*Schreiber,* in: FS für Dünnebier, S. 642.

[95] 1976年／1998年11月9日の薬事法、1926年／1989年（新たな文言）の放射線防護規則、そして、1994年の医薬品法は、放射線医学上の方法、薬剤、医薬品のテストが関係しているかぎりで、部分的にそしてきわめて断片的ではあるが、人に対する医学的研究の権利を規定している。

[96] たとえば、アメリカにおいては事情が異なる。1957年から1984年までの間に、ジョージア州を除くすべての州がインフォームド・コンセント法理を法律で定める制定法を公布した。ジョージア州は1988年にようやくそれを公布した（それについて詳細に、President's Commission v. 1982のレポート）。さらに、アメリカにおけるインフォームド・コンセント法理の展開および法律上の実践について、参照。*Anthony Szcygiel,* 1994, 21 Ohio N. U. L. Rev. 171, S. 189. ヨーロッパでの法典化の傾向について、*Pichler,* Internationale Entwicklung in den Patientenrechten, 関係各所参照, sowie *Katzenmeier,* MedR 2000, S. 24参照、さらに、*Kranich/Böcken,* Patientenrechten und Patientenunterstützung in Europa, 関係各所参照。

[97] 第1草案（草案279条）はすでに1911年に発表され、さらに、それに1919年草案、1922年草案、1925年草案、1927年草案、最後に、1962年草案および1998年草案が続いた。すべての草案について、*Schreiber,* ZaeFQ 1998, S. 568-574. 最後の1998年草案について、*Hartmann,* Eigenmächtige und fehlerhafte Heilbehandlung, 関係各所参照；*Tag,* Der Körperverletzungstatbestand, 2001, S. 445ff. 関係

かかわらず、刑法典においても独立の構成要件で処罰されていない。

しかし、医師と患者の関係における基本権の第三者効力に基づいて、裁判官の法創造により、広範囲にわたる患者の権利のカタログが作られてきた[98]。たとえば、説明を求める権利、患者のカルテ閲覧権は、このような判例の成果である。その際、裁判所にとって出発点となったのは「傷害法理」である。その法理によれば、あらゆる医的侵襲は、たとえそれが医学の準則に従って行われたとしても、傷害罪の構成要件を充足する。医師による治療的侵襲が傷害罪の構成要件に該当するとの評価をめぐる争いは、医事刑法のなかで最も憤慨を招くものと考えられてきたのであり、現在でもそのように考えられている[99]が、あらゆる医的侵襲の構成要件該当性を肯定することは、患者の承諾を得ずに実施されたあらゆる侵襲が、それが注意深く行われたのか否か、そして、結果的に成功したのか否かにかかわらず、正当化されない傷害であるということを意味している。このことは、結論において、医師が、たとえ注意深く行為したとしても、説明によって治療のリスクを患者に転嫁していなかった場合には、実現したあらゆる治療のリスクに対して責任を負うということを意味している[100]。

各所参照。

98) BVerfGE 52, 131.

99) この点についてすでに言及しているものに、*Engisch*, ZStW 58 (1939), S. 5 ff. und *Bockelmann*, Strafrechts des Arztes (1968), 50ff. sowie *Eberhard Schmidt*, Gutachten für den 44. DJT 参照。*Bockelmann* は、ZStW 93 (1981) において、判例に対して向けられた1894年以降の広範囲にわたる学説の展開をたどっている。医師法のこのような「1世紀にわたる争い」、および、第6次刑法改正法の草案229条、230条も含めた改正の努力について包括的に、*Gropp*, ZaeFQ 1998, S. 536-542 und *Ulsenheimer*, in: *Laufs/Uhlenbruck*, Handbuch des Arztrechts, §138, *Eser*, in: *Sch/Sch* (25. Aufl.), §223, Rn. 29ff. und *Hirsch*, in: LK vor §223, Rn. 1 ff.: *Horn*, in: SK, §223, Rn. 17. それぞれ膨大な文献の一覧表がある。最後に、刑法上の視点からの議論の展開について包括的に、*Tag*, Der Körperverletzungstatbestand, 関係各所参照 und *Hartmann*, Eigenmächtige und fehlerhafte Heilbehandlung, 関係各所参照。

このような傷害法理の礎石を置いたのは、1894年5月31日のライヒ裁判所である[101]。その判例の事案はつぎのようなものであった。すなわち、7歳の少女が結核性の化膿のためにその足を切断しなければならなかった。その際、専門家の所見は、生命に関わる適応を認めていた。それにもかかわらず、自然療法の信奉者であった親は足の切断に承諾しなかった。そのことから、主治医は、承諾を得ないまま、かつ、裁判所の許可も得ないまま侵襲を行った。裁判所は、患者の自己決定権を法的に保護する必要性のために、当時の学説の支配的見解[102]に反して、その治療的侵襲が傷害の構成要件に該当することを肯定した。外科医による治癒目的での腹壁の切開も、傷害罪の意味での構成要件的不法と評価されるべきであるとする。

　それ以来、治療の開始、その範囲および継続について決定する唯一の権限は、患者に与えられている。医学的見地から有益であることよりも、患者の自己決定権が優先され——意思こそが最高の法[103]——、刑事法および民事の不法行為法の保護のもとでこのような優先権が与えられた。

　連邦通常裁判所第4刑事部は1957年に筋腫判決[104]において、連邦通常裁判所第6民事部は1958年に「第2電気ショック判決」[105]において、憲法上保護される患者の自己決定権を援用して、この傷害法理に賛同した。立法者が

---

100) *Deutsch*, Medizinrecht, Rn. 166を参照。
101) RGSt 25, 375.
102) 当時の文献におけるこの判決の受容に関して、*Kiehl*, GA 54（1907）, S. 357-395.
103) 傷害法理は可罰性の隙間をふさぐのがねらいである。なぜなら、説明義務違反は、専断的治療行為についての独立の構成要件がないために——刑法240条、239条を除けば——明文での処罰対象となっていないからである。民事法の観点からは、患者の「特別な人格権」が存在せず、一般的な人格権をきわめて重大に侵害する場合にのみ慰謝料請求権として民法上保護するだけであることから、傷害法理が患者の基本権を守るために必要なのである。*Deutsch*, AcP 192（1992）, S. 161-182を参照。
104) BGHSt 11, 111.
105) BGHZ 29, 46=NJW 1959, 811 参照、それ以前にすでに、BGH NJW 1954, 1106

医師による治療行為の分野で何の立法措置もとらなかったので、連邦憲法裁判所は、ついに1979年に、医療過誤訴訟における立証責任の分配に関するその基本判決において、単純制定法（下位法）の解釈を通じての患者の基本権の実現を「許容しうる法律の解釈である」と確認した[106]。

　一方で医師と患者との力の格差、他方で両当事者の特別な信頼の必要性という治療契約の特別な諸事情のもとで、実際にも患者の自主性を貫徹させるために、連邦通常裁判所の民事部および刑事部は、医師の説明義務および診療記録作成義務のような実体法上の諸原則により刑法上および不法行為法上の承諾の要件の原則を補い、患者に有利なように訴訟法上[107]の立証責任の軽減の諸原則を補い、そして、このような方法で医事法[108]および特有の法体系の中心部分としての医師法を創出してきたのである。

　そのことによって、医師法は、たしかに、傷害に対する不法行為責任と刑事責任（民法823条と刑法223条、230条）に分かれて根を下ろしているが、医師の刑事責任と民事責任のあいだの相違が残っているにもかかわらず、こんにちでは、公法との私法の分離を超えて、広範囲にわたって独立した、同質的な法領域として理解されてきている[109]。その際、民法823条以下による医師の損害賠償責任、および、刑法223条、230条による医師の刑事責任に関する判例は、医師法を支える骨格を形づくっている。医師の職業倫理法、連邦医

　　の「第１電気ショック判決」。
106）BVerfGE 52, 131, 166ff.（多数意見の理由），そして、171頁以下の *Hirsch* 裁判官、*Niebler* 裁判官および *Steinberger* 裁判官の顧慮すべきところの多い少数意見。
107）とりわけ、公正な裁判手続の憲法上の諸原則および医療過誤訴訟での訴訟における武器対等の要請を解釈上の根拠として患者の利益になるように立証責任を軽減することである。RGZ 171, 168; BGH NJW 1959, 1583を引用して、BVerfGE 52, 131=NJW 1979, 1925. *Hirsch* 裁判官、*Niebler* 裁判官および *Steinberger* 裁判官の少数意見が付されている。そして、*Baumgärtel/Wittmann*, JA 1979, S. 114ff.
108）*Laufs*, Arztrecht, Rn. 1.
109）*Deutsch*, Medizinrecht, Rn. 3 ff; *Laufs*, Arztrecht, Rn. 21; *Ulsenheimer*, Arztstrafrecht in der Praxis, Rn. 55.

師会および各州の医師会の方針ならびに専門家団体の方針はこの骨格を充填し、全体として機能しうるものにしている。そして、その全体が、きわめて専門性の高い現代医学の複雑さと絶え間ない変化に合わせようと努めているのである[110]。このような体系にはめこまれた個々の患者の諸権利の内容は、以下において詳細に論じられ、それに関して、判例の展開が詳細に考察される。

II. 患者の個々の諸権利の内容

1. 患者の意思の優位——「不合理な」決定をする権利

a. ライヒ裁判所による承諾の要件の補充——RGSt 25,375

　患者の意思のみが治療の開始および個々の治療法の決定の適法性を基礎づけ、そのことによって患者に「不合理な」決定をする権利をも認めるということを、すでに前述のライヒ裁判所の判例が明確に述べている[111]。その刑事部は、それに関してつぎのように判示している。「いずれにせよ、この患者の治療を引き受けることが、まさにこの医師を呼んだ患者ないしは彼の親類および法定代理人の意思なのである。……しかし、処分能力のある患者が、自分の病気の治療目的でその医師を呼ぶことによって、その医師に自分の人格についての無制限の暴力支配を認めたのではないことは確かであり、治療の依頼をいつでも撤回することができ、その医師を他の医師に替えることができることも確かである。それゆえ、それに応じて、すべての個々の薬剤の

---

110) *Eberhard Schmid*, Der Arzt im Strafrecht, in: *Ponsold*, Lehrbuch der gerichtlichen Medizin, 関係各所参照；*H. -L. Schreiber*, Festschrift für H. Dünnebier, 1982, S. 633（643）. 彼は、医師法がほかのあらゆる法領域以上に倫理的な考慮に頼らざるをえないということを指摘している。賛同して、*Laufs*, Arztrecht, Rn. 12. 近時では、NJW 2000, S. 1757ff.

111) RGSt 25, 375-389.

使用を……法的に有効に拒む権限が、その同一の患者に与えられていることも確かなのである。……そして、帰責能力のある患者または彼の法定の意思代理人がそのように拒絶する瞬間に、治療目的で特定の人を治療し、侵襲・虐待する不適切な行為を行う医師の権限も失効するのである」[112]。

したがって、法において「思慮分別のある患者」が問題になる場合、自分の医師の専門的知識を合理的に、かつ根拠をもって信頼する患者が考えられているのではなく、かえって、むろん素人的ではあるが、少なくとも知識の基礎を有しており、それにもとづいて自分自身で決定をすることのできるような患者が考えられているのである[113]。

b．憲法上の保障としての患者の意思の優位——連邦通常裁判所刑事部の「筋腫判決」——BGHSt 11, 111

連邦通常裁判所刑事部は、患者の意思の優位に関するライヒ裁判所の判例を踏襲し[114]、1957年に、「不合理な」決定をする患者の権利が基本法2条2項1文により憲法上保障されていると説明した[115]。いわゆる「筋腫判決」において、第4刑事部は、患者から子宮を取り去った医師の可罰性について判断しなければならなかった。その侵襲は、たしかに適応があったが、患者の承諾を得ずに行われた。この患者は、手術で子宮表面上の腫瘍を除去することにだけ承諾していた。その際、この腫瘍は子宮表面上にあるのではなく、子宮とかたく癒合しているという事実が、手術中にはじめて判明した。第4刑事部は、判決において、*Eberhard Schmidt*[116]を引用して、「子宮を除去

---

112) RGSt 25, 375-381f.
113) *Bockelmann*, Hessisches Ärzteblatt, 1977, H 3 を引用して、*Eser*, Anästhesiologie und Intensivmedizin, 1979, S. 211, 213.
114) BGH NJW 59, 814; VersR 71, 929; BGH NJW 1989, 1525. 判例の展開について、*Giesen*, JZ 1982, S. 391-403 und *Gropp*, ZaefQ 1998, S. 536-542.
115) BGH, Urt. v. 28. 11. 1957, 4 StR 525/57 (LG Essen) ——NJW 1958, 267=BGHSt 11, 111 (「筋腫判決」).
116) Der Arzt im Strafrecht, in: *Ponsold*, Lehrbuch der gerichtlichen Medizin,

することによってしかその腫瘍を取り除くことができない場合には、［患者は］子宮の除去にもおそらく合意するだろうというような被告人の推論」が正当化されることはないと判示した。さらに、つぎのように続ける。「［患者の決定が］患者自身にとって生命を危険にさらすものであり、それゆえに、少なくともその器官を取り除いたとしてもさらに生存可能であったような場合であればそれは無思慮な決定だろうといえるとしても、患者のその決定は、すべての者によって、つまり、医師によっても考慮に入れられなければならず、顧慮されなければならないのである。基本法2条2項1文において保障されている身体的不可侵性の権利は、たとえその処置により生命を危殆化するような病気から解放される場合であったとしても自分の身体的不可侵性を放棄しないという人についても、尊重されなければならない。どのような事情のもとであれば、合理的に考えて、他人がその処置によって再び健康を回復するためにその身体的不可侵性を犠牲にしてもよいと進んで考えるのか、という問題において、何人もあつかましくも人も裁こうとしてはならない。このような方針は、医師に関しても拘束力をもつのである……」。

2．説明を求める患者の権利——意思に基づく患者の請求権からインフォームド・コンセント法理へ

　自己決定権を実現するための最も重要な請求権として、裁判所は、医師に説明を求める患者の権利を展開してきた。ライヒ裁判所は、1912年にはまだ、手術によって生ずる可能性のあるすべての結果について患者に包括的（「すべての点について」というニュアンスで、むしろ「網羅的」－訳者註）に教えることは、しばしば誤っていることさえあるだろう、と考えていた。なぜなら、患者は、教えられることによって「ひるみ」、不必要に「不安と恐怖に陥る」だろうからであるとする[117]。それに対して、連邦通常裁判所は、患者には

　　1957, S. 37.
　117) RGZ 78, 432, 434.

たいていのことを隠すべしとのヒポクラテスの忠告が成人患者に対する規範的な要求と相いれないとの判断を下した[118]。説明が規則に反する場合、その法的効果は、その承諾が無効になるということである。このような方法で、説明義務に違反する場合にはつねに、身体的侵襲が違法であることになり、したがって、傷害の構成要件が適用可能になる。そのことによって達成されるところの、説明義務違反の法的な制裁化は、アメリカの学説に依拠して、インフォームド・コンセント法理、したがって、「情報を与えられた上での承諾」と呼ばれる。

インフォームド・コンセントに根づいた説明義務の本質およびその範囲については、以下で詳述する。

a．「不真正な説明義務」：安全確保のための説明

自己決定の前提となる説明から区別されるべきなのは、安全確保のための説明[119]であり、これは「治療上の説明」とも呼ばれる。安全確保のための説明は、せいぜい間接的に患者の人格権に奉仕するにすぎない。その目標は健康の維持と回復である。安全確保のための説明は、その遵守をめざして助

---

118) BGHZ NJW 1959, 811, 912（「第二電気ショック判決」）参照。RGSt 25, 375以降の判例の展開について詳細に、*Eberhard Schmidt*, Gutachten zum 44. DJT, 1. Teil, 関係各所参照。

119) たとえば、心臓病の場合に慎重な生活方法について注意を喚起すること（OLG Köln, VersR 1992, 1231）、または、妊娠継続にはリスクがあるために双子の妊娠を中絶する場合、事後の検査が必要であることを指示すること（OLG Oldenburg NJW 1996, 2432）である。類似するのは、夫の不妊手術後の精子情報の必要性について説明していない場合である。この場合、不妊手術契約の保護範囲に含まれる妻に対しても、説明義務が認められる（BGH NJW 1995, 2407）。たとえば、RHプラス因子をもつ母親が、RHマイナス因子をもつ子どもの出産後、慎重に免疫グロブリン注射するとしても、その後の妊娠に関して相応の危険をともなって抗体を形成するリスクがあることについて情報を与えられていない場合には、安全を確保するための説明の要請が違反されたものと考えられている（BGH NJW 1989, 2320）。

言すること、および、治療を促進する態度をとるように患者を指導すること
を意味する。安全確保のための説明の一部は、たとえば、薬の適量や摂取す
る時間、または、必要となる事後の治療など、とりわけ治療に必要な協力に
ついて指示することである[120]。たとえば、臓器移植後に免疫抑制剤を飲ま
なくなるというような、誤った行動をとった場合の結果についての説明、す
なわち、生ずる可能性のある被害から患者を守ることになる情報提供もここ
に属する。したがって、*Laufs* は、あまりに狭く感じられる「治療上の説明」
という概念を「安全確保のための説明」に替えた方がよいと考えている[121]。

　安全確保のための説明は、「法的解釈学的に難しい問題」を「ほとんど」
投げかけない[122]。なぜなら、その説明は健康維持という目的を追求し、患
者の自己決定権の保護に奉仕するものではないからである。その説明は、治
療契約の主要な履行義務の一部として、医療過誤責任の諸原則に従って扱わ
れるべきである。安全確保のための説明義務に違反する場合、それは医療過
誤であり、証拠法上もそれ自体罰せられている[123]。原則的に、患者は、安
全確保のための説明についての過失を説明し、証明しなければならない。安
全確保のための説明の範囲は、医師の治療水準から直接明らかになる[124]。

b．承諾の前提となる説明

　自己決定権および人格権に関して意味がある「真正な説明義務」[125]は、不
法行為法上および刑法上制裁を加えられるところの、いわゆる「承諾の前提

---

120) BGH VersR 1954, 98.
121) *Rieger*, DMW 1996, S. 997を引用して、In: *Laufs/Uhlenbruck*, Handbuch des Arztrechtes, §62, Rn. 1.; *ders.*, Die Entwicklung des Arztrechts, 1984/85, NJW 1972, S. 2223.
122) *Laufs*, Arztrecht, Rn. 163.
123) *Laufs*, Arztrecht, Rn. 166f.
124) たとえば、BGH NJW 1995, 2407, 2408; *Laufs*, Arztrecht, Rn. 165-168; *Steffen/Dressler*, Rn. 325, 574を参照。
125) *Deutsch*, Medizinrecht, Rn. 118.

となる説明」[126)]をする医師の義務と呼ばれ、「自己決定の前提となる説明」[127)]とも呼ばれる。判例および学説によれば、その説明は、承諾の有効性の要件であり、したがって、治療的侵襲の適法性の不可欠の要件である。承諾の前提となる説明は、インフォームド・コンセント原則の理念のように、患者が自主的な決定をするために必要な情報を受けとることを保障している[128)]。このような説明義務も、それ自体、基本法2条2項1文にもとづく、自由権としての身体の完全性の表現である。それによれば、患者に対して、その可能性が低いとしてもあらゆる治療措置の副作用やリスクについても説明しなければならない。なぜなら、そうでなければ、身体についての彼の処分は自ら進んでなしたものとはいえないからである。

aa. 判例による承諾の前提となる説明の補充

連邦通常裁判所第6民事部は、自分の身体についての自己決定権を出発点として、いわゆる「第2電気ショック判決」においてつぎのような判断を示している。

「患者が自分の状態についてはっきり知っている場合にのみ、したがって、おおまかにであれ、自分が……承諾することを知っている場合にのみ、その承諾はその意味をもち、目的を果たすことができる。……」[129)]。

その判決の事案は、慢性アルコール依存症患者が、精神病院において、電気ショック療法により傷害を負ったというものであった。その患者は、たしかに、おおまかな説明を受けた後で承諾を与えていた。しかし、彼は、生ずる可能性のある有害な副作用について情報を与えられていなかった。第6民事部は、患者の自己決定権をはっきりと強調して、その措置の違法性を確認した。第6民事部は、説明を求める権利の憲法上の根拠として、基本法2条

---

126) *Steffen/Dressler*, Rn. 328.
127) *Laufs*, Arztrecht, Rn. 168; *Deutsch*, Medizinrecht, Rn. 112.
128) たとえば、BGH（VI ZR）NJW 1984, 1395; BGH NJW 1987, 2923.
129) BGH NJW 1959, 811, 813.

2項の身体の不可侵性の権利をあげ、それに加えて、患者の「自由と尊厳」を援用している。

それほど詳細ではないが、同じ民事部が、すでに1954年7月10日の「第1電気ショック判決」[130]において類似した論証をしていた。その判決は、いわば、説明に関する判例のはじまりを示すものであった。その精神病院の患者は、電気ショックを用いてうつ状態の治療をしていた。その治療によって、彼は肋骨を骨折し、それとともに、永続的に右足が麻痺してしまい、心臓の障害をも被ることになった。この患者も、たしかに、入院治療に承諾しており、また電気ショック療法にも承諾していたが、事前に、生じる可能性のある副作用について説明されていなかった。すでにこの判決において、第6民事部は、説明に瑕疵があるという理由でその患者の承諾は無効であると評価した。その際、第6民事部はつぎのことを確認している。

「医師の倫理的な使命は、患者の言葉に耳を傾け、治療の望ましくない副作用について最大限に説明することを要求する。人格権を正しく評価するならば、このような評価に対して、自由の概念を誤って理解することにより、医師と患者の独特の関係を杓子定規的な一つの構想で捉える傾向を示すものだ、ということなど決してできない。……」[131]。

承諾の有効性の要件として説明が必要だとされて以来、法的に、承諾と説明とのあいだに、「共生的な」関係が作り出された[132]。そのことにより可能となったのであるが、身体の完全性を保護するために民法上および刑法上の構成要件を用いて説明義務の価値を認めさせたことは、患者にとってその義務を「切れ味のよい刀」にした。2つの電気ショック判決によって、それとともに、承諾の原則からインフォームド・コンセントへのあゆみがはじまったのである。

---

130) NJW 1956, 1106-1108.
131) その判決は、ここで、*Ehrhardt*, Zeitschrift für Arztrecht, 1952, S. 142, 148の相応する批判に関連づけている。
132) *Voll*, Die Einwilligung im Arztrecht, S. 48.

bb. 説明の範囲と基準

　説明義務の範囲は、とりわけ損害賠償と慰謝料をめぐる医療過誤訴訟に関する民事判例によって展開され、その後、刑事裁判所に引き継がれていった[133]。その判例によれば、説明は、診断と予後に及ぶだけでなく、とりわけ治療しなかった場合の結果および治療の種々のリスクにも及ぶ[134]。その際、基準となるのは、主観的な、したがって、きわめて広範囲に及ぶ基準としての患者の視点である。つまり、承諾権が自分の身体に関する患者の自己決定権に寄与すべきであるならば、患者は、治療しなかった場合と比べて、または、選択可能なほかの治療方法と比べて、その治療の利点と欠点とを彼自身が評価するために重要になりうるであろうようなすべての情報を受けとらなければならないのである。説明は、その侵襲が患者の一身的な状況に関して意味しうることを患者にはっきりと指摘するべきである[135]。基本法2条2項において保障されているところの、「すぐれて彼独自の基準に応じて承諾を与え、またはそれを拒む」[136]患者の権利から、自己決定権の前提となる説明に関して、つぎのことが推論される。すなわち、その説明の範囲は、——安全確保のための説明の場合とは異なって——医師の基準[137]により決

---

133) その展開について、*Tröndle*, MDR 1983, S. 887参照。きわめて批判的に *Ulsenheimer*, Arztstrafrecht, Rn. 555.

134) このために、とくに、治療しなかった場合にその病気がどのように進行し、ないしは進行しえたであろうかということについて、さらに、治療の成功の見込みについて包括的で、強調して説明することが有効である。

135) *Steffen/Dressler*, Rn. 329.

136) BVerfGE 52, 131. *Hirsch* 裁判官、*Niebler* 裁判官および *Steinberger* 裁判官の少数意見は、234頁、245頁。

137) そのようになお、RGZ 78, 432ならびに第一次世界大戦までの文献。*Eberhard Schmid*, Gutachten für den 44. DJT, S. 28ff. 参照。「専門家の実務の基準(Professional Practice Standard)」は、アメリカの判例において1972年まで用いられていた。最後に、ZeBArth vs. Swedish Hospital Medical Center, 81 Wash. 2 d. 12, 18, 499 P. 2 d. 1, 9 (1972). アメリカの学説の一部はそのことに固執している。たとえば、*Tancredi*, Int J of Law and Psychiatry 1982, S. 51. さらに、ア

定されるのではなく、また、平均的合理的患者が利益衡量をするために知っていなければならないことにより決定される[138]のでもない、ということである。むしろ、ドイツ法においては、個別化された主観的基準が妥当する。その基準は、個々の患者にとっての情報の必要性ではかられ、原則的に包括的なものである[139]。自己決定の前提となる説明に関して合理的患者または医師の基準という客観的な基準を援用するのであれば、そのことは、結論的に、患者がもはや自分自身によって治療の利点と欠点の程度を判定することができなくなり、患者の病気が重大であればあるほど、それだけいっそう自己決定権が切りつめられるということになってしまおう[140]。したがって、包括的な説明義務がなくなりうるのは、患者が――明示的に、または、推測できるかたちで――それ以上の説明を求めない場合だけである[141]。

説明についてのこのような個別化された主観的基準から、侵襲によって被りうるすべての不利益とリスクについて包括的に説明する義務が生ずる。包括的な説明を求める権利は、判例によれば、種々の不利益、とくに診断上ま

　　メリカの法について、*Faden/Beauchamp*, S. 25ff.；*Katz*, S. 82ff.
138) そのように、アメリカの判例の一部、たとえば、Canterbury vs. Spence, 464 F 2 d. 772（D. C. 1972). そこでは、はじめて「専門家の医療の基準（professional care standard）」から逸脱し、説明に対して、平均的な患者が決定するために重要であることが要求されている。同様に、ときおり、リスクの説明に関する判例も、説明の瑕疵と傷害結果のあいだの保護目的連関の問題の場合に「思慮分別のある患者」の基準を引き合いに出している。なお、BGH VersR 1959, 153（156f.）oder BGH VersR 1962, 155, 156 参照。そこでは、合併症の確率の低さは、そのことだけで、個々のケースにおいて思慮分別のある人に対する説明義務を否定するのに十分であるとする。さらに、BGH NJW 1974, 1422ならびに、すべてについて、*Giesen*, Arzthaftungsrecht, Rn. 229ff. 参照。アメリカの判例において、Canterbury vs. Spence, Cobbs vs. Grant および Wilkinson vs. Vesey によって、「合理的な患者の基準（Reasonable Patient Standard）」が1972年に「専門家の実務の基準」に取って代わった。
139) BGHZ 90, 103, 112.
140) BVerfGE 52, 131. これらの3つの基準の評価について、*Katz*, S. 82ff.
141) *Giesen*, JZ 1981, S. 282, 285.

たは治療上の侵襲の苦痛、生ずる可能性のある既知の副作用のように、それが失敗する可能性の程度を明らかにすることを意味する。民事責任法が制裁を加えるのは、とりわけリスクについての説明である。というのは、副作用のリスクは、それが実現する場合、賠償することのできる損害だからである[142]。たしかに、生ずる可能性のあるリスクが医学的に正確に、そして、その考えられうるすべての現象形態において伝えられる必要はないが、その患者が具体的なリスクの重大さと傾向について一般的なことをおよそ知ることができる程度には伝えられなければならない[143]。どのようなリスクまで説明しなければならないのか、ということの厳密な限界線を抽象的に引くことはできず、具体的な事態ごとに考えるべきである。したがって、どの程度の合併症の確率のことまで説明されるべきなのかということの説明を、判例から読み取ることもできない。なぜなら、判例によれば、リスクの類型や重大さも重要な基準になるからである[144]。そのことによって、連邦通常裁判所は、——学説から批判を受けながらも[145]——、ときとして、0.1％または0.2％の確率でしか実現しないが、ことによるとその生き方にとって深刻な意味をもちうるようなリスクの説明義務を認めるに至っている[146]。それどころか、手術中および手術後に輸血が必要になった場合のエイズウイルス（HIV）——およびＣ型肝炎ウイルス（HCV）——感染についての判決において、連邦通常裁判所は、700万分の１の合併症の確率の場合にも説明義務を認めている[147]。ハム上級地方裁判所は、合併症の確率が10万分の１の場合に、

---

142) RGRK-*Nüßgens* § 823, Rn. 164; Münch-Komm. -*Mertens* § 823, Rn. 455.

143) *Steffen/Dressler*, Rn. 329.

144) BGHZ 29, 53; BGHSt 12, 382; *Kern/Laufs*, Die ärztliche Aufklärungspflicht. 判例を引用して、*Sch/Sch-Eser*（25. Aufl.）, § 223 Rn. 40.

145) 判例の傾向に好意的なのは、*Giesen*, JZ 1982, S. 391-404. 否定的なのは、たとえば、*Bodenburg*, NJW 1981, S. 601.

146) BGH NJW 1979, 1933; OLG Stuttgart VersR 1987, 515.

147) BGH NJW 1992, 743. ただし、ここでもその数字を具体的に見積もっているわけではない。これについて批判的なものに、*Weissauer*, In: *Laufs* u. a., Die

注射による感染リスクについての説明を要求している[148]。献血血液を輸血した場合のエイズ感染または肝炎感染のリスクは、あらゆる者にとって、明らかに決断に影響する重要な要因であるだろう。これに対して、不妊治療の失敗のリスク[149]、刺激の強い薬剤による視神経損傷のような副作用のリスク[150]、または、投薬によって生じる可能性のある副作用としての不妊症のリスクは、個人の価値観やその者の人生設計に応じて患者ごとにその重さが著しく異なりうる。したがって、自己決定を目的とする説明義務にかんがみて、判例が、説明義務を、リスクの確率をパーセンテージで示した数値で固定して判断するのではなく、かえって、生じる可能性のある副作用の種類と重大さに加えて、患者の期待も説明義務の範囲に関して標準になるものとみなしているのは、正当化されるように思われる[151]。「そのリスクが実現したならば個人の生き方に重大な負担をかけるような場合には、医師は、治療の特殊な――きわめて稀であるとしても――リスクについて説明しなければならない」と判例は適切に述べている[152]。それによれば、医師は、きわめて稀なリスクで、かつ、侵襲に類型的でないリスクについてだけ説明する必要

Entwicklung der Arzthaftung, S. 19. 彼は、手術中または手術後に輸血が必要になる確率が5％、血液保存容器ごとに100万分の1のエイズウイルス感染のリスク、そして、輸血が必要になった場合に血液保存容器3つが必要になることから、700万分の1という数字を算出した。

148) 統計上の合併症の確率が問題なのではなく、むしろ、リスクの重大さと侵襲の緊急性が問題であることを指摘して、OLG Hamm VersR 1992, 610.

149) たとえば、BGH NJW 1995, 2407――「損害としての子ども」――。もっとも、その際、このケースでは、安全を確保するための説明（精子情報の必要性についての説明）違反が関係していた。

150) BGH NJW 1982, 697 und OLG Oldenburg VersR 1985, 274.

151) BGH VersR 1972, 153; BGH NJW 1987, 515; BGH JR 1989, 286, 288. 学説において賛同するのは、*Deutsch*, Medizinrecht, Rn. 120; *Giesen*, JZ 1982, S. 391, *ders.*, Arzthaftungs-recht, Rn. 219 m. w. N. を参照。

152) BGH NJW 1996, 776; BGH NJW 1990, 1528; OLG Stuttgart, VersR 1987, 515（未成年の患者に対する大動脈峡部狭窄症の手術による脊髄損傷後の横断麻痺）。

がない。それゆえ、そのかぎりで、平均的合理的患者という客観的な基準が妥当する[153]。したがって、つねに個々の患者に、そして、彼の生き方の実現にとって重要な諸目標に配慮しなければならないという原則は、きわめてわずかな、まったく一般的なリスクに関して、客観的に限界づけられるのである。

cc. 連邦憲法裁判所による傷害法理の確認——BVerfGE 52,133

　連邦憲法裁判所は、すでに言及したように、連邦通常裁判所による法創造が患者の基本権に照らして許容できる単純制定法の解釈であるとして是認した。連邦憲法裁判所第2部は、医師と患者の関係における患者の基本権の第三者効力に関するその基本判決[154]において、連邦通常裁判所の傷害法理と同様に、「患者の自己決定権」を基本法2条2項1文に根拠をもつものとみている。その少数意見において、それがのちに連邦憲法裁判所の基本的な見解となるのだが[155]、*Hirsch* 裁判官、*Niebler* 裁判官および *Steinberger* 裁判官は、患者の承諾権の憲法上の性質に言及している。彼らは、承諾権をまず基本法2条2項1文に位置づけ、そのことによって憲法学説における支配的な見解と同様に考える[156]。基本法2条2項1文は「とりわけ人間の肉体的精神的な完全性の領域における自由の保護」を保障しており、「これは特殊な健康の保護に限定されるものではない」とする[157]。客観的な意味での健康という概念を超えるその保護範囲は、「自分の身体についての人間の自己

---

153) BGH NJW 1980, 1333, 1334; *Giesen,* Arzthaftungsrecht, Rn. 262; *Sch/Sch-Eser*（25. Aufl.），§223 Rn. 40.

154) BVerfGE 52, 131, 168. *Hirsch* 裁判官、*Niebler* 裁判官および *Steinberger* 裁判官の少数意見は171頁以下。

155) *Laufs,* in: *Laufs/Uhlenbruck,* Handbuch des Arztrecht, §61 Rn. 15.

156) *Dürig,* in*Maunz/Dürig*（Hrsg.），GG, Art. 2 Ⅱ , Rn. 36; *Benda,* in: *Benda/Maihofer/*Vogel（Hrsg.），Handbuch des Verfassungsrechts, S. 115ff.；*Starck,* in: *v. Mangoldt/Klein/Starck,* GG, Bd. 1, Art. 2 Ⅰ , Rn. 64ff.

157) BVerfGE 52, 171, 174の少数意見。原文での強調。

決定権」として理解される[158)]のだから、自己決定権は、一般的な人格権（基本法2条1項）に対して、「特別な自由権」[159)]として特殊なものであり[160)]、「基本法2条1項において保障されている人格の自由な発展を特別に保障するもの」である[161)]。

しかし、また、自分の肉体的精神的な完全性についての決定は、同時に、「人間の人格のすぐれて彼独自の領域」、つまり、人間のプライベートな領域に属する[162)]。そのことによって、その完全性についての決定は、基本法1条1項による人間の尊厳の保障に関連づけられて2条1項による一般的な人格権の中心領域に位置することにもなる[163)]。また、一般的な人格権も、基本法2条2項1文によって保護された患者の自己決定権を含んでおり、同時に、これを2条2項1文に応じた基本権制約の留保をともないつつ保護している[164)]。したがって、患者の自己決定権は、法律の根拠のない侵襲に対して、基本法2条2項1文によっても、基本法1条1項に関連づけられた2条1項によっても保護されることになる。

---

158) *Dürig*, in *Maunz/Dürig* (Hrsg.), GG, Art. 2 Ⅱ, Rn. 29. また、BGH NJW 1958, 167f. 同様に、*Starck*, in: *v. Mangoldt/Klein/Starck*, GG (1985), Art. 2 Ⅰ, Rn. 34 und *Voll*, Die Einwilligung, S. 48, 50.

159) *Dürig*, in : *Maunz/Dürig* (Hrsg.), GG, Art. 2 Ⅰ, Rn. 34

160) そのように、また、*Voll*, Die Einwilligung, S. 48f.

161) BVerfGE 52, 171, 175の *Hirsch* 裁判官、*Niebler* 裁判官および *Steinberger* 裁判官の少数意見。

162) *Giesen*, Arzthaftungsrecht, Rn. 204.

163) そのように、自殺権ならびに終末期の治療の中止との関連において、*Sachs*, Grundgesetz, Art. 2. Rn. 211f. ; *Volckart*, S. 122.

164) *Brüggemeier*, Deliktsrecht, Rn. 288 und 693; *Amelung*, Einwilligung, S. 31. それゆえに、*Hart* および *Francke* が Ärztlich Verantwortung, S. 166において検討しているように、肉体的精神的な不可侵性についての自己決定の基本権の分だけ一般的な人格権を拡張する必要はない。なぜなら、自己決定の基本権は、いずれにせよ一般的な人格権の中心にあるからである。しかし、異なる見解に、*Voll*, Die Einwilligung, S. 50, 52. 彼女は、患者の自己決定権を、明らかに、基本法2条1項の中心領域には分類せず、そのために、立法機関による基本権侵

dd. 本書で用いられる専門用語について：自己決定権と人格権

　医事関連法の文献において、「患者の自己決定権」という概念と「患者の人格権」という概念は、しばしば同義で用いられる[165]。患者の意思が優位にあることの憲法上の根拠として、基本法2条2項1文が指摘されたり[166]、基本法2条1項が指摘されたり[167]、または、基本法1条1項に関連づけられた2条1項[168]が指摘されたりとさまざまであるが、その際、ことの本質によれば、この基本権の制限とともに、侵襲するための法律上の根拠の必要性について一致していないことは認識されていない[169]。Taupitzは、2000年の第63回ドイツ法曹大会の報告において、「患者の人格権の特別な（また憲法上の）地位」という言葉を用い、厳密な憲法上の位置づけを未解決にしている[170]。

　概念上明確にするために、以下において、「患者の自己決定権」のもとで、基本法2条2項1文によって特別に把握されるところの、身体の完全性についての自律的な処分権の保護を理解することとする。この自己決定権は、つねに患者の人格権の保護にも寄与する。しかし、患者の一般的な人格権は、その保護の点で、より広範囲に及ぶものと理解されなければならない。患者

　　　害から保護するために、彼女は、その権利を、もっぱら、記述されている基本
　　　権制約の留保を伴う2条2項1文に根ざすものと考える。
165) たとえば、*Laufs*, in: Arztrecht, Rn. 170, 172 und in: *Laufs/Uhlenbruck*, Handbuch des Arztrecht, §61, Rn. 6 und 15; *Wölk*, MedR 2001, S. 80-89.
166) *Dürig*, in *Maunz/Dürig* (Hrsg.), GG, Art. 2 II, Rn. 29に依拠して、*Voll*, Die Einwilligung, S. 51.
167) *Deutsch*, Medizinrecht, Rn. 103.
168) *Ulsenheimer*, Arztstrafrecht, Rn. 57; *Eberbach*, MedR 1986, S. 14-18; *Giesen*, JZ 1981, S. 282f. 基本法の3つの規定すべてを引用するのは、*Laufs* in: *Laufs/Uhlenbruck*, Handbuch des Arztrechts, §61, Rn. 14. 同様に、*Taupitz*, Gutachten A zum 63. DJT, S. 12.
169) 同様に、*Hart/Francke*, Patientenrechte, S. 167. 彼らは、この理由から、2条1項1文ないしは2項1文への分類を明確に放棄している。
170) Gutachten A zum 63. DJT, S. 31.

は、——たとえば、治療法の選択とは異なって——身体の完全性についての処分に直接関わらないような諸権利を有している。それらの権利は、基本法2条2項2文の保護範囲に含まれるのではなく、かえって、一般的な人格権に直接根を下ろすものである（基本法1条1項に関連づけられた2条1項）。たとえば、患者のカルテの閲覧請求権や医師の守秘義務があげられうる[171]。承諾能力のない患者の権利に関して、以下で示されるように、まさにこれらの諸権利に特別な意味が認められる。このような理由から、自己決定権と人格権とを概念上区別することは目的にかなっているように思われるのである。

ee. インフォームド・コンセント法理の射程

包括的な説明を受けた後での承諾の原則は、「通常の」肉体的な治療に関してだけでなく、心理療法および精神療法に関しても妥当する。さらに、治療的実験に関しても、同様に、回復不可能な予後の場合の終末期の治療の限界に関しても妥当する。

（1）インフォームド・コンセントと治療の限界

予後が見込みのないものである場合でも、説明義務は完全な範囲で存続したままであり、たとえば、その患者に治療効果のある処置をもはや提供することができないという理由でなくなるものではない[172]。予後がとても負担をかけるものである場合には完全な説明をしなくてもよい場合もあるとする「人道的な原理」は、判例によって承認されてはいない。診断が負担の重いものである場合の説明も、せいぜい仮定的に健康を重大に損なう具体的な危険がある場合に、法的に「損害」と評価されうるにすぎない。それゆえに、

---

171) 本書のように、おそらく、*Steffen/Dressler*, S. 114ff.
172) *Schreiber*, NStZ 1986, S. 337ff.；*ders.*, Taschenbuch Onkologie, S. 166ff.；*Annas*, NEJM 1994, S. 223-225; *Ulsenheimer*, Rechtsfragen der Gynäkologie, S. 71.

原則的に、「説明が治療上の理由から禁忌となること」[173]はない。診断の結果、患者の重い精神的負担が予想されざるをえない場合、このことは、説明の仕方において考慮されるべきである。その説明は思いやりをもっていわれなければならないのであり、決して唐突に行われてはならず[174]、たとえば、臨床心理士とのカウンセリングを提案することなども考えられよう。

　予後が悪く回復不能な患者の場合に治療効果のある処置がもはや問題にならないとしても、治療義務は終了しない。むしろ、その場合、緩和医療的・看護的な処置の種類および範囲について決定がなされなければならない。しかし、その処置は、法律上、治療的侵襲と同様に、傷害の構成要件に該当するものと評価されなければならない。このような決定も、患者の承諾の留保の原則のもとに置かれている。たとえば、医療の専門家団体によって圧倒的に「基礎的な補給」と評価されている[175]ところの、PEG〔胃ろう〕カテーテルや輸液による「人工の」栄養補給でさえ、法律上は明らかに、傷害罪の構成要件を充足する、身体の完全性への侵襲である[176]。そのような生命を維持する処置も、患者による自由に与えられた承諾によってのみ許容されるものになるのである[177]。

---

173) しかし、そのように、*Deutsch*, Medizinrecht, S. 248ff. 本書のように、*Ulsenheimer*, Rechtliche Probleme in der Geburtshilfe, S. 71; *Giesen*, JZ 1982, S. 391f.

174) BGHZ 29, 176, 182ff. ; BGH VersR 1980, 1145; BGH NJW 1984, 1397; *Steffen/Dressler*, Rn. 398; *Schreiber*, Archives of Gynecology, S. 60f.

175) たとえば、ドイツ麻酔学および集中治療医学学会の方針を参照。Anästhesiologie und Intensivmedizin, 1999, S. 95. そして、腸からの栄養補給の法的および倫理的問題についてのドイツ栄養補給医学協会の方針。Aktuel Ernaehr S 1/2003, S. 36-S. 41. 1998年の夏に連邦医師会が臨死介助の指針を議決した際にはっきりしたように（NJW 1998, S. 3406）、その問題は専門家団体においてもきわめて争われている。これについて、*Wuermeling*, Ethik Med. 1997, S. 91-99 und *Ankermann*, MedR 1999, S. 387-392を参照。

176) そのかぎりですでに、*Bockelmann*, Strafrecht des Arztes, S. 51を参照。

177) ベルリン医師会の倫理委員会が推奨するIntensivmed. 1999, S. 71, 72で明確にされている。

（2）心理療法および精神療法に関するインフォームド・コンセント原則の有効性

精神病患者ないしは神経症患者、または、精神病と診断された人の場合の診断のための侵襲や治療のための侵襲も、原則的に、肉体的な治療と同一の法的制限に服する。精神療法上の治療も傷害罪の保護範囲に含まれており[178]、その治療も患者の承諾による正当化を必要とする。すでに「第1電気ショック判決」[179]において、それは「退縮性内因性のうつ状態」[180]の治療の事案であったのだが、まったく自明のこととして、精神病患者も包括的に説明を受けなければならない、ということが前提とされている[181]。しかし、心理学の文献においても、法律学の文献においても、「治療上の特権」の考え方に依拠して、精神病の患者には、原則的に診断および予後について限定的に説明すればよいとする考えがある[182]。しかし、精神病院および心理療

---

178) *Wolfslast*, Psychotherapie in den Grenzen des Rechts, S. 3 ff. und 35ff.; *dies.*, R & P 1987, S. 2-6; *dies. /Schreiber H. -L.*: Psychiatrie (Recht), in; *Eser/v. Luterotti/Sporken* (Hrsg.), Lexikon Medizin, Ethik, Recht, S. 847ff. 同様に、*Bohl*, Standards, 関係各所参照。国際的な職業倫理法について、WHO, Mental Health Care law: Ten Basic principles, Genf 1996. 精神病学の視点から、たとえば、*Melamed* et al., Clinical Assessment of Competency to Consent to Psychiatric Hospitalization. Int Journal of Law and Psychiatry 1999, S. 55-64; *Schreiber*, in: Die Würde des Menschen im psychiatrischen Alltag.

179) BGH NJW 1956, 1106.

180) そのように NJW 1956, 1106判決も事実関係をそのように判断している。

181) アメリカの最高裁判所の判例によっても同様に解されている。Rennie vs. Klein, 462 F Supp. 1131 (1978). アメリカの文献について、*Kaufmann/Roth/Lidz/Meisel*, International Journal of Law and Psychiatry, 1981, S. 345-361. そして、国際的な視点について、*Kitamura F.* et al, Int Journal of Law and Psychiatry, 1998, S. 223, 228f.

182) *Deutsch*, Medizinrecht, Rn. 464ff. 医学的視点から、*Luderer*, Fortschr. Neurol. Psychiat. 1989, S. 305-307. 異なる見解に、*Wolfslast*, Aufklärungspflicht zwischen Informationsrecht und begrenzter Belastbarkeit des Patienten, in: Jahrbuch für Recht und Ethik, 1996, S. 301ff.

法における説明義務の制限は、このような原則に照らして維持できないように思われる。この場合、あらゆる場合に患者の承諾を必要とするところの、薬による治療も含めた侵襲性の介入と、事情によっては説明を制限しなければ治療の成果が無に帰せしめられるということを理由に説明義務が制限されうるところの心理療法とが、区別されなければならないであろう。

　心理療法および精神病院における説明義務は、治療の期間およびそのプロセスの性格のために特殊なものとなる。患者の承諾は各々の治療段階で存続していなければならず、診断および予後に関して新たな認識が得られたならば、それに応じて、その承諾は絶え間なくその範囲が広げられ、更新されていなかければならない[183]。精神病の治療の場合、患者は、治療の開始時に、承諾能力がきわめて制限されている[184]。しかし、治療が経過するにつれて、はじめの治療が効果的であった後で、比較的早く、明らかな改善がみられる場合もある。その場合、その改善によって部分的に承諾能力を取り戻した患者は、治療の決定にしだいに多く関与していけるようになる[185]。したがって、承諾能力の確認、説明および承諾は、治療のプロセスの性格に関わっているのである[186]。

　最後に、精神病（一時的な重い精神異常またはノイローゼ）は、具体的な自傷他害のおそれをもたらす場合がある。承諾能力および患者の意思に関わりなく、施設収容法ないしは各州の精神病法に基づく強制治療および自由を剥奪

---

183) *Wolfslast*, in: Juristische Aspekte der Diagnose und Therapie psychischer Störungen in: Psychiatrie, ein Lehrbuch für Klinik, Praxis und Beratung, S. 847ff.；*Fegert*, in: *Fegert/Häßler/Rothärmel*, S. 203 ff. 同様に、*Luderer*, Fortschr. Neurol. Psychiat. 1989, S. 305 ff.

184) 裁判実務について、*Oefele/Saß*, VersR 1994, S. 167-171参照。

185) *Melamed* et al., Clinical Assessment of Competency to Consent to Psychiatric Hospitalization, Int Journal of Law and Psychiatry, 1999, S. 55-64; *Fegert*, in: *Fegert/Häßler/Rothärmel*, S. 203 ff.

186) *Eich/Reiter/Reiter-Thei*, Psychotherapeut 1997, S. 369-375; *dies.*, Prax. Kinderpsychol. Kinderpsychiat 1993, S. 14-20.

する施設収容が問題になる。しかし、施設収容された患者の強制治療も、危険防止に必要な範囲内でしか許容されない。それを超える治療処置は、患者ないしはその法定代理人の承諾を必要とする[187]。

（3）治療的実験の場合のインフォームド・コンセント原則の有効性

　医師がその侵襲により治療目的に加えて病気についての認識の獲得もめざしているところの患者への侵襲は、薬事法40条、41条ないしはヘルシンキ宣言の意味での治療的実験と評価されうる[188]。当該措置が他人にも有益であるために、自律性原理に加えて、客観的な有用性とリスクの衡量が、このような医的行為の倫理的および法的許容性を決定し、さらに、被験者保護の手続規範、民事責任規範および刑法規範が付け加わる[189]。しかし、中心となる前提は、この場合も、被験者の自由な承諾なのである。

ff. 治療行為の前の説明が不十分であった場合の法的効果

　説明義務違反の場合の制裁に関して、医師の契約上の責任および不法行為責任は、医師の刑事責任と区別される。

---

187) *Helle*, MedR 1987, S. 65; *ders.*, MedR 1989, S. 7 参照。
188) その患者自身を治療する実験と、治療的実験との間は、支配的な見解によれば、もっぱら医師の主観的な意図に基づいて限界づけられる。個々のケースを超えた認識が獲得されることになっている場合には、医師は、薬事法40条、41条の意味での治療的実験を行うことになる。個々のケースで限界づけが非常に難しいことについて、*Kolhosser/Kreft*, MedR 1993, S. 95; *Stock, M.*, Der Probandenschutz bei der medizinischen Forschung am Menschen, 1998, S. 24; *Pabel*, NJW 1989, S. 756; *Mattheis*, ZaeFQ 1997, S. 695; *Trockel*, NJW 1979, S. 2329; *Deutsch*, ZaeFQ 1997, S. 698. 彼は、この場合、限界づけの基準として、明確にするために、倫理員会への申し出を提案している。被験者の保護について包括的に、*Schreiber*, in: Fortschritte der Medizin, S. 196ff.
189) たとえば、*Staak/Uhlenbruck*, MedR 1984, S. 178; *Keller*, MedR 1991, S. 11 ff. 参照。

(1) 医師の民事責任における説明不足

民法は、契約上の責任、また民法823条1項による不法行為責任の範囲内で、説明義務違反に制裁を加えている。契約上の責任の問題点は、その場合に財産的損害は賠償可能であるのに対して、慰謝料は賠償可能ではない（民法249条以下、253条）ということである。このことはたびたび批判されているが、このように「制裁の可能性が不足している」[190]ことから、今日まで、実務において、契約上の責任よりも、不法行為責任にはるかに大きな意味が認められてきているのである。立法論としては、民法611条a第2項、651条f第2項に類似して、253条の例外を伴う債権法各則における治療契約の特別規定が要求されている[191]。それにもかかわらず、2001年の債権法現代化法において、このような要求は打ち消された。

判例が、民法253条に反して、一般的な人格権の重大な侵襲の場合にも慰謝料請求権を認めており[192]、したがって、民法において傷害法理の適用は必ずしも必要ではなかったであろうと思われる[193]にもかかわらず、民法学説における完全な支配的見解も判例に従っている。連邦通常裁判所の傷害法理[194]は、説明不足に関する医師の民事責任も決定することになる。民法学

---

190) *Taupitz*, Gutachten A zum 63. DJT, S. 14. 基本的なものとして、*Deutsch*, AcP 192 (1992), S. 161f. 改正の提案について、*Taupitz*, AcP 191 (1991), S201, 243 f.; *Voß*, ZRP 1999, S. 452. それについて、また、*Brüggemeier*, Deliktsrecht, S. 376 ff. を参照。

191) *Taupitz*, AcP 191 (1991), S201, 243f.; *Voß*, ZRP 1999, S. 452; *Hart*, Autonomiesicherung im Arzthafutngsrecht, S. 291, 308. 包括的に、*Deutsch*, AcP 192 (1992), S. 161-180. 改正の努力について、*Deutsch/Geiger*, in: BMJ (Hrsg.), Gutachten und Vorschläge zur Überarbeitung des Schuldrechts, Bd. 2, S. 1049 ff.; *Brüggemeier*, Deliktsrecht, S. 376ff.

192) BGHZ 13, 349; 35, 363; BVerfG 34, 296.

193) BVerfG 52, 133; *Laufs*, NJW 1979, S. 1203 und *Taupitz*, Gutachten A zum 63. DJT, S. 13, 14.

194) *Giesen*, Arzthafutngsrecht, Rn. 211; Münch. -Komm. -*Mertens*, 823, Rn. 361; *Deutsch*, Medizinrecht, Rn. 166. 異なるものに、*Brüggemeier*, Deliktsrecht, S.

説の一部[195]は、専断的治療行為と損害（すなわち、医的侵襲）のあいだの違法性連関の局面で、説明不足に関する民事責任に重大な制限を設けようとする[196]。たしかに説明不足があったが、隠れていたリスクとは異なるリスクが実現し、または、説明義務のないリスクが実現した場合には、違法性連関が認められないとする[197]。そのことによって、結果として、説明の統一性が帳消しにされ、自己決定権の保護が、帰属の局面で、傷害の保護範囲から再び排除されることになる。

　それゆえに、支配的見解[198]は、そして、原則的に連邦通常裁判所[199]も、「広いリスク実現説」を主張している[200]。それによれば、説明する必要のないリスクの実現であっても、なにかある理由から承諾が無効であったならば、それは帰属可能な損害であるとする。連邦通常裁判所は、説明義務と帰属連関に関する1984年の第1の基本判決[201]においてその問題を示唆していたにすぎず、そして、事前に傷害の違法性を肯定していたにもかかわらず詳細に理由づけることなく、説明義務のないリスクが実現した場合の帰属連関を否定した[202]後で、1989年の判例[203]において、明確に「広いリスク実現説」に

　　　376ff. und *Laufs*, NJW 1979, S. 1230; *Taupitz*, Gutachten A zum 63. DJT, S. 13, 14. 彼は、こんにち、判例が民法253条に反して一般的な人格権を重大に侵害する場合にも慰謝料請求権を認めるに至った後では、傷害の構成要件を経由した方法はもはや必要ではないと考えている。

195) *Sch/Sch-Cramer*（25. Aufl.）, §15 Rn. 173ff.
196) *Deutsch*, NJW 1989, S. 2313-2314.
197) *Kern/Laufs*, Die ärztliche Aufklärungspflicht, S. 151f.; *Laufs*, in: *Laufs/Uhlenbruck*, Handbuch des Arztrechts, §67, Rn. 4 -8.
198) *Giesen*, JZ 1990, S. 1053-1064; *ders.*, Arzthafutngsrecht, Rn. 292ff.; *Schlosshauer-Selbach*, NJW 1985, S. 660-63; RGRK-*Nüßgens*, §823 Rn. 165-171.
199) BGH JR 1984, 369; BGH JR 1989, 268; BGH NJW 1991, 2346.
200) *Giesen*, Arzthafutngsrecht, Rn. 294.
201) BGH JR 1984, 369=BGHZ 90, 96.
202) 学説におけるこの判決の批判について、*Giesen*, Arzthafutngsrecht, Rn. 295f. 参照。

有利な判断が示された。当裁判所は、ここで、患者の承諾が分割できず、それが一方のリスクまたは他方のリスクに関係づけられるのではなく、その侵襲全体[204]に関係づけられているということを指摘する。このことが、説明義務のないリスクの帰属をも正当化するのだという。そのことによって、連邦通常裁判所は、学説における適切な見解に従っている。それによれば、患者は統一的な「差引勘定の決定」[205]を行うのであり、その決定は、全体をひっくるめて説明を要求し、「説明の各部分」に分割されえないとする[206]。このような考え方のみがインフォームド・コンセントの理念の基礎にある評価と一致する[207]。

実現されたリスクが隠れていたリスクの「線」上にない場合、したがって、まったく別のリスクである場合に、連邦通常裁判所が設けようとする制限は、必ずしも首尾一貫したものではない。連邦通常裁判所はつぎのように判示している。すなわち、たしかに、関節の炎症から死に至る場合、帰属連関は肯定されうる。この場合、たしかに、当該手術による致死結果のリスクを説明する義務はなかった。しかし、炎症のリスクについては説明する義務があり、致死的な結末をもたらすリスクをともなうこのリスクは「線上にあった」のだから、死のリスクは、炎症のリスクの類型的な不都合な結果として、この場合に例外的に、説明義務の保護領域に含まれるものとみなされなければならない、としている[208]。このように考える場合、自己決定権の保護は、保護目的連関の局面で、少なくとも理論的には制限されることになる[209]。

---

203) BGH JR 1989, 386.

204) BGH JR 1989, 386.

205) *Schmid*, NJW 1984, S. 260, 264; *Giesen*, Arzthafutngsrecht, Rn. 292.

206) *Giesen*, Arzthafutngsrecht, Rn. 292.

207) *Schlosshauer-Selbach*, NJW 1985, S. 661ff. 参照。継続している議論については、*Steffen*, in: FS für Medicus 1999, S. 637ff.;*Kullmann*, VersR 1999, S. 1190 参照。異なる見解に、*Laufs*, NJW 2000, S. 1757, 1761.

208) BGH NJW 1989, 1583; *Deutsch*, NJW 1989, S. 2313, 2314.

209) *Geilen*, S. 110 ff. 参照。彼は、錯誤の問題に関しても、この不整合を指摘して

連邦通常裁判所が、説明義務違反が「まったく我慢できるものである」場合には可能性の低いリスクの損害賠償を患者に認めていないことは、ことの本質によれば、個々のケースにおいて公正さを考慮した結果であるように思われる[210]。したがって、さらに、*Giesen* は、損害賠償責任を限定する出発点として、規範の「保護目的」のかわりに、信義誠実の原則（民法242条）を用いることを提案している[211]。

患者が、彼が完全な説明を受けていたならば「決断するのに内心において真剣に葛藤した」であろうということを説得的に示しさえすれば、それだけで説明不足と傷害のあいだの因果性を十分に証明したことになる[212]。このような主張は、判例に添うものである。なぜなら、そのように葛藤しない場合であれば、その承諾がなされなかったであろうということが立証されていないからである[213]。

（2）刑事訴訟における説明義務違反

やっかいなのは、仮定的因果性を証明する場合の説明義務違反である。刑法における判断の確実さに対する要求は原則的に比較的高く、判例によって、確実性と境を接する蓋然性という公式でいいかえられている[214]。このことは、裁判官の自由な心証（刑訴法261条）に基づき、自然科学の意味での確実さを意味するのではなく、裁判官の個人的な確信を意味するのである[215]。患者が、決められたとおりの説明を受けたとしても、すなわち、包括的な説

いる。
210) BGH JR 1989, 286, 290; BGH NJW 1991, 2346 f.
211) Arzthafutngsrecht, Rn. 300.
212) これについて、*Deutsch*, NJW 1989, S. 2313 f. 参照。
213) BGH NJW 1984, 1397.「仮定的因果性」に対して批判的なものに、*Deutsch*, NJW 1989, S. 2313f. この判例に結論において類似するものに、*Puppe*, JR 1994, S. 515ff.
214) RGSt 61, 202, 206; BGHSt 10, 208.
215) 医師の可罰性に関わる因果性についてとくに、*Puppe*, JR 1994, S. 515ff. 参照。

明を受けたとしても治療に承諾していたであろうといえるか否かの仮定的判断に関して、連邦通常裁判所刑事部は、「決断するのに内心において真剣に葛藤したかどうか」という基準を用いる[216]。それによれば、説明義務違反を証明するために、患者は、彼が実際には知らされていなかったリスクを知っていたならば、承諾を与える際に、決断するのに内心において真剣に葛藤したであろう、ということを証明すれば十分である。連邦通常裁判所第4刑事部は、たとえば、「サージボーン判決」[217]においてもそのようなやり方をしている。その事案では、薬事法2条の医薬品の概念に含まれる骨と骨をつなぐ合わせ釘が関係していた。その合わせ釘はアメリカでのみ認可されていたものであり、その患者は、ドイツの連邦上級官庁によって認可されていないことについて説明されていなかった。ドイツ連邦医薬品医療機器庁による検査未実施について説明義務を肯定することは、このケースにおいてはきわめて疑わしいものであった。なぜなら、この特殊な合わせ釘の使用はすでに標準的なものになっており、したがって、ケルン上級地方裁判所の「アシクロビル判決」[218]に従えば、原則的に自ら責任を負うべきものだったからである。しかし、裁判所は、サージボーン判決において、因果性が証明されたものとみなしている。なぜなら、その患者は、薬事法の「品質保証マークによる」ドイツでの認可がないことを知っていたとすれば、決断するのに内心において真剣に葛藤したであろうということを証明したからである[219]。刑法の学説は、無罪推定を指摘して、民事訴訟での証明の基準をよく吟味することなく引き継ぐことに批判的な態度をとっているが、因果性の証明の可能性に関

---

216) BGH NStZ 1996, 34=JR 1996, 69, 79. 賛同するものに、*Ulsenheimer*, NStZ 1996, S. 132-133. 批判的なものに、*Rigizahn*, JR 1996, S. 62-75 und *Jordan*, JR 1997, S. 32-33.
217) BGH JR 1996, 69, 79.
218) OLG Köln JR 1991, 460.
219) 刑事訴訟の特殊性および無罪推定の原則を指摘して批判的なものに、*Ulsenheimer*, Arztstrafrecht, Rn. 132. 類似して、*Sch/Sch-Eser*（25. Aufl.）, Rn. 40 zu §233 sowie *Tröndel*, MDR 1983, S. 882.

する説得的な提案をなすには至っていない[220]。

c．付随契約上の説明義務および患者のカルテ閲覧権

　予後および選択可能な他の治療方法についての情報提供義務は、有効な承諾の前提ではなく、むしろ医師の契約上の付随義務である[221]。その義務は、いずれにせよ、基本法2条1項および2項に基づく患者の基本権と関連づけられた民法242条から生ずる[222]。

aa．付随契約上の情報提供義務、診療記録作成義務および開示義務の発現形態

　契約上の説明義務は、患者がそのことを要求するかぎりで、医師に対して、その所見および経過についての患者への情報提供を義務づけている。しかし、このような情報提供は、説明要求にもとづいてのみその義務を負うにすぎない[223]。自己決定の前提となる説明との本質的な相違は、ここで問題の説明義務に違反している場合、契約法（民法253条）では精神的な損害を賠償できないために、患者は損害賠償請求権を主張しえないという点にある。情報提供が不十分なために患者が治療実施者を変更する場合、説明の不履行の効果として、事情によっては生じた超過出費の賠償が考えられうるだけである。契約上の説明義務は損害賠償法上ほとんど意味をもたないのである。

　契約上の説明義務は、それが契約後の義務として、文書の形式での情報を求める権利に変わる場合、すなわち、患者のカルテ閲覧権になる場合にはじ

---

220) *Ulsenheimer*, Rn. 129ff. 参照。彼は、客観的によりリスクの少ない治療法を患者に知らせなかった場合にのみ因果性を肯定しようとする。もっとも、そのことは、同様に患者の自己決定権の基礎を掘り崩すのに適するものになろう。*Sch/Sch-Eser*（25. Aufl.）, §233 Rn. 40.

221) *Deutsch*, VersR 1981, S. 293, 296.

222) *Steffen/Dressler*, Rn. 323.

223) *Steffen/Dressler*, Rn. 323.

めて実際上重要性をもつ[224]。最上級裁判所の判例は、1978年以来、付随契約上の請求権として基本法2条1項に関連づけられた民法242条によって、患者のカルテ閲覧権を承認している[225]。すでに1973年に判例が診療記録作成義務を顧みていないことを指摘した*Dunz*のように[226]、連邦通常裁判所は、診療記録作成義務を、まず治療上の付随義務として評価した。その後、連邦通常裁判所はその理由づけの端緒を変更した。*Steffen*に依拠して、診療記録作成義務および情報請求権利を優先的に患者の自己決定権から導いた[227]。連邦通常裁判所は、1983年の基本判決[228]以来、閲覧することの許可を受けるために、患者が訴訟遂行目的のあることを証明する必要はないということを認めている。むしろ、患者のカルテ記載の情報を知る権利は、「基本法の評価によって作り出された、人格権および患者を単に治療の客体として扱うことを禁ずるところの患者の人間としての尊厳からただちに」生ずるとする[229]。ベルリン上級地方裁判所もすでに1981年に類似した表現をしている。情報提供を求める権利は、「各々の患者自身の利益」から直接に生ず

---

224) *Steffen/Dressler*, Rn. 323. *Schreiber*, JZ 1983, S. 302ff. 参照。
225) BGH NJW 1978, 2338. 控訴審裁判所は、この場合になお、その当時の判例に従って、単に医師の内面的な記憶の補助手段としての患者の記録文書の機能から出発していた（BGH NJW 1987, 2338参照）。同様に、なお、BGH VersR 1963, 168, 169 =NJW 1963, 389. 判例の展開については、*Wasserburg*, NJW 1980, S. 617-624, *Francke/Hart*, Ärztliche Verantwortung, S. 87ff. 基本的なものとして、H. Lilie, Ärztliche Auklärung und Dokumentationspflicht, 関係各所参照．
226) *Dunz*, Zur Praxis der zivilrechtlichen Arzthaftung, 1973, S. 32, 33. それについて、H. Lilie, Ärztliche Auklärung und Dokumentationspflicht, S. 127ff.
227) BGH NJW 1978, 2338. *Damm*, JZ 1998, S. 926, 929参照。
228) BGH NJW 1983, 328, 329. それ以前にすでにそのように主張するものとして、*Steffen*, Verhandlungen des 52. DJT, S. 150ff.
229) BVerfG NJW 1979, 1925, 1929判決を援用した、患者のカルテ閲覧権を介しての情報権について、BGH（Ⅵ ZR）NJW 1983, 328. この判決は——いずれにせよ本書で用いられている専門用語によれば——基本法1条1項に関連づけられた2条1項による患者の一般的な人格権をより厳密に指示している。人間の尊厳の保障を援用していることが、そのことを明確にしている。

るとする[230]。そのことによって、「診療記録作成および閲覧権の規範的な個人化」[231]が行われているのである。

　患者が、このような情報提供を求める権利を、患者のカルテ閲覧権という形式で、すなわち、文書の形式で行使したいと考えるのか、それとも、医師との口頭での会話形式で行使したいと考えるのかは、患者の自由である[232]。患者のカルテ閲覧権と、所見および治療経過について口頭で情報提供を求める付随契約上の権利は、連邦通常裁判所もそう考えるように、一般的な人格権および情報に関する自己決定権において直接基礎づけられるところの、独立した情報を求める権利の二つの異なる形式にすぎない[233]。

bb. 精神療法および心理療法における付随契約上の情報提供を求める権利

　判例は、精神医学および心理療法の領域において、説得的な理由づけをせず、精神療法の「特別な人的要素」をひき合いに出して、患者のカルテ閲覧による情報提供を求める同一の権利をかなり制限している[234]。その際、連邦通常裁判所が肉体的な治療形式と心理療法的な治療形式の間で記述している区別は、合理的であるとはいいがたい。裁判所は、患者のカルテ閲覧権に関する連邦通常裁判所民事部の基本判決[235]において、つぎのことを明確に確認している。すなわち、肉体的な病気を治療する場合にも、医師と患者の

---

230) KG Berlin NJW 1981, 2521, 2522.
231) *Damm*, JZ 1998, S. 926, 929.
232) *Lilie*, Ärztliche Dokumentationspflicht, S. 143.
233) BGH（VI ZR）NJW 1983, 328, 329.「情報提供は……その要望により自分で閲覧するという形式でも（患者に）認められる。この情報提供は、通例、医師との会話形式で行われるが、明確な要求があれば、患者が独力で入念に検討できるように、そのような記録文書を患者に貸与すべきであろう。……」。
234) BGHZ 85, 327, 334. これに対して、BVerwG, MedR 1989, 336は明らかに制限的でない。*Scheiwe* も、情報保護法における情報権の範囲および国勢調査判決で示された諸原理と、この判例とを比較して、民事判例に対して批判的である。*Scheiwe*, KritV 1998, S. 331-335.
235) BGH（VI ZR）NJW 1983, 328.

関係における医師の個人的な関わり合いが、決まって治療に関係する記録文書のなかに人的要素をあらわれさせることになる、ということである。患者との個人的な関係の構築は、あらゆる医療活動の本質的要素であるとする[236]。しかし、その民事部は、この場合に、そのことから患者の閲覧権の保障が制限されてよいと推論する根拠を認めてはいないのである。

連邦通常裁判所の同じ民事部は、同じ日に、精神病のカルテ閲覧権に関してまったく正反対の判断をしている[237]。この判決では、心理療法における個人的関係は、閲覧権を拒否する根拠として述べられている[238]。同じケースにおいて同じ結論に至ったベルリン上級地方裁判所は、医学のほかの分野と比べて精神医学という専門分野には多くの特殊性があることをひき合いに出している。その際、その上級地方裁判所は、「このような特殊性が精神療法に関する医療上の記録文書にも影響を及ぼす」ということについて詳論の必要性を認めていない。そのかわりに、当裁判所はつぎのように簡潔に判断している。「しかし、このような特殊性を詳細に評価しなくても、一般化して——その領域が個々において争われるとしても——つぎのことを確認することができる。すなわち、精神医学においては、人格、解釈、定説、感情移入能力および医師の諸活動に中心的な意味が認められる。この場合、医師は、ほかの場合以上に自分について、そして自分の人格について多くを打ち明け

---

236) BGH（Ⅵ ZR）NJW 1983, 328, 329.「（医師の個人的な関わり合い）は、——精神医学および心理療法の領域におけるように——患者の精神的心理的構造への働きかけが医師の任務の重点を形づくるかぎりで妥当するだけではなく、……ごく普通のケースにおいてすべての医療活動に多かれ少なかれ本質的に固有のものなのである。……」。

237) 両判決は1982年11月23日に下され、したがって、また、しばしば「パラレルな判決」として引用される。

238) BGH（Ⅵ ZR）NJW 1983, 330, 331.「医師作成のカルテを患者が閲覧することに対して医師が制限することの正当性は、……とりわけ医師と患者の個人的な関わり合いが、この場合に、単に付随的にありうることだというだけでなく、それが必要不可欠なものであるということにもとづいている。……」。

ることになる」[239]。

　このような判例の出発点となっているものは、患者に対して精神医学が「きわめて主観的な働きかけを行う」というイメージである。もちろん、このような精神医学のイメージは、質の確保および透明性を得ようと努めている現代の精神医学にもはやほとんど調和するものではない[240]。患者も、治療者も、情緒的に関わることから、心理療法および精神療法の場合に診療記録作成を制限することは、肉体的な治療の場合よりも広い範囲で正当化されるかもしれない。しかし、患者のカルテの閲覧権に関して、肉体的な治療と、心理療法および精神療法とを区別することは実質的に基礎づけられうるものではない[241]。

　最後に、精神病患者のカルテ閲覧権に関する連邦通常裁判所の制限的な判例に不都合な材料を提供するのは、肉体的な治療と精神療法とを区別していない情報保護の諸規定である[242]。このことに基づいて、所轄の大臣および市政府大臣は、それらの患者の権利憲章において、*Francke* および *Hart* による「患者の権利章典」という同じ題名の専門家の所見[243]と考えを異にし、連邦通常裁判所民事部の判例からも明らかに逸脱するのであるが、すべての患者に、つまり、精神病患者にも無制限に患者のカルテ閲覧権を保障しているのである[244]。

---

239) KG Berlin 1981, 2522, 2523. 精神療法についての連邦通常裁判所のイメージも類似している。連邦通常裁判所は、精神療法の場合、「主観的な評価要素」が重要な位置を占めると考えている。このような判例は、質の確保および透明性を得ようと努めている精神医学の考え方に沿うものではない。

240) *Wolfslast*, Psychotherapie in den Grenzen des Rechts, S. 46ff. und 72ff. および関係各所参照 und *Bohl*, Standards in der Psychiatrie, 関係各所参照。

241) 本書のように、*Scheiwe*, KritV 1998, S. 331ff. BVerfG, MedR 1993, 232; BVerfG MedR 1999, 181参照。

242) *Scheiwe*, KritV 1998, S. 313-336.

243) Charta der Patientenrechte, 1999.

244) Charta der Patientenrechte, S. 15. この点について、*Katzenmeier*, MedR 2000, S. 24.

d．公法上の情報提供を求める権利

連邦情報保護法26条は連邦の当局に対して、それに相応する各州の情報保護法は州の当局に対して、国勢調査判決で示された基準に従って、保存された個人情報の開示を求める権利と同時に病気に関わる情報の開示を求める権利も認めている[245]。

3．第三者から患者の情報を保護するように求める権利——医師の守秘義務

患者が自分に個人的に関わるすべての情報を医師から知る権利と、第三者から患者の秘密を守らなければならない医師の義務は一致する。医師の守秘義務は付随契約上の義務であり、刑法203条においてその違反を処罰している。このような患者の秘密の保護は、刑訴法53条1項3号による、法廷での証人としての医師の供述拒否権、および、計画された犯罪の告発義務を医師について制限していること（刑法139条）によって補充されている。さらに、医師の守秘義務の要求は、昔から、医師の職業倫理の不変の構成要素である。カテゴリー的な法理として、患者が秘密を守るように求める権利は、刑法34条において、きわめて狭い範囲でほかの利益と衡量されるにすぎない[246]。それゆえに、守秘義務違反は、ほかの方法では回避することのできない、具体的で、著しい危険がある場合にしか許容されないのである[247]。

4．医師を自由に選択する権利

医師を自由に選択する権利も、基本法2条1項において保護される一般的

---

245) BVerfGE, 32, 373, 378ff.；E 65, 1；E 89, 69, 82f. 憲法上の要請としての医師作成の患者の記録文書の閲覧権については、*Starck,* in: *v. Mangoldt/Klein/Starck,* GG, Bd. 1, Art. 2 Ⅰ, Rn. 93 参照。

246) *Sch/Sch-Lenckner*（25. Aufl.），§34 Rn. 31.

247) たとえば、*Sch/Sch-Lenckner*（25. Aufl.），§203 Rn. 31; *Wolfslast,* NStZ 2001, S. 151.

な人格権の表現である。それによれば、その医師に治療する意思があるという前提条件のもとで、すべての患者は、自分の選択する当該医師にかかることができる[248]。法律で定められた疾病保険に入っている被保険者が、基本法2条1項から直接、どの程度費用の負担を求める権利を導き出すことができるのかということは、最終的に明らかにされていない。社会法典第5編76条4項が医師を自由に選択する権利を明文で承認している以上、連邦社会裁判所はその問題を未決定のままにすることができた。いずれにせよ、基本法2条1項は、患者に、消極的な地位として、医師による治療的侵襲にとって必要な信頼関係が成り立っていない場合、患者が特定の医師を拒否しうるということを保障している。したがって、「強制治療」の禁止は、治療の可否およびやり方を選択しうる患者の自由を意味するだけでなく、引用した基本判決においてすでにライヒ裁判所が判示したように、医師を自由に選択する権利と分かちがたく結びついているのである。

Ⅲ．第2章のまとめ——人格権を保護するための成人患者の諸権利

　治療行為が基本法2条2項1文および2条1項の保護範囲に含まれているという基本思想、さらに、患者の基本権が医師と患者の関係において第三者効力を展開するという考え方から出発して、判例は必然的な患者の諸権利を展開させてきた。傷害法理の助けを借りながらこれらの考え方をインフォームド・コンセントの理論的枠組みのなかにしっかりと根づかせたことは、それを広く受け入れさせることの保障となった。そのことは、とくに患者の説明を求める権利に関して妥当する。自由な意思により、すなわち、不合理だとしても治療を選択し、または拒否する権利は、患者の権利に属する。さらに、医師は、患者に対して、予後および選択可能なほかの治療方法について

248）*Starck*, in: *Mangoldt／Klein／Starck*, GG, Bd. 1, Rn. 116.

包括的に説明する義務を負っている。説明を求める権利は、自分で選んだ医師に依頼する患者の権利によって側面的に支援されている。それに加えて、患者のカルテ閲覧権、そして、患者の秘密についての医師の守秘義務が存在するのである。

（原口伸夫）

第3章
法における未成年者——民事法、家族法および刑事法における評価基準の概観

　親、医師および患者という三者間の法律関係は複雑である。一方では、基本法第6条に基づく親の配慮という家族法上の原則が、他方では同様に医師の保障義務に関する刑法上の原理が、医療契約の構成に積み重なる。成人の治療という「通常の場合」には双務的な関係にある権利・義務が、三者間関係によって突如、崩壊する。たとえば、医療契約の締結にとって必要な行為能力は親にのみあるが、承諾の付与は未成年者の権利であり得る。親は報酬についての債務者であるが、未成年者は治療請求権者である。未成年者は侵襲を受忍しなければならない一方で、未成年者が承諾能力を欠く場合には承諾権は親の権利である。

　治療拒否権も、家族法および刑法が同一の評価原則に従わない以上、個々の関与者を顧慮してそれぞれに判断される。どのように家族法上および刑法上の諸原理の連携が医療契約の構成を修正し得るのか、そしてそれにより医師、子および親の間に複雑な法律関係が生ずるのか、ということが以下で詳しく述べられることになる。

Ⅰ．医療契約の締結

1．未成年者自身による契約締結

　18歳未満の者、すなわち完全な行為能力を備えていない者は、医療契約を締結することができない。医師による治療行為についての部分的行為能力は民法110条ないし113条で考慮されてはいない[249]。支配的見解によれば、医

療契約は法定健康保険の被保険者たる患者にとっても単純に法的に有利な契約とはいえないので、民法107条の意味での部分的成人も同様に否定される[250]。たしかに、ここで報酬支払義務は保険によって肩代わりされる。それにもかかわらず、単純に法的に有利な契約は医療契約の締結において見ることはできない。というのも、契約上の付随義務が患者にあるからである[251]。たとえば、債務引き受けを実現するために健康保険証または社会保険証明書を適宜、医師に提出するというような協力義務が存在する。この協力義務を怠った場合、民法611条および612条に基づく報酬支払義務は患者自身に帰せられることになる[252]。

しかしながら、民法165条によれば、未成年者が自主的にかつ親の了解を得て、医師の診察室を訪れた場合には、その未成年者は親の使者として、または未成年者が限定行為能力者であるという前提で配慮権者の代理人として、医師と医療契約を締結することが許される[253]。その場合の契約は双方

---

249) 民法110条によれば、未成年者は医療報酬を「自身が自由に使える手段によって」、すなわち、治療時に現金によって支払わねばならないというのであるが、しかしこれは実務に即してはいない。民法112条および113条は限定行為能力として職業領域における行為に権能を認めるのは、当該行為が、商業領域に属している、ないし、業務上または専門教育上必要な契約の締結または破棄に関する場合にかぎってである。*Palandt-Heinrichs*, §§112, Rn. 4 und ferner *Coester-Waltjen*, in: *Juristinnenbund*（Hrsg.）, Neues elterliches Sorgerecht, S. 80参照。

250) これと異なる見解には、*Deutsch*, Medizinrecht, Rn. 443 und 71および RGRK-*Anders/Gehle*, §311, Rn. 221 f.

251) RGRK-*Anders/Gehle*, §611, Rn. 297. その際に、ここで同時に生じる患者の義務は治療目的を支援するための責務なのであり、これが通常の契約義務として評価されることは許されないのである。民法107条にいう「法的な不利益」を評価する際の契約上の付随義務の重要性・関連性については、*Palandt-Heinrichs*, §107, Rn. 2 および *Bender*, MedR 1997, S. 8.

252) AG Köln, NJW 1995, 789 ; *Bender*, MedR 1997, S. 7, 8. これと異なる見解に、*Deutsch*, Medizinrecht, Rn. 443 und 71. これによれば、報酬義務は、患者の単なる責務として評価される。RGRK *Anders/Gehle*, §611, Rn. 222も参照のこと。

253) *Deutsch*, Medizinrecht, Rn. 443.

の意思表示によって成立するのであって、「事実的契約」という形象へ立ち戻る必要はない[254]。

2．親による契約締結

親が[255]医師あるいは病院経営者と医療契約を結ぶ場合、親は理論上子を代理して行為し得るだろう[256]。しかしながら、典型的には、親は子の名においてでなく自らの名において、病気になっている自らの子に附帯請求権をも含めて治療請求権を得させようと、行為する。それゆえ医師による治療の場合、特段の明示的規定がないかぎり、未成年者は民法328条にいう真正の第三者のためにする契約の起点とされ得る[257]。親が報酬の債務者であるのに対して、子は、治療請求権者であるとともに、不完全履行または不履行の

---

[254] 異なる見解に、*Deutsch*, Medizinrecht, Rn. 62 unf ihm folgend RGRK *Anders/Gehle*, §611, Rn. 221 f. その見解によれば、未成年者が法的に有効な健康保険に加盟しているかぎり、治療契約の締結は「ただ利益だけをもたらす取引なのである」。

[255] *Midicus*, Schuldrecht Ⅱ, §89 Ⅰ 1 a; *Uhlenbruck*, in: *Laufs/Uhlenbruck*, Handbuch des Arztrechts, §41, Rn. 10.

[256] 医師が約束しているのは治療結果ではなく、入念な治療であるから、治療契約は、つねに民法611条にいうサービス提供契約である。患者と医師との間の取り決めが請負契約と見なされ得るごく稀なケースについては、*Palandt-Putzo*, Rn.18 vor §611。判例は医師の基本権（医療の自由、基本法12条）の第三者効力と患者（とりわけ、自己決定権）を根拠に治療契約の有する強制的的内容を認定し、治療契約を患者の契約上の自律性から広範囲に奪っている（BVerfg NJW 1979, 1925-1933）にもかかわらず、この種の契約は今日まで民法で特別の債権債務関係として規定されていない。この点については、*Deutsch/Geiger*, Gutachten zur Überarbeitung des Schuldrechts 参照。

[257] RGZ85, 183 ; BGH VersR 1955, 279 ; BGH NJW 1984, 1400 ; *Staudinger-Salgo*, §1631, Rn. 123 ; *Müko-Hinz*, §1626, Rn. 44 ; *AK-Dubischar*, §328, Rn. 9 ; BGHZ 89, 263, 266 = NJW 1984, 1400. 親が子どもの代理として契約を締結するか、または、子どもが親の使者として行動する（*Deutsch*, Medizinrecht, Rn. 443参照）ことが考えられ得るが、そのことが認識可能でなければならず、通常は、とるに足らない侵襲の場合にかぎって考慮される。

場合における付随的請求権をも含めた従たる支払請求権者および保護請求権者である。このことは行為能力のない7歳未満の子にもあてはまる。というのも、まさしく患者へ主たる給付を割り当てることこそが、その子の保護利益と同様にその子の治療利益に適うのであって、そして同様に親のそれらに応じた意思が前提とされ得るからである[258]。治療の瑕疵は直接に未成年者たる患者により主張され得る[259]。

3．公的な経営者のいる病院における受け入れ

治療にあたる医師と、大学病院および州立精神病院の患者との法的関係は、当該収容が公法上の規範を根拠になされないかぎり、同じ契約上の根拠によることになる[260]。閉鎖拘禁的施設における少年の公法上の収容は、少年の意思および親の意思に反しても——刑法61条1号と関連した少年裁判所法7条による処分以外に[261]——危険予防のため、州収容法（精神病疾患における援助と保護処置に関する法律）の諸規定に基づいて認められ得る[262]。しかし、

---

258) *Bender*, MedR 1997, S. 7, 10; 詳細な根拠づけを欠いてはいるが、他の見解として、*Uhlenbruck*, in: *Laufs／Uhlenbruck*, Handbuch des Arztrecht, §40, Rn. 25. これは、限定行為能力にのみ契約上の請求権が帰属されることを明らかにしようとするものである。

259) BGHZ 89, 263 = NJW 1984, 1400.

260) *Fischer/Mann*, NJW 1992, S. 1539 – 1543. このなかでは、VGH Bad. - Württ., NJW 1991, 2985 で主張された、他の見解が、州立病院での特別権力関係を承認するという実際にも法的にも時代遅れの考えに基づいていることが指摘されている。Bay ObLG, R & P 1990, 133. Wie, VGH Bas. - Württ aber *Laufs*, S. 50, in Fn. 5.

261) これと区別されるべきは少年裁判所法（JGG）10条2項にいう指示であり、その指示は親の承諾をともなう、本人の自由な意思に基づく収容を対象とし、そして私法上の治療関係へと至るものである。

262) §18 Bad.-Württ. UBG (11.04.1983); Art. 21 Bay UnterbrG (20.041982); §30 Berlin PsychKG (08. 03.1985); §30 Brem. PsychKG (09.04.1979); §35 Hamb. PsychKG (22.09.1977); §17 HFEG (geändert 05.03.1981); §26 Nds. Psych-KG (30.05.1978); §26 PsychKG NRW (02.12.1969); §22 Unt. Ges. Rheinland

通常そうであるように、収容が民法1631条b[263]に基づいていわれる場合には、治療関係は民事法上の性質を有する。民法1631条bと併せ同1800条にしたがった親もしくは後見人による、または、民法1666条にしたがった児童の福祉の危殆化に基づく家庭裁判所による児童・少年の精神科病棟における収容命令は、病院がその扶養委託により州立病院として締約強制を義務づけられる場合にも、私法上の治療関係となる[264]。少年局が社会法典第8編42条3項に基づく裁判所の収容許可を申請していた場合も同様である。精神病疾患における援助と保護処置に関する法律による保健局を通じての暫定的な(公法上の)収容ののちに、収容を継続するための裁判所の収容命令が発せられることなく、それでもなお児童・少年精神病院における治療が継続される場合も、結局、治療関係は私法上の性質を帯びるのである[265]。

4．健康保険扱いの患者

健康保険扱いの患者や社会的扶助を受ける者も異なることはない。学説[266]や判例[267]におけるいささか古い見解、すなわち、法律上の健康保険組合（社会法典第5編2条1項1文）の現物給付原則にのみ基づいて健康保険組

Pfalz (19.02.1959)；§19 Saarl. Unterbr. G (10.12.1969).

263) 州収容法（PsychKG）と私法上の収容との競合関係については、*Bergener,* (Hrsg.), Die Zwangsweise Unterbringugn psychisch Kranker, S. 6 ff. 関係各所参照； *Staudinger-Salgo,* §1631b.

264) AG Kassel, DA Vorm 1996, 411-412参照。

265) OLG Bremen, VersR 1953, 63；OLGR Schleswig 1999, 305-306.

266) MünchKomm. -*Söllner,* Rn. 49 zu §611；*Bender,* MedR 1997, S. 7, 9；*Bogs,* FS Wannagat, S. 51, 63 ff. は、私法上の清算関係の基礎となる公法上の一般関係について言及する。類似のものとして、*Baltzer,* JuS 1982, S. 651 ff.,*Krauskopf/Krauskopf,* §76 SGB V, Rdn. 10 und wohl auch *Buddee,* S. 33. これは私法上の法律的監護義務関係を認めるものである。*Eberhardt,* AcP 171 (1971), S. 289 (307) は、社会法第5編76条4項が、民法328条に従って第三者受益者を見なす機能を有していることを前提とする。

267) BGHZ 1, 383 ff.；OLG Bremen VersR 1953, 63f.；OLG Köln NJW 1990, 2939.

合を医師の契約の相手方と見なし、民法328条により患者にはもっぱら第三受益者の役割を認めようとしていた見解は、時代遅れと見なさなければならない[268]。社会法典第5編2条2項2文によれば、現物給付原則のうちにも異なる提供形態が考えられる。社会法典第5編2条2項2文は、医療上の給付・反対給付の提供形態は健康保険組合と健康保険医連盟（社会法典第5編82条および83条）との間の包括的契約において規制される、と定める。今日では、健康保険組合による総額報酬支払いにより、健康保険医連盟は、民法414条にしたがって、前払による債務引受の方法で、患者の報酬義務の引受を契約医に保証することになっている。それにより健康保険扱いの患者に、社会法典第5編76条4項の基準に応じて、医師を自由に選択する権利が認められる[269]。医師と患者との間の義務は、民法に従うとする社会法典第5編76条4項の基準に応じて、患者自身が任意に選んだ契約医との間の契約を締結することで、定まる。それゆえ、学説における支配的見解と同じく[270]、今日では、患者自身を契約当事者と見なすことが、より妥当であるように思われ

---

268) 社会法上および民法上の文献における学説状況については、*Peter*, Das Recht auf Einsicht in die Krankenunterlagen, S. 51 ; 包括的なものとして、*Buddee*, Der Arztvertrag nach dem SGB V, 関係各所参照。

269) 保険医団体、健康保険および医師の四者間関係関係にについて、*Steffen/Dressler*, Rn. 58参照。

270) RGRK-*Anders/Gehle*, §611, Rn. 238, 146 ; *Steffen/Dressler*, Rn. 48 ; *Natter*, Der Arztvertrag, S.117, 121 ; *Deutsch*, Medizinrecht, Rn. 52 ; *Deutsch/Geiger*, Gutachten, S. 1063 ; *Uhlenbruck*, in: *Laufs/Uhlenbruck*, Handbuch des Arztrechts §41, Rn. 12. ; *Tiemann*, NJW 1985, S. 2169 ; *Tiemann*, MedR 1983, S. 176, 180. *Soergel-Kraft*, vor §611, Rn. 95 ; *Münch.-Komm.-Söllner*, §611, Rn. 49. Der BGH（Ⅵ ZR）, NJW 1984, 1820 f. は、後者の立場を同じように現実的なものと捉えているように思われるが、この問題について決定はしなかった。より明確なものに OLG Schleswig, NJW1997, 2996. この判例は、とりわけ、*Uhlenbruck*, in: *Laufs/Uhlenbruck*, Handbuch des Arztrechts, und *Steffen/Dressler*, Arzthaftungsrecht を引用している。同様に、BGHZ が上述の決定のなかで引用した、BSGE 53, 62, 65も参照。社会法に関する文献として、*Krause*, SGb 1982 S. 425, 431 m. w. N.

る。健康保険扱いの患者も、黙っていわれるがままに治療されるのではなく、さしあたり処置の内容および範囲を医師と合意しなければならない。報酬支払いを除き、——健康保険組合ではなく——健康保険扱いの患者が、すべての本質的な契約要素を医師と共同して形成する[271]。その場合、控除可能な給付とならんで、患者が個人的に支払わなければならないような給付も取り決められることがあるが、これがますます増えてきている。しかし、そのように合意された契約内容を、公的に基礎のある債務関係と、さらに私法的に基礎のある債務関係とに分解することは、不自然かつ非現実的だろう。したがって、健康保険扱いの患者との医療契約は、治療の引受によって直ちに実現するのでも、患者の保険証の呈示によってはじめて実現するのでもなく、当該治療の受入と内容についての医師と患者との合意によって実現する[272]。同じことは病院における入院治療にあてはまる[273]。

　健康保険扱いの患者も医療契約を自ら締結することから、社会法典第1編36条1項（社会法上の行為能力）に基づいても、14歳を超えた未成年者が治療契約の締結に関して部分的成人といえる、ということは結論づけられ得ない[274]。社会法典第1編36条1項は、14歳を超える者に社会法の領域において部分的成人を認める。36条1項1文によれば、14歳を超える者は親の協力なく「社会保障給付の申立をし、かつ、追求する」ことができる[275]。

　立法者が社会法典第1編36条1項を立法化することで達成しようとしたこ

---

271) 類似のもとして、*Natter, Der Arztvertrag*, S. 121, sowie *Uhlenbruch*, in: *Laufs/Uhlenbruch*, Handbuch des Arztrechts, §41, Rn. 12.

272) *Steffen/Dressler*, Rn. 48.

273) この点について、die Ausführungen in RGRK-*Anders/Gehle*, §611, Rn. 245, 247参照。

274) 詳細な根拠づけはないものの、まったく異なる見解として、*Laufs*, Arztrecht, Rn. 365, sowie *Rouka*, S. 150.

275) 社会法第1編36条1項はつぎのように述べる。
　「15歳以上の者は、社会保障給付の申立をし、かつ、追求することができ、ならびに社会保障給付を受けることができる。給付受給者は申立をしたことおよび提供された社会保障給付について法定代理人に報告する義務を負う。

とは、職業と結びつけられた社会法上の義務を果たす者、すなわち健康保険・社会保険の掛け金を支払う者が、自力でも社会保障給付を請求できるようにすることである。その場合に立法者が念頭においていたのは、未成年者が14歳に達することによって直ちに職業に就き得るだろうということである[276]。

　社会保障給付の申立をし、──社会法典第1編36条1項がいうような──これを追求し得る権限が、訴訟能力を超えた実体法上の権限をどの程度まで認めているのかについては争いがある。当初の遅疑逡巡を経て[277]、社会法上の文献における支配的見解は、今日では、行政手続上の範囲外でも36条1項1文に実体法上の内容を認める[278]。36条1項1文では、給付についての要求、とりわけ扶助、助言および金銭給付ならびにこれらの申立権限を認めるべきものとされている。しかし、「要求」を主張するこの社会法上の権限は民法194条1項の要求概念とは関係がない。この要求概念はむしろ実体的な社会法上の要求にかぎられる[279]。このような要求概念以上に広い部分的行為能力を求めて、社会法典第1編36条1項が民法112条および113条を補充することはできない。

　社会法上の行為能力によって、社会法典の個別の編、とりわけ社会法典第

　　　1項1文の行為能力は、法定代理人により給付受給者に対する書面での説明を通じて、制限され得る。申立の取り下げ、社会保障給付の停止、および貸し金の受領は法定代理人の同意を要する」。
276) BT Drucksache 7 / 868, 28.
277) *Kretschmer/Maydell/Schellhorn-Schellhorn*, §36, Rn 7, 10, 12 ; *Bley*, in: SGB-SozVers-GesKomm, §36 Anm. 6 und *Gitter*, in: *Boch.* Komm., §36, Rn. 11, 37. Ebenso *Schlund*, Der Gynäkologe 1999, S. 225, 226. A.A. noch *Peters*, §36, Anm. 2. und *Rohwer/ Kahlmann-Ströer*, §36, Rn. 2.
278) *Coester*, FamRZ 1985, S. 982 - 987 ; *Funk*, ZfJ 1984, S. 394 ; *Grüner*, §36 II 3 ; *Hauck/Haines- Freischmidt*, Rn. 4 und 7 zu §36 SGB I ; *Mrozynski*, §36, Rn. 1, 13. *Mrozynski* はたしかに行為能力を申立手続に制限し、手続に含まれない行為に対しては、36条1項1文を類推適用しようとする。同様の見解に、*Schmitt*, Die Handlungsfähigkeit im Sozialrecht, S. 107 ff. und *Funk*, ZfJ 1984, S. 392, 393.
279) *Mrozynski*, Zb 1 JunR 1999, S. 403.

8編が未成年者に認めている種々の給付要求を未成年者が実際に受けることは、可能となるであろう[280]。社会裁判所はこの法解釈を確認してきた。たとえば、1991年の連邦社会裁判所によれば[281]、「社会保障給付を受けることができる」という社会法典第1編36条1項の文言は、社会法典第1編11条1文の意味での給付を法的に有効に受領する実体法上の権限として理解され得る。そこから導かれるのは、「給付は、種類に応じた受領行為によって未成年者の法領域へと移行することである——とくに金銭は未成年者の財産となる」、ということである。しかしながら、社会法典第1編36条は、未成年者に、給付の単なる受領を越えて、法律行為上の行為という方法で義務を負わせる権限までは付与していない[282]。立法者は医療上の給付について未成年者が自力で要求することをも可能にしようとしたならば、民法104条以下の明文による変更を要したであろう[283]。

5．救急治療

教育能力がないゆえに配慮権を永続的に有していない親の場合、または親が死亡している場合、子のために後見人が立てられる。その場合、後見人には、治療行為のための搬送のような、必要な身上配慮の措置をとることも義務づけられている（民法1773条以下、1681条）[284]。親の一時的な支障の場合には、保佐人の任命が考慮される。未成年者が緊急に医師による治療を要するにもかかわらず、配慮権者の意思表示が適当な時間内に得られず、または、保佐人が任命され得ない場合、治療の法的根拠は民法675条以下の意味での委託

---

280) そのようにBT Drs. 7/868, S. 28では明確に根拠づけがなされている。さらに、*Kothe*, AcP 185 (1985), S. 105, 146, 149を参照。

281) BSG Az: 13/5 BJ 269/90, RegNr 19881 (BSG-Intern).

282) 青少年と監護権者との間で、請求権者性と申立権限（Antragsbefugnis）の割当が一致しないことを指摘するものに、*Morzynski*, ZblJugR 1999, S. 403-413.

283) 同様の見解に、*Schlund*, Der Gynäkologer 1999, 225 ff.

284) この点については、*Diederichsen*, in: *Dierks/Graf-Baumann/Lenard* (Hrsg.), Therapie-verweigerung, S. 100 f. を参照。

なき正当な業務執行である。その場合にも報酬の債務者は親であり、その親の推定的関心が治療義務の内容を決めることになる。その場合、主治医は推定上、その親の推定的関心は症状に適応した処置を採ることに存在するということを考えてよい。その場合、適応のある緊急処置を越えるものではない侵襲は、刑法の見地では刑法34条により正当化される[285]。

Ⅱ. 未成年者の治療行為の不法行為法的、家族法的および刑法的視点

医療契約の締結にとって行為能力が必要である。法的安定性という理由から、固定された18歳という境界は有効である。これに対して、保健に関する事柄に決定を下す能力は行為能力に左右されない。通説的な見解によれば、治療行為への承諾の有効な付与には承諾能力で十分である。1908年以来確立した判例および支配的な学説によれば、個別のケースでは、すでに長きにわたって成人になる前に承諾能力が肯定され得る[286]。この理由は、刑法的そして不法行為法的な性質にある。というのも、法益の事実上の処分としての承諾は法律行為として理解され得ないからである。行為能力についての規定（民法104条以下）は取引の安全、すなわち財産上の利益についての表明である。いつでも撤回可能で財産上の利益を顧みない承諾にとっては、行為能力は意味がない[287]。ところで、民法の側からも、承諾の法的性格について今日ではもはや争う必要はない、といわれている。なぜなら、民法の趣旨に反す

---

285) *Laufs*, Arztrecht, §222.
286) *Schöncke/Schröder-Lenckner*, Vorbem. 39 f. zu §32 und näher ZStW 72 (1972), S. 446 ff.; *ders.*, in: *Eser/Hirsch* (Hrsg.), Sterilisation und Schwangerschaftsabbruch, S. 173 ff. その他の見解については3章、4章にて詳述。
287) *Lenckner*, ZstW 72 (1960), S. 446 ff; *Eberbach*, FamRZ 1982, S. 450, 452 und *Kothe*, AcP 185 (1985), S. 105, 146.

る[288]承諾はもはや意思表示として評価されないからである[289]。多くの法体系のなかでほぼ一致した見解によれば、治療的侵襲への承諾の場合に法律行為は問題とならない。というのも、当該承諾は法律効果の発生を目標とするものではないからである[290]。

　刑法では承諾についてがつぎに述べる異なった学説限度で存在する。すなわち、法益概念に依存して承諾の本質は違法性を阻却する法益放棄ないし保護放棄にあるとする学説があり[291]、また、他方では、少数説ながら、承諾は構成要件的不法を阻却する効果を認める[292]。後者の見解は、刑法の任務といえるのは、客体の不可侵性の保護ではなく、法益を自律的に処分するという法益主体の自由の保護であることを前提としている。しかしながら、現行刑法は、法益主体の意思を無視することだけが構成要件に該当する不法と考えているわけではなく、法益は事情によっては法益主体の意思に反しても保護されている（刑法226条 a、216条）。このことからわかるように、現行刑法がしばしば共同体の利益を個人の自由の行使に優先させているかぎり、現

---

288) Motive Ⅱ, 730, 799；しかし、当時すでに、議定書第2次草案と関連して学説の一部では異なる見解が主張されていた。*Pawlowski*, FS für Hagen, S. 5, 6 参照。

289) *Pawlowski*, FS für Hagen, S. 5 f.；*Soergel-Hefermehl*, §107, Rn. 19 mw. N 参照。

290) *Giesn*, Int. Med. Malpractice Law, R. 896 参照。

291) *Geerds*, Einwilligung und Einverständnis, 関係各所参照；*Noll*, 1951, S. 74 ff.; *ders.*, ZStW 77（1965）, S. 15; *Geppert*, ZStW83（1971）, S.952 ff.; *Jescheck/Weigend*, AT §34 Ⅱ 3; 基本的な状況については、*Honig*, Die Einwilliung des Verletzten, 1919, S. 60 ff. 法的保護の放棄の理論 については、*Lenckner*, ZStW 72（1960）, S. 446- 463, *Arzt*, Willensmängel bei der Einwilligung 1970, S. 48参照。*Noll*（ZStW 77 [1965], S. 1, 15）は承諾の目的を、かつてのように、もっぱら意思活動の自由にのみ求めている。

292) *Stratenwerth*, ZStW 68（1956）, S. 43；*Zipf*, Einwilligung und Risikoübernahme, S. 29；SK - *Horn*, §226a, Rn. 2; *Kühne*, JZ 1979, S. 241 ff.；*Arzt*, Die Willensmängel bei der Einwilligung, S. 12；*Schmidhäuser*, Lehrbuch 8／123；*Kientzky*, Einwilligung, S. 32 ff.; *Roxin*, AT, 3. Aufl., §13, 4 m. w. N., *Gropp*, AT, §6, Rn. 37 ff. これらは支配的見解によって主張されている合意と承諾との差異を放棄しようとする。

行法上の刑法の根底には、少なくとも、個人の自由に結びついて法益概念のみが存在しているわけではない。それゆえ支配的見解は、判例も同様だが、通常、承諾に正当化する効果を認めるのである[293]。刑罰規範が意思のみを保護する場合（刑法240条、123条）だけ、*Geerds*[294]と軌を一にして構成要件を阻却する合意という言葉が用いられる。

しかしながら、論者が承諾に構成要件を阻却する効果を認めるか、正当化する効果を認めるかに関わりなく、承諾／合意の有効性要件として行為能力ではなく承諾能力があるべきである、ということで意見の一致が見られる[295]。

1．契約の次元および不法行為法の次元

ドイツ民事責任法において、契約上の請求は不法行為法上の請求を排斥しない[296]。不法行為法の次元は責任法の第二の途として制限なく広範に存在したままである。第1に、一般的な損害賠償法に対し慰謝料の請求の途を開く民法847条の特殊性のゆえに、第2に、民法823条1項違反が主張される説明過誤訴訟においてと同様、医療過誤訴訟においては証拠法上患者が優遇されるゆえに、そして第3に消滅時効（民法195条および852条1項）が異なるゆえに、医師責任法においては、契約次元に対して不法行為法の次元が、患者の権利の貫徹にとってはより重要な役割を果たす[297]。契約の次元では単に財産に関係する義務が問題であり、そしてここでは法律上の取引の利益がより強く顧慮され得る一方、不法行為法の次元では——刑法と類似して——個人法益としての身体の完全性についての、基本法に関係する処分の合法性が

---

293) *Jescheck/Weigend*, S. 373, 376ff. m. w. N. 373 in Fn. 2.

294) *Geerds*, GA 1954, S. 262 ff.；支配的見解はこれに従っている。*Jescheck/Weigend*, S. 373 m. w. N. in Fn. 2 参照。

295) 詳細については次章で述べる。

296) これと異なるものにフランス法が挙げられる。フランス法では、許されない行為に由来する請求権が顧慮されるのは、契約が締結されていなかった場合にかぎられる。*Giesen*, International Medeical Malpractice Law, Rn. 41 - 49 参照。

297) *Giesen*, Arzthaftungsrecht, S. 3 f. 上述第2章参照。

問題となる[298]。承諾の意思表示は直接この法益の変更に向けられており、財産的価値のある請求の惹起に向けられてはいない[299]。それゆえ刑法では、民法における支配的見解が賛成するように、承諾は法律行為ではないことに争いはない[300]。

契約上の責任と不法行為上の責任との併存ということは、治療行為の法律上の要件が、一方は契約締結、すなわち行為能力であり、他方は承諾ないし承諾能力である、ということである。それゆえ、親の意思表示と患者の承諾とは重畳的に存在しなければならない。親が、医学的適応性があるにもかかわらず、承諾能力ある患者の希望に反して医療契約の締結を拒むならば、未成年患者は家庭裁判所に訴えることができ、その場合、裁判所は民法1666条2項により親の意思表示を代替する[301]。これとは逆に、治療への承諾能力ある患者の拒絶は排除できない。

行為能力と承諾能力との併存から生ずる実務上の困難は、なお詳細に考察されなければならないだろう。ここでさしあたり確認しておくべきことは、医師による適応のある治療的侵襲を受けようとする未成年者にとっては、結局、その承諾能力が決定的な要件である点である。

2．民法上の責任の内容

医療過誤が生じた場合または親がきちんとした説明を受けなかった場合、真正の第三者のためにする契約の受益者としての未成年者は、他のあらゆる

---

298) RGSt 41, 393 ff ; *Arzt*, Willensmängel bei der Einwilligung 1970, S. 48 ; *Geilen*, Einwilligung und ärztliche Aufklärungspflicht, S. 90 ff. ; *Amelung*, ZStW 104 (1992), S. 554 ff.

299) BGH NJW 1959, 811, *Lenckner*, ZStW 72 (1961), S. 446 ff.

300) 異なる見解に、*Staudinger-Peschel-Gutzeit*, Kommentierung zu § 1626. これは、たしかにそのかぎりで、民法107条以下に優越する典型的な部分的成年を起点にしようとする。

301) これについて包括的なものとして *Ulsenheimer*, in : Dierks/Graf-Baumann/Lenard (Hrsg.), Therapieverweigerung, S. 65, 80 ff.

患者と同じように、不法行為法上の、また契約上の請求権者である。親は、子が治療中に被った被害に関して、子により請求を受けることはあり得ない。医師も看護スタッフも親の履行補助者ではない。親がその配慮権を行使して入院治療を指示するならば、病院の選択は親の配慮行為である。そのかぎりで、子の親に対する損害賠償請求権は考慮に値する。しかし、この請求権は民法1664条の緩やかな責任基準に服する。すなわち、親は親の通常の配慮の枠のなかだけで責任を負っているということである。しかし、病院における実務上、医療上および看護上の処置は、それ自体親の配慮の一部ではない。これについて親の配慮の行使を転用することも必要でない。なぜならば、身上配慮に関する親の義務は、わが子を病院へ連れていくことでもって終了するからである。児童・少年の精神医学上の治療の枠における教育的措置——たとえば、病院内学校へ通わせることや、看護スタッフによる身体衛生の管理——も医療上または看護上の標準にしたがう。それらの教育的な性格にもかかわらず、そうした措置は治療の一部であって親の配慮の一部ではない[302]。それとともに、親は子に対して、治療の選択の際の責任についてのみ責任を負い、治療や看護の過誤を原因とする被害については責任を負わない[303]。

III. 家族法の観点

1. 代理の原則

　法律行為、準法律行為および事実行為の代理についての権限は、未成年患者の場合、身上配慮の法である民法1626条以下を基準とする。承諾能力のない子の医師による治療へ承諾を与える親の権限は、民法1629条（子の法律行

---

　　302)　*Gernhuber*, Familienrecht, §57 III.
　　303)　*Gernhuber*, Familienrecht, §57 III ; Münch.Komm-*Hinz*, §1664, Rn. 8 ; *Palandt-Diederichsen*, §1664, Rn. 2.

為の代理）から生ずるのではなく、民法1626条、1631条（身上配慮の一部としての子のための看護、旧1631条１項１号参照）[304]から直接生ずる。その際、民法1627条、1629条１項２文は配慮権者の包括的代理原則[305]を事実行為に関しても定めている[306]。このことは、両親がともに承諾を表明しなければならないことを意味する[307]。親の承諾が一致し得ない場合には、家庭裁判所に訴える機会が民法1628条[308]で認められている。

２．共同代理規定の射程

子が一方の親によってだけ治療に連れていかれる場合には、医師は、その親がもう一方の親から承諾の付与への全権を与えられているだろうということを、通常は前提とすることができる[309]。「相当なリスク……と結びついている、子の治療に関する困難で広範な決定」[310]が問題である場合にかぎって、他の一方の親の明示の承諾も求められなければならない[311]。このことは、

---

304) *Staudinger-Salgo*, §1631, Rn. 22 ; *Münch.-Komm-Hinz*, §1631, Rn. 9 ; *Palandt-Diederichsen*, §1631, Rn. 4.

305) *Palandt-Diederichsen*, §1626, Rn. 12 ; *ders.*, この問題についての詳細は、*Dierks/Graf-Baumann/Lenard*（Hrsg.）, Therapieverweigerung, S. 100 ff.

306) BGH NJW 1988, 2946, 2947.

307) 基本的状況については、BGH JZ 1989, 93 mit Anmerkung *Giesen*, JZ 1993, S. 95 ff.

308) 医療上の処置は、つねに、1628条にいう「重要な」意味についての決定と見なされている。*Palandt-Diederichsen*, §1628, Rn. 2参照。ここでは予防接種の実施の例が挙げられている。

309) *Deutsch*, Medizinrecht, Rn. 446 m. w. N.

310) BGH MJW 1988, 2946, 2947. ここでは、ダウン症に罹患した７歳児に対する、医学的適応を有する大規模な心臓手術（完全型房室中隔欠損症）の成功事例（「ブラロック・タウシグ」式による血管手術）が問題とされた。*Schreiber*, Deutsche Gesellschaftf. Chirurgie, 1989, S. 34 f. 参照。

311) BGH NJW 1988, 2946, 2947では、ここで表見代理の原理が法律行為にあたらない行為にも適用されるとされた。当該判決で引用されたものとして、*Coester*, in: *Maßfeller/Badener/Coester*, §1629, Rn. 18. 同様に *Kern*, NJW 1994, S. 753, 756 ; *Staudinger - Salgo*, §1931, Rn. 123 ; *Steffen/Dressler*, Rn. 433. *Gernhuber*,

両親が共同して作成した、重大なリスクを必然的に伴う治療計画を事後的に撤回する場合に、とりわけあてはまる[312]。

1998年の親子法の改正後、民法1687条1項1文によれば、共同代理原則が離婚した親または別居して生活している親の場合にも、通常、あてはまる[313]。通常、親の別居は共同配慮と関係がない。同じことは、未婚の親が1626条1項1号による配慮権宣言をした場合には、たまたま婚姻前であってもあてはまる[314]。親が別居している場合、その子が日常的に関わり合っている一方の親がもっている単独決定権限は、民法1687条1項2文により、日常生活の事項についてのみ認められる。これに対して、「頻繁には起こ」らず、「子の発育に変更しがたい影響を与える」ような決定は、親の共同権限に属する[315]。比較的新しい判例の事例は、たとえば子の転校についての決定である[316]。治療決定がより高度の蓋然性をもって子の身体的ないし精神的発育へ影響を与えることになる場合には、医学的治療において、日常生活外の事項であることが認められなければならないだろう。判例はすでに、たとえ

Lehrbuch des Familienrechts, 4. Aufl., S. 759.
312) BGH NJW 1988, 2964, 2947 ; *Kern*, NJW 1994, S. 756.
313) それによれば、各親双方の了解が、1687条1項1文にいう「重大な意味」の要件における判断においては必要である。判例はこの概念について立場がいまだ一貫しておらず、ときとして当該概念をあまりに広く解釈するきらいがある。たとえば、すでに、歯列矯正用ブラケットの着用についての決定が重大な意味に関わる事項と見なされている。OLG Köln (NJW 1999, 295) は、エジプトに幼児を同行させる場合にも、この重大性要件が充たされるとしており、そしてその際に、幼児をそのような旅行に同行させるにあたっては、典型的に健康への抽象的危険が存在することを理由に挙げている。OLG Sachsen-Anhalt は、幼児の海外旅行にあっては、長時間にわたる飛行で幼児に負担が甚だしい場合にのみ、これを重大な意味に関わる事項であるとしている (v. 09. 08. 1999, Az. 3 WF 131/99)。なお本判断は未刊行で、既判力を有していない。
314) この宣言がなされていない場合、当該母親が民法1626条aの2項に従って、親としての配慮権を有する。
315) OLG Nürnberg, FuR 1999, 334-335.
316) OLG München, EzFamR aktuell 1998, 397 = Kind-Prax 1998, 195.

ば適応のある言語治療の拒否を、その一つと見なしている。これに対して、単に、歯並び矯正用ブラケットの処方または認可されていないだけの標準薬の選択は、共同代理の範囲に含まれない[317]。

3．身上配慮の行使の法的規制

　濫用（民法1666条）に至らないかぎり、親は身上配慮を遂行するにあたって客観的な規則に拘束されているわけではない。親だけが子の福祉の内容を決定する[318]。危険な措置またはまさに生命を終結させるような措置における親による代諾もまた——成人の介護のために1904条が規定するそれとは異なって——裁判所の許可を必要としない[319]。許された親の配慮権の行使と民法1666条の意味における配慮権の濫用との限界は鮮明ではない。民法1666条による手続は、たしかに珍しいことではない（年間、ドイツではおよそ一万件の手続がとられている）。しかし、この手続のまさに圧倒的多数は、子に対する暴行ないし放置事例である。子に必要な治療行為の事例における民法1666条の適用に関する判例は、ほとんど存在せず、判例が存在する場合であっても——世界観的[320]信条または有名な「エホバの証人事件」[321]におけるような宗教的信条を理由とする医学的治療の拒否は別として——緊急性のある精神病の治療のわずかな事例にかぎられている[322]。明らかなことは、精神病の診断の場合には、裁判所は、むしろ子の身体的病気の場合よりも早く親

---

317) 異なる見解に、*Fegert*, DÄ 97 (2000), A-29-31.
318) *Gernhuber/Coester-Waltjen*, Familienrecht, §57 IX；*Henrich*, Familienrecht, §22 Ⅲ3.
319) OLG Brandenburg NJW 2000, 2361-2363.
320) たとえば、1894年のライヒ裁判所判例（RGSt 41, 357）で基礎とする事実関係がこれにあたる。本事案では、親が自然療法を支持し、外科手術に反対していたため、生命にとって適応のある脚部切断手術を拒否した。アメリカでの事例については、*Deutsch*, Medizinrecht, Rn. 447. Bay ObLG FamRZ 1976, 43も参照のこと。
321) たとえば、OLG Hamm FamRZ 1968, 221 = NJW 1968, 212.
322) 1975年の事例では、親が、結核症患者である自身の子どもに対して入院治療

の承諾を代替する心構えをしている、ということである[323]。

4．民法1666条にしたがった、医師による治療的侵襲への親の承諾を裁判により代替した事例報告

　ベルリン上級地方裁判所による1970年の精神鑑定への承諾の代替が、医師による治療を希望する未成年者に関する紛争の最初の事例である。その際、この希望が民法1666条による手続をとる根拠であった。(当時の法律ではまだ成人ではなかった) 19歳の少年は自らを「変人」と意識し、精神鑑定を願い出たのだが、その少年の親がこれに対する承諾を与えようとはしなかった。同裁判所は親による治療拒否を濫用と評価した[324]。別の事例において、バイエルン州最高裁判所は、治療教育施設における児童の収容を必要と判断した。その子は、すでに神経症的な現実感の喪失をもたらしていた過度の運動障害に悩まされていた。裁判所は、その障害を子の身体的、精神的および心的健康に対する十分切迫した危険として評価した[325]。

　別の事例では、カッセル区裁判所は、自傷他害の危険を伴う攻撃的爆発をもたらしていたる重大な人格的障害が子に認定されたのち、児童・少年精神病院に、その子の収容を許可した[326]。

　バイエルン州最高裁判所は、重大な不安症候群の子の場合に、入院観察が

　　　が指示されたのに、これを拒否した。しかし、この事例では、1666条による手続ではなく、結核患者に対する経済助成保障を要求する、行政法上の給付訴訟が争点であった (ZfJ 1965, 313)。
323) BayObLG FamRZ 1991, 214 ; KG FamRZ 1972, 646 ; とくに *Diederichsen*, in: *Dierks/Graf-Baumann/Lenard* (Hrsg.), Therapieverweigerung, S. 106 ff. を参照。仮定的事例を挙げる *Schertzinger*, in: *Dierks/Graf-Baumann/Lenard* (Hrsg.), Therapieverweigerung, S. 125 も参照。
324) KG v. 10.04.1970, FamRZ 1972, 646.
325) BayObLG FamRZ 1999, 1154 - 1555 = FuR 1999, 472 - 473. しかしながら、ここで指摘されるべきは、この事案では人的監護権が親に民法1909条にいう保護人として認められたのであって、1666条が適用されたものではない。
326) AG Kassel, DVVorm 1996, 411 - 412.

必要であると見なした[327]。同裁判所は、著しく発達の遅れが見られるにもかかわらず、その子に必要な社会的教育の早期支援を差し控えようとした親から、配慮権を剥奪した[328]。

精神病の発病とは別の諸事例では、これまで主としてエホバの証人に対して、ドイツでは配慮権剥奪という事態に至っている[329]。英国では、心臓移植を拒否した15歳の子の事例が、親の配慮権の限界について国際的な議論を新たにかき立てた[330]。

学説上は——とりわけ未成年者を対象とする研究の許容性の問題との関連で——親には子の健康を決める自由があるなかで、医学的適応が親を制約するかどうかとその程度についての争いがなされている。その際、一部では、子の福祉概念が非常に狭く解されるので、医師の提案に反するいかなる決定も子の福祉を害することを意味するともいわれる[331]。この見解によれば、適応のない侵襲が一般的に許されるべきではないことになる。

しかし、ここから、選択可能な等価値の、その他の治療方法がある場合にのみ選択権が親に当然に与えられるということが導かれるかは、法的に十分解明されていないとみなければならない[332]。これについての判例はない。家族法の法律家 *Diederichsen* の仮設例に対する見解はつぎのようなものである。すなわち、腹部に腫瘍があり、その腫瘍が脊髄にまで達している1歳の

---

327) BayObLG ZfJ 1996, 106 - 107. 類似の事案が問題となったものに、BayObLG, EzFamR aktuell 1995, 387 - 388がある。これに賛同する評釈に、*Neimeyer*, FuR 1996, S. 75, sowie BayObLG FamRZ 1984, 929 - 931.
328) BayObLG EzFam aktuell 1995, 222-223. 類似のものに、BayObLG FamRZ 1995, 948-950. 本事案では、16歳の者が継続的に教育援助を要求しなかったことだけをもっぱら理由として、居所決定権の剥奪は無意味であるとして評価されている。
329) RGSt 25, 375 ff.; RGSt 74, 350 ff.
330) *Dyer*, BMJ 1999, S. 209参照。
331) たとえば、*Kern*, NJW 1994, S.753 ff.; *Gernhuber/Coester-Waltjen*, § 57 Ⅶ.
332) 児童および少年における悪性の病気に対する治療にあたっての倫理的法的問題に関するBÄK学術審議会の態度決定、DÄ 1994 (91), A 3203 ff. を参照。

子の場合において、親が確実に横断麻痺に至る手術を拒否するときには、誰も配慮権濫用という非難を唱えることはできないとする[333]。とりわけ、侵襲が成功する蓋然性が極めてわずかにしか予想されない場合には、親は子の福祉のためにする決定を行う機会をほとんど有しないことになるであろう[334]。

5．1666条による手続

親が、たとえば生死に関わる適応のある（それがなければ生命の危険のある：訳者註）輸血を拒むことでその配慮権を濫用するならば、承諾の代替をさせるため何人によっても後見人の手続が依頼され得る。この手続の開始は職権により行われる（非訟事件手続法12条）。したがって、開始は形式的な申請を要件としない。教師、隣人、医師またはたとえ後見裁判所に情報を提供する者であれ、手続の当事者ではない[335]。家庭裁判所を介在させるという医師への義務づけは、患者に対するその医師の保障人的地位からのみ生ずる[336]。その場合、患者の秘密を開示する権限は刑法34条を根拠とする[337]。

医師が保障人として、承諾に関する裁判所の決定が下されるように働きかけない場合には、医師は不作為による過失致死ないし過失傷害を理由として罰せられ得る[338]。少年保護補導代理人による不真正不作為を理由とした可罰性の限界は、最終的にはなお明らかでないものの、同じことが原則として少年保護補導代理人にもあてはまる。

---

[333] *Diederichsen*, in: *Dierks/Graf-Baumann/Lenard*（Hrsg.）, Therapieverweigerung, S. 107.

[334] *Diederichsen*, a.a.O., ebenso *Schertzinger*, in: *Dierks/Graf-Baumann/Lenard*（Hrsg.）, Therapieverweigerung, S. 126.

[335] *Diederichsen*, in: *Dierks/Graf-Baumann/Lenard*（Hrsg.）, Therapieverweigerung, S. 110参照。

[336] *Ulsenheimer*, in: *Dierks/Graf-Baumann/Lenard*（Hrsg.）, Therapieverweigerung, S. 66, 80 ff.

[337] *Uhlsenbruck*, in;*Laufs/Uhlenbruck/schlund*, §72, Rn. 12 ff.

[338] *Ulsenheimer*, in: *Dierks/Graf-Baumann/Lenard*（Hrsg.）, Therapieverweigerung, S. 66, 82 f.

家庭裁判所は親の承諾を代替することができる（民法1666条3項）ほか、家庭裁判所が必要な措置を講じることができない場合または未成年者が自ら行為できない場合に、補充保佐人を選任することができる（民法1909条と併せて同1666条）。とりわけ少年局が、さらにはその他のあらゆる第三者さえも、保佐人として選任され得る（民法1666条1項および1909条）[339]。その手続のなかで少年局は聴聞されなければならず（非訟事件手続法49a条8号）、未成年者のために通常は手続保佐人が選任されなければならない（非訟事件手続法50条）。その際、14歳以上の少年はつねに聴聞されなければならず（非訟事件手続法50b条2項）、それ未満の児童は必要に応じて聴聞されることになる。通常、裁判所は親によって拒否された承諾を、医学的知識をもった鑑定人なしに代替することはない[340]。地方裁判所での抗告（非訟事件手続法19条）および上級地方裁判所での再抗告（同法27条）が、未成年者および親の上訴である。

当該措置の緊急の必要性に基づいてなされた手続が時宜を得て完了され得ない場合には、裁判所は仮処分を下す。裁判所のいかなる介入も治療結果を無に帰せしめてしまうであろうという場合にのみ、すなわち、とりわけ救急治療の枠内で、未成年者の治療は裁判所の介入がなくとも行われ得る。しかし、その際、救急治療が認められるのは、治療の延期が子の健康に重大かつ切迫した危険となる場合にのみである[341]。

6．未成年者の治療行為の事例における民法1666条の手続の実務上の意義

子における治療決定に関する民法1666条による手続の実務上の意義は明らかに小さい。1995年ハンブルク後見法[342]についての調査によると、職歴4

---

[339] *Schertzinger*, in: *Dierks/Graf-Baumann/Lenard*（Hrsg.）, Therapieverweigerung, S. 199.

[340] *Diederichsen*, in: *Dierks/Graf-Baumann/Lenard*（Hrsg.）, Therapieverweigerung, S. 111.

[341] *Deutsch*, Medizinrecht, Rn. 448.

年未満のすべての裁判官（それは裁判官の大多数であった）は、誰ひとりとしてそのような事件を経験しておらず、職歴10年の2人の裁判官のうち、1人だけが該当する事例を扱っていた。1995年に行われたそれ以前10年間の調査で、全部でたった5件しか存在していなかった。そのうち3件では、エホバの証人による輸血拒否が問題となっていた。2件では、親が白血病を患っている子にさらなる化学療法を拒否していた。その他の事例は、統合失調症を患っている16歳の者の適切な治療に関してだが、その治療の際に親がおそらく「悪魔払い」をさせようとしていたらしい。

民法1666条に基づく治療決定の代替についての連邦レベルでの統計がないとしても、少数の公にされた決定に鑑みても、後見裁判所が相対的にはわずかしか利用されていないことは念頭に置かなければならない[343]。

Ⅳ. 一般的刑法的視点

未成年の患者に対して、十分な説明なく治療的侵襲を企図する者は、前述のように、刑法223条の傷害を理由として罰せられる。当該医師が権限のない者から承諾を得たという理由で当該承諾が無効となる場合、医師は故意責任を阻却する許容構成要件の錯誤を援用することができる。それゆえ、*Ulsenheimer* は、患者には承諾能力が備わっているということを信頼している医師が実務上可罰的となる危険は極端に低いことを強調している[344]。知り得るかぎり、いまだ有罪とされた事例はない。

より重大な実務上の意義を有するのは、刑法323条cに基づく不救助を理由とする、あるいは同法223条、13条に基づく不作為による傷害を理由とする、

---

342) *Schertzinger*, in: *Dierks/Graf-Baumann/Lenard*（Hrsg.）, Therapieverweigerung, S. 199, 120.

343) 同じ見解に、*Schertzinger*, in: *Dierks/Graf-Baumann/Lenard*（Hrsg.）, Therapieverweigerung, S. 121.

344) In: Gynäklogie und Geburtshilfe, S. 60 ff.

さらには同法211条、212条、13条に基づく不作為による故殺を理由とする、医師および親の処罰の可能性である。親がその配慮権を濫用し、それによって故意に子の健康を害した場合に、その可罰性が問題となる。前述のように、医師の可罰性が問題となるのは、医師が後見裁判所による承諾の代替を求めない場合である。ライヒ裁判所はそのような衝撃的な3つの事例を決定しなければならなかった。

　治療的侵襲を構成要件に該当する傷害として評価することに関する、すでに前述したライヒ裁判所の基本判決（RGSt 25, 375 ff.）[345]の基礎となっているのは、つぎのような事案である。明らかに承諾能力を欠く6歳の子の親が、適応のある生命に関わる脚の切断への承諾を拒否した。それにもかかわらず、医師は切断を行った。原審においてハンブルク地方裁判所は、医師が親の事後的な同意を得られることをあてにして行為していたという理由で無罪判決を下した。ライヒ裁判所は、親の意思に反する治療的侵襲が結果において合法であっただろうという場合でも、医師はあらかじめ後見裁判所の決定によって承諾を代替してもらわなければならなかったであろうとして、無罪判決を破棄した。

　ライヒ裁判所は、学説からは瑕疵があると批判されたRGSt 74, 350ff. の同裁判所の決定のなかで、異なった判決をした。すなわち、基礎となった事例では、ホメオパシーの信奉者である高校教員の2人の子がジフテリアに感染した結果死亡した。義務に反して子のジフテリアの検査をしなかった被告人である医師は、仮に自分が正しい診断をしていたとしても父親は抗血清の使用への承諾を拒否しただろう、という抗弁をして弁明した。それゆえ、父親の相応な応許によって、誤診と致死の経過との間の因果連関は、否定されるべきだと主張するのである。ライヒ裁判所は、これに関して以下のように判断した。すなわち、「医師は配慮権の濫用の前に簡単に尻込みしてはならない」。医師は法的に、子について配慮権の濫用の結果を回避するため、医師

345）第1章参照。

にとってできるだけのことをする義務を負っているだろう。正確には、この事例での医師にとりできるかぎりのこととは、さしあたり後見裁判所に訴えることであると考えなければならなかったであろう。しかしながら、このことは決定理由のなかには少なくとも明確にはされなかった[346]。後見裁判所の許可を欠く行為は、原則として、家庭裁判所での依頼が、医師に答責可能ではない治療開始の遅延に至る場合にかぎって、正当化される[347]。ライヒ裁判所が適切にも述べているように、症状に適応のある侵襲を拒否する親は、基本法4条——信仰および宗教的活動の自由——も違法性却事由として援用することはできない[348]。

ライヒ裁判所が上述の決定で示唆しているように、親の宗教的信条が治療拒否の動機としてどの程度必要とされる承諾の付与についての期待可能性を脱落させ得るのかは、最終的に明らかではない[349]。配慮権者が、自分の決定は家庭裁判所によって代替されることになるだろう、そして、これによって自分の決定は結局のところ害を与えない、ということを確実に期待してよい場合には、自分の宗教的信条に反して承諾することを直ちに期待できないということを認める見解もある[350]。しかし、*Kreuzer*[351]と*Ulsenheimer*[352]は、

---

346) それゆえ、*Ulsenheimer* は RGSt 25, 375に対する異論を起点とする。

347) これが認められたはじめてのものとして、OLG Hamm FamRZ 1968, 221 mit Anmerkung *Ulsenheimer*, FamRZ 1968, S. 568. 本事案では、具体的事情においては、親の委任の必要性が存在しなかった。これに賛同するものに、*Sch/Sch-Cramer*（25. Aufl.）, §323c, Rn. 16. RGSt 25, 375も参照。本事案では、治療にあたる医師が後見裁判所を介入させることなく行為したものである。*Bender*, MedR 1999, S. 260, 265 および MedR 1997, S. 7, 13 m.w.N. in Fn. 81 ; *Tröndle-Fischer*, §323c, Rn. 6 ; OLG Hamm NJW 1968, 212参照。

348) OLG Celle NJW 1995, 792-794 ;

349) *Ulsenheimer*, FamRZ 1968, S. 568, 572 f.

350) OLG Hamm, FamRZ 221, 222 ; *Sch/Sch-Cramer*（25. Aufl.）, § 323c, Rn 20.

351) Anm. OLG Hamm im NJW 1968, 1201, 1202. 本事案では、生命に対して適応のある場合には親の意思に反しても輸血を実行する医師の義務が、緊急避難の視点から導き出されている。

この見解に対して相応の根拠をもって反対している。すなわち、不作為の正犯者（ここでは親）は、必要な行為が他の保障人によって果たされ得るだろうということを援用できないというのである。その場合、親の無罪は、承諾という法的要件が刑法323条 c または212条、13条の意味での救助の事実的要件と評価されないことによってのみ、理由づけされ得るとされる[353]。

判例は後者の見解には従っていない。そこで、ハム上級裁判所も親の義務に反した治療拒否について、構成要件該当性および違法性を認めた。医師は、溶血を引き起こす進行した胎児赤芽球症を患った新生児のために、後見裁判所の決定なしに、輸血に対する親の拒否を無視した。原審の有罪を言い渡した判断は、医師に禁止の錯誤の可能性が認められるという理由のみによって破棄された[354]。

V. 第3章のまとめ

独力で医師による治療行為を受ける未成年者の法的能力は、一方では行為能力により、他方では承諾能力の要件によって、重畳的に条件づけられる。承諾能力ある未成年者は、たしかに独力で治療的侵襲に承諾することができる。しかし、成人に至るまで、——少なくとも私費での被保険者の場合には——治療契約を締結するのは親である。しかしながら、親が子のために医療契約を締結しないことは民法1666条3項に従い、家庭裁判所によって克服され得るので、結局のところ、未成年者が承諾能力を有している場合には直ちに、医師による治療行為への門戸が未成年者に開かれる。したがって、未成年者の治療開始にとって「鍵」となるのは承諾能力である。

（村木保久）

---

352) FamRZ 1968, 568 - 574.
353) *Kreuzer* und *Ulsenheimer*（a. a. O.）からは解決がみられていない。
354) OLG Hamm FamRZ 1968, 221 = NJW 1968, 212.

第 4 章

今日の医師法システムにおいて、未成年患者の人格の保護を目的とする成文法および不文法

　前章では、未成年の患者とその代理人とのあいだ、ないしは未成年の患者と医師とのあいだで承認される、成文の権利関係を取り扱った。それに対して本章では、医師、未成年の患者および親という三者間における患者の特殊な権利が、現行法上はたして存在するのか否か、そしてもしそのような権利があるとすれば、事実上どの範囲まで行使できるのかを検討する。その検討をすすめていくと明らかになるのは、未成年者が患者の権利を実際に行使する問題が、未成年者の承諾能力なるものが決められていないことと、かくも密接に関連するのはなぜかという、その理由である。

Ⅰ. 医師法における承諾能力

　オーストリアの法学者 *Kopetzki* の文献によれば、医師による治療行為に関して未成年者がおかれている法的状況は『民事法、刑事法、行政法の規定からして、幾重にも込み入って見通しのきかない状況のうえ、かならずしも矛盾がないとはいえないような混乱状態』[355]にあると記述されている。この判断はすくなからず、ドイツの法的状況にもあてはまるだろう。

　治療を受けるかどうかを決めたり、その治療の中断も含めて治療の範囲を決めることに関して未成年者の権能は、第 3 章で明らかにしたとおり、一方では行為能力によって、他方では承諾能力を要件とすることで重畳的に制限

---

355) *Kopetzki*, Landesbericht Österreich, in: *Taupitz* (Hrsg.), Zivilrechtliche Regelungen, Rn. A1.; zu allem ferner *Schreiber*, in: Ethische Probleme in der Prädiatrie.

されている。親が子どものためを思って治療契約の締結を拒否しても、結局民法1666条3項にしたがい家庭裁判所によって覆すことが可能なのだから、未成年者に承諾能力がある場合には結局は医師の治療行為を受ける道が開かれる。したがって承諾能力は、未成年者が治療を受けるための「ゲートキーパー」となっている。*Beling* と *Eberl* と *Michlik* が的確に公式化したところを示しておこう。「承諾能力を欠く者は、基本権が否定される。詳しくいうと、最上位の基本権の一つであるのに、自己の身体についての自己決定権が否定されるのだ」[356]と。

1．承諾能力の難点

医師法においては承諾能力に中心的意義がみとめられるべきところだが、この点に関する極端なアンバランスに、この概念の内容と適用可能性が一般的に不安定になっている原因がある。刑法19条にいう刑事責任年齢や、少年裁判所法3条による少年の責任能力の規定、民法104条以下の行為能力、あるいは民法828条による不法行為能力の判断とは異なり、治療行為の枠での承諾能力について法律上の定義は存在していない。医学的介入の限界領域に関する幾つかの特別法[357]においてすら、承諾能力を決定する場合に照らし合わされるべき基準は何ら具体化されていない。この承諾能力は、刑法ないし不法行為法の総則に見られる他のたいていの概念とは異なり、定義づけら

---

356) Selbstbestimmungsrecht, S. 127.
357) § 81 c Ⅲ S. 2 StPO; § 3 Ⅲ KastrG § 41 Abs. 6 Nr. 1 Satz 6 und einige Landesunterbringungsgesetze, etwa § 35 Abs. 3 S, 1 Hamb.PsychKG; § 26 Abs. 3 S, 1 NdsPsyKG; § b21 Abs. 3 BayUBG, これらの法規定はその公式化においてそれぞれ主として、知的な能力に焦点を合わせている。しかしその際、判例の公式化から立法者が意識的に逸脱しているように見えるかも知れないが、それは別論である。孤立した領域ごとに立法者は、明確に年齢の境界を引いてきた。たとえば去勢法2条1項3号では25歳とし、薬事法41条では18歳としている。だが、特別な濫用の危険を防止しようとしているこれらの特別法をもとにして、治療を認めんがために一般的な帰納的推論をしようとしてもそれはできないことである。

れていないものと考えられている[358]。他のたいていの刑法上の概念とは異なって、承諾能力を定義しようと試みても下記のようなディレンマに陥ってしまう。

　憲法上の根本的な前提は、第1章で詳述したとおり、子どもにも——たとえ何歳であろうと——人格的地位を認め、子どもを自律した存在として取り扱うことにある。その者にまだ自己答責的に決定する能力がないということは、第三者の扶助を要するとのことであり、そこに疑念の余地はいささかもない。扶助をして他人が決定する必要が生ずるのは「いつ」なのかという問題ただそれだけが、単純制定法に委ねられるであろう。

　そうすると、患者は自らの身体について自分で決定する責任を負うのに十分となるのは、いつなのか。それを決めることはとりわけ困難である。なぜなら、その点について検討するための外部的な基準が、ここにはないからである。

　基本法2条2項の意味でいう自己決定には、客観的な限界はない。基本法の人格概念は、自己決定権をなにかしら「認識的に」表現することと結びつけるのを禁止している[359]。同時に身体は個人的法益とみなされている。第三者または国家が、個々人の身体に対して利害（Interesse）を正当に主張することはできないし、個々人には健康でいる義務は課されていない。自己決定と衝突する可能性のある利害と目されるのは、最上位の憲法的地位にある幾つかの憲法原理だけである。それはたとえば、刑事訴追（刑事訴訟法81条c参照）であったりする。だがその他についてみると、身体の社会的義務性に関して法は何らの規定も置いていない。

　責任能力もまた自律の概念と関連している。しかし、責任能力はある程度外部から、国家刑罰権の目的によって規範的に決定され得る。その際、どの

---

358) たとえば Amelung, ZStW 104 (1992), S525 ff.; ders.,Grenzbereiche medizinischer Intervention, 1998, S. 1 ff.; Markus, Die Einwilligunusfähigkeit im amerikanischen Recht, S. 1 ff.

359) 上述の第1章・連邦憲法裁判所の人格概念について参照せよ。

程度まで社会が児童や少年の犯罪的な態度を我慢するつもりかは、法政策的な問題でもある[360]。責任能力よりも行為能力のほうが、規範的な（外部的な）基準によって厳密に決定されている。取引の安全はわれわれの法秩序においてはとても重要だと考えられているから、未成年者の法律行為を行う自由に介入することは、広く支持されると思われる。

しかし、個々人が個人的法益としての自分の身体の完全性について、きわめて自分独自の基準によって決定する権限を認めるべきだとされるのならば、そして患者が「非合理的な」決定をしかねない場合にすら、身体に関する自己決定権なるものが自由を保障するのであれば、自己決定の能力の有無を判断する客観的な（外部的な）基準など存在しない。したがって、児童ないし少年に、あるいはその精神的な能力の点で制限のある成人にも、その者が「合理的な」場合にかぎって承諾能力を認めるということになると、成人と同様、未成年者の自己決定権はおしなべて否認されることになるかもしれない。

承諾能力の有無を決定する際に生じる「難点」は、他人による決定と、自らが行使する自律とが相いれないことに原因がある。その難点ゆえに、立法者は今日まで承諾能力の概念を定義できずにいる。身体の完全性も自己決定権も、等しく憲法上高い地位を有しているので、「疑わしいときには承諾能力があるものとする」というような大まかな規則も構成され得ない[361]。しかしながら、医療実務においては避けて通れないものなので、結局、定義づけの任務を引き受けたのは裁判所であった。承諾能力の基準を探求する際に判例が歩んできた過程を、以下では簡潔に述べておこう。

2. 判例の展開にみる承諾能力

民事法では1958年、行為能力から承諾能力の『切り離し』が行われ

---

360) *Wolfslast*, FS für Baumann, S. 274 ff.
361) *Kern*, MedR 1993, S. 245, 247.

た[362]。民法107条以下は、本質的には取引の安全という利益に向けられた一部成年年齢規定であるが、これらの規定は、連邦通常裁判所民事判例集の基本判例においては、以下に示すように、身体のような一身専属的法益を処分するのには不適切だと判示されている。

　　『身体の完全性への侵襲に承諾するにあたっては、……法律行為の意思表示が問題となるのではなく、事実的行為をおこなうことについての許容または権限付与が問題となる……』[363]

　結論として、個々のケースの事情は一層重視されるべきことになる。個別的正義を追求し続けるこうした努力を重んじると、法的安定性を失うことになってしまう。かくて、1956年のミュンヘン高等裁判所は、つぎのように判示するにいたった。

　　『ここで主張されている見解によれば、個別のケースでは、ある程度の法的安定性が、医師と患者との法的関係へもたらされうるということは誤解されるべきではない。しかし（これと反対の見解は）生きることへの欲求にとってもはや適切ではないし、とりわけ人格性を可能なかぎり広く展開しようとする人間の権利に関わるわれわれの今日の観念にとって、もはや適切ではない……。承諾の可能性を広げることで生じる危険は抑制することが可能である。すなわち、未成年者の判断能力という概念を介在させることを経れば、相も変わらず法定代理人の承諾を絶対的なものとして要求しているように思われる事案からうまく区別することができるのだから、そうした危険は抑制され

---

362) BGHZ 29, 33 ff. すでにそれ以前に OLG München, MDR 1958, 633 f. が刑事裁判の判例と、法秩序の単一性の原則に関連するものである。
363) BGHZ 29, 33 = FamRZ 1959, 200.

うる。』

「判断能力あるいは承諾能力」の概念をうまく画定するという困難な課題を、連邦通常裁判所は連邦通常裁判所民事判例集29巻33頁以下の事件において解決しようとした。そこで形成された定義公式によると、未成年者が承諾能力を有するのは、つぎの場合である。すなわち、

『その者の精神的および道徳的な成熟に照らして、侵襲の意義と射程を判断できる』[364]場合である。

客観的な（外部的な）基準、たとえばその判断が医師によって支持されうるものかどうかといった基準は放棄され、児童および少年が自ら評価する能力だけが重視される。

a．原則判断について――連邦通常裁判所民事判例集29巻33頁以下

承諾能力に関して判例が採用する公式は、ほとんど内容空疎なものである。だが、連邦通常裁判所はその承諾能力の公式を、往時は批判をあまり気に掛けるでもなく用いることが可能だったし、事案の特殊事情のゆえに、結論が広く受け入れられたとみることもできた。その特殊事情とは、このようなものだった。20歳の少年、すなわち（1958年）当時の法ではもうすぐ成年に達する少年が、緊急性のある甲状腺手術にみずから承諾した。この患者は、両親の承諾を得ることは諦めてくれるよう明確に依頼した。両親はその当時の「ソビエト占領地域」に住んでおり、その地域では西側へ逃亡した息子のことが知られると、両親は場合によっては報復措置に遭うかもしれなかった。手術の結果、患者は声帯に永続的な後遺症を負った。同患者が医師の医療過誤を証明できなくなったのちに、患者は説明過誤を申し立てた。その患者の

---

[364] BGHZ 29, 33 f.

主張は、患者から承諾を得るのではなく、親の承諾を得るべきであったというものである。

連邦通常裁判所第四民事部は、その承諾が有効でないという主張を認めなかった。その患者は、事実審たる原審認定によると、侵襲の時点でつぎのような状態にあったとされた。すなわち、

『患者の精神的な性向および発達ならびに道徳的成熟に照らして、当該手術の重大性および手術から生じ得る結果を評価する能力が[あった]。』

あわせて同民事部は、患者が「満21歳になる寸前だった」事実についても明確に指摘している。だが、承諾を得るのは政治的理由から――不可能ではないにしても――問題があったということも基準にされて差し支えなかった、といえたかもしれない。そのほかにもこの判例については、すでに早くから評釈されている[365)]ように、承諾能力についての言明は、同事案では結局、決定的なものではなかった。すなわち、同事案では親に連絡がとれなかったのだから、その侵襲は推定的承諾の諸原則に照らしても正当化されただろう[366)]。

---

365) So schon *Bosch*, FamRZ 1959, S. 202 f.; *Boehmer*, MDR 1959, S. 705, 707; nachfolgend *Pawlowski*, FS Hagen, S. 12; *Lipp*, Freiheit und Fürsorge, S. 31 und *Wölk*, MedR 2001, S. 81. ここではもちろん *Bosch* がすでに FamRZ 1959, S. 203 で適切に指摘したとおりで、たいてい、見過ごされてしまうのだが、親に連絡がとれないときは保護者の確定が必要になるだろうということや、医師は委託がなくても業務執行のルールにしたがって承諾を推定することができるとはいうものの簡単ではないということである。さらに指摘されたのは、患者が自分から、さしあたって親には連絡しないよう医師に対して強く求めたのちに、原告として訴えを提起したような患者に対しては、この場合、「自分の以前の行動に反する行為をすること venire contra factum proprium」の格言を用いることが許されるとのことであろう（*Boehmer*, MDR 1959, S. 705 f.）。

366) *Lipp*, Freiheit und Fürsorge, S. 30; *Pawlowski*, FS Hagen.

この青年は、さしあたって、自分のことについて親に知らせないよう強く求めているが、のちに同じことを理由にして医師を訴えた。この青年のおこなった「自分の以前の行動に反する行為をすること」も含めた同事件の特殊事情ゆえに、同判例が広く受け入れられると期待したことは、たしかに正しい。それゆえ、同民事部は承諾能力の積極的基準には、それ以上、踏み込まずに済ませることができたのである。

b．その後の民事法判例の展開

公式判例集第29巻に登載されたこの判例以降、裁判所は「本質、意義、および射程」を認識できたかという公式を、もはや全面的に用いている[367]。ただ2件の判決だけが、行為能力の基準に再び回帰しているにすぎない。無論それらの判決は、それらと判断を異にした第4民事部の判例と対決しているわけではない[368]。

この公式が裁判所で好まれることは、驚くにはあたらない。その公式が内容空疎な点において、個々の事案において詳細な理由づけをすることなく承諾能力を「事後に再検討しても確実なもの」として肯定する余地や、衡平さの考慮あるいはその他の基準によって医的侵襲の合法性を決定する余地を裁判官に与えている。Amelungの推測によると、この公式は承諾能力を「言い換えただけの、うわべだけの美辞麗句」であり[369]、それがために裁判官が心理学の鑑定人を介在させる必要性がないと思い込んでしまう、というような影響を生じさせているかもしれない[370]としている。

こうした印象は実際に拭いがたいし、結論ありきでこの公式を適用することは、後の判例に見られるところである。この公式は、紛うことなく不統一

---

367) BGH NJW 1972, 335, 337参照。
368) BGHZ 97, 48, 50; BGH NJW 1980, 1903 sowie BGH NJW 1984 1395、その際、後者の判例では、承諾は再び意思表示として特徴づけられている。
369) 指摘されているのは、BGHZ 29, 33, 36 および LG München NJW 1958, 633.
370) *Amelung*, ZStW 104（1992）, S. 537.

であることが明らかとなっている。承諾能力の決定にあたり最終的に考慮された基準に着目すると、例外なくその決定理由には透明性が欠けている。

そうなると判例の傾向は、とくに顕著になってくる。つまり、患者が医師の見立てに応じて判断するとすれば、承諾能力は普通それ以上の検討をしなくても肯定される[371]。しかし、未成年者が医師の観点からみて意味のある侵襲を拒否するのであれば、その者の承諾能力は疑問視されてしまう。承諾能力が肯定されるべきか否定されるべきなのかに応じて、そこではまったく異なる基準が用いられる[372]。さまざまな観点において明確に述べられていない部分がある。つまり、承諾能力を判断するための認識的な能力には、どのような意義があるのだろうか？　被侵害法益の重大性は、承諾能力の認定にあたって考慮してもよいのか？　未成年者が例外的な場合にしか承諾をなし得ないといった事態に陥ってしまうほどに、決断するときの情況が複雑化するのは、どのような要因によるものなのか？

具体的事案で承諾能力を鑑定人が検査するかわりに、一定の年齢、たとえば17歳未満の未成年者の承諾能力は総じて認められえないというように、一律に認定されることは珍しくない[373]。

Jäger の観察によると、重要な事実関係[374]のもとではいつも、成年との境界に非常に近い少年が問題となったから、いずれにしても旧来の判例ではまさに年齢が重要な役割を果たしていたように思われる[375]。それによると、

---

[371] BGHSt 12, 379, 328 ff.; BGH NJW 1972, 335, 335. *Amelung*, a. a. O., S. 540, 推測するに、「わかりやすいことを検討することは、簡単」なのだとされているからこそ、その基準は心理学的観点からも支持できるだろう。

[372] BGH, NJW 1972, 335の「第2のイボ事例」も参照。この事案は、16歳の未成年が手にできたイボをエックス線で治療してもらったケースである；BGH, NJW 1970, 511の「第1のイボ事例」と類似の事案で、そちらの事案ではもちろん安全説明が強調されている。

[373] BGH NJW 1972, 335; 類似の事案にLG Tübingen, DAVorm 1967, 88.

[374] 念頭におかれているのは、BGHZ 29, 33, 36 および LG München MJW 1958, 633.

[375] *Jäger*, Mitspracherechte, 1988, S. 139 f. 同じ結論にいたるものに *Neyen*, S. 58.

承諾能力に関する判例は、当時まだ21歳と設定されていたものの不当に高すぎると感じられていた成年との境界がもたらしたものであったかも知れない。

c．刑事法における判例の展開

刑事裁判もまた、結論ありきで承諾能力を評価しているとの批判を甘受せねばならない。

未成年者の承諾能力についてライヒ裁判所の事例で最初にあげられるべきものは[376]、医師による治療行為に関するものではなかった。当時は「性的侮辱」としてしか理解されることのありえなかった未成年者に対する性的強要への非難は、未解決のままに置かれていた。被害に遭ったのは17歳の生徒4名だった。被告人に対する有罪判決は、被害者らの合意（当時の理解では承諾）を証明した場合にのみ、回避される可能性があったのかも知れない。したがって原審の段階ですでに、4名の被害者の承諾能力は決定されていた。

ライヒ裁判所の当該刑事部は、地方裁判所刑事部が言い渡した性的侮辱の罪名による有罪の判決を確認した。当該法益に対する有効な承諾について——当時の理解によると「名誉」であったが——、行為能力が問題なのではなく、被害にあった未成年者の「人的な能力および状態」が問題になるとされた。その際、理由中で、一身専属的法益を処分するにあたって行為能力が顧みられないことにつき、興味ある一般的な説明が加えられる。つまり、「それ自体として名誉を毀損するように思われる行為に承諾することは、権利または法的関係を処分することではない。というのも、人間は自らの名誉と、法的関係にあるわけではないからである。むしろ名誉は、生命や、身体の不可侵性と同じように、なるほど第三者に対しては法的保護を受けるとはいえ、だがしかしその担い手にとっては権利の対象とはならないような、そういう法益に属している。それゆえ、個別の事案において行為能力か、そうでなければ意思自由を排除または侵害するための理由となりうるような、特別な事

---

376) RGSt 41, 389（1. Strafsenat, Urt. v. 2. Juli 1908）.

由に関する民法の規定は適用できないし、それらを排除または侵害する際に認められるような法的効果に関わる民法の規定は適用できない。」……したがって、「承諾した者には（承諾の）特徴となる判断能力が備わっていたのかが、あらゆる個々の事案で検討されねばならない」という結論が導かれる。

当該被告人に対して有罪の判決をするために決定的になると考えられたのは、被害者らが「自分たちに向けられた行為は侮辱にあたると適切に判断を下し、十分に評価する（……ための）人的な能力を有していた」ことである。その際、ライヒ裁判所刑事部が認めたのはもちろん、16歳から17歳の若者は通常の事情のもとでなら性的行為に承諾できるとしたことである。

このような考えをさらに理由づけるため、裁判所はつぎにライヒ刑法55条から57条までを挙げた。これらはその当時、成人の場合の責任能力を規定していた。この点について、同刑事部は、個々の事案の事情に照らして「意思決定の自由が放棄されてい」たか否かを、個別事案において検討しなければならないと説明している。したがって、ここにおいて承諾能力は当時まだ文献において有力だった見解[377]に相応して、責任能力で考えていこうとする説に密接に依拠していた。構成要件阻却の合意、承諾能力および責任能力の峻別はおこなわれてなかった[378]。

承諾能力に関するその後のライヒ裁判所の判例もまた、つねに風俗犯にかかわるものだった[379]。「わいせつ」とは「自然の性的欲求を自然的に満たすこと」とする理解がますます進んだ。そして、未成年者の承諾能力に関するライヒ裁判所の表向きは『すばらしく進歩的な』判例は、同性間の性的濫用で非難された者たちに無罪の判決をしようとする努力に比べると、未成年者の自由権を探求しようとする努力をしていないとの印象を拭いがたい[380]も

---

377) *Klee*, GA 1901, S. 342 参照。
378) RGSt 41, 33, 394（1908）も参照のこと。なお、刑法解釈学のその後の展開については *Lenckner*, ZStW 72（1960）, S. 447-463.
379) RGSt 71, 349; 75, 180参照。
380) So wohl auch *Geilen*, S. 87. まさに性的自己決定に介入する際に、承諾能力の

のとなってしまった。

　判例が「承諾能力」の概念を用いて一般的に衡平さの考慮をするということは、いずれにしても、有名な「ギーゼラ事件」において際立ったものとなる。連邦通常裁判所の第2刑事部は同事件でまったく問題視されることなく、不幸にも夢中になってしまった16歳の者に対して、彼女が自死することについて承諾する能力を認めることから検討を始めていた。裁判所の意図は、その場合はおそらく、心中を計画して不幸にも生き残った者には刑法216条による特権を付与することが可能だというところにあったのだろう[381), 382)]。

　承諾能力に関して刑事裁判所が用いた基準については、バイエルン州最高裁判所の判例[383)]も、以前からあまり説明を加えていない。傷害の被害者は15歳の若者であったが、同年輩の者らとの間で、「度胸試し」をする約束をしていた。しかし、この度胸試しの実体は、少々の暴行を受けるというだけのものではなかった。むしろ被害者は、何分間かは複数の少年から「殴られまくる」ことに承諾していた。バイエルン州最高裁判所は、この若者の承諾能力を否定して、その際に侵害の危険性の程度に焦点をしぼった。そして、同事案では、「仲間集団の圧力」を受けたため被害者には制御能力が欠けていたということを基礎にするほうがおそらくもっと容易だったにもかかわらず、承諾能力の基準が検討されることはなかった[384)]。

　　　限界を行為者の利益になるように平均化する判例の傾向を見て取るものに
　　　*Geile*n, NJW 1971, S. 234, 235; *Neyen*, S. 49も参照のこと。
381) BGHSt 19, 135, 137; *Amelung*, a. a. O., S. 538 f.. Kritisch auch *Schreiber*, NStZ 1986, S. 337, 345 und *Roxin*, AT, S. 358参照。
382) 類似の事案として *Amelung* (a. a. O., S. 539) が挙げるものにはさらに„Stechapfeltee"(BGH NStZ 1985, 25)がある。その事件では、ようやく18歳になったばかりの薬物供与者に対して過失殺の非難につき無罪の判決を可能とするために、15歳の者に対して自己答責的な薬物濫用の非難をした。
383) BayObLG NJW 1999, 372-373. 承諾能力の問題はこの事件では、改正前の刑法226条によってその承諾は善良の風俗に反するとされたうえで、そのほかの点では未解決のままにされている。Kritisch die Urteilsanmerkung von *Otto*, JR 1999, S. 403 und die Anmerkung von *Martin*, JuS 1999, S. 122-124.

第4章 今日の医師法システムにおいて、未成年患者の人格の保護を目的とする成文法および不文法　99

d．医師法における承諾能力に関する判例

　未成年者の承諾能力について判例が存在するものの、治療的侵襲に対する承諾が問題となるのはきわめて稀有な事案だが、それに対して妊娠中絶は頻繁に問題となる。

aa．妊娠中絶に関する判例

　未成年者の妊娠中絶の件数は、ドイツではやや漸増の傾向を示しつつ、年間に約5,000件の手術件数にのぼる[385]。なるほど妊娠中絶は通常のケースでは治療的侵襲ではないし、それどころかまだ生まれていない命という第三者の利害を基礎にすると、特別な地位を占める[386]。しかし、治療的侵襲に関して展開される承諾能力の諸原則は、この場合に、治療的侵襲の場合と同じ方法で判例によって援用されている[387]。またも連邦通常裁判所民事判例集29巻登載の判例による内容空疎な公式が適用される。

　妊娠中絶に対する裁判官の判示を比較してみると[388]、とくに明らかになってくることがある。それは、承諾能力に関する判例の公式を使うと、未成年

---

384) その点について事実認定が不十分だったと指摘するものに、*Otto*, JR 1999, 403 und *Martin*, JuS 1999, S. 404.
385) 連邦統計庁の情報によると、1966年は4,359件であったが、1997年にその数は4,853件に達し、その翌年は5,104件となり、1999年にはその数、5,226件にのぼった。これは、妊娠中絶全体の約5％である。
386) 刑法218条の近時の法的見解については、*Gropp*, GA 141（1994）, S. 147-163 und frundlegend *ders.*, Der straflose Schwangerschaftsabbruch（1981）.
387) Ausdrücklich AG Schlüchtern, NJW 1989, 382 f.
388) AG Dorsten 09. Nov. 1977, DAVorm 1978, 131-136; LG München, 24. Juli 1978, NJW 1980, 646; LG Berlin Beschl. v. 20. 11. 1979, FamRZ 1980, 285-287; LG Köln Bescl. v. 07. 2. 1986, FamZ 1987, 207f.; AG Helmstedt 25. Juli 1986, FamRZ 1987, 621; AG Celle Beschl. v. 09. 02. 1987, FamRZ 1987, 738-42.
1995年以降に効力を発した堕胎法に基づいたものとして：OLG Hamm Beschl. v. 16.7.1998, NJW 1998, 3424; AG Schlüchtern Beschl. v. 29. 04. 1997, NJW 1998, 832 f.

者の能力をあまり詳細に検討しないでも済ませられるように思われるし、任意の結論を引き出せるということである。Neyen は承諾能力に対して、「法定の基準値に悩まされずに済ませられる基準」であるとともに「裁判官の人格的な姿勢に侵入してくる部分」[389]であるとして、全般的に疑念を抱いており、その疑念をここであとづけるのは容易である。個別の事案で承諾能力を検査することなく、妊娠の中断を決定する未成年者の能力について、まさに一括した言明がしばしばおこなわれる。たとえば、ツェレ区裁判所は鑑定人を選任することなく、つぎのように判断した。すなわち、

「妊娠を中絶するのに必要な外科手術はまさに、それを実施する時点ではまだ予見できない肉体的な後遺症と、その一方ではとりわけ精神的な後遺症とをしばしば惹き起こすので、もうすぐ17歳になる少女であっても平均的な知能と生活経験を備えていれば、いずれにせよ状況判断をして、荷が重すぎると考えることができるのが通例であろう。このことは、妊娠の初期段階には拒絶の姿勢がみられるが、多くのケースでは妊娠が経過するとともに妊娠を精神的に受け入れるようになるというのが経験上見てとれることからすると、なおさら妥当する……」[390]

ドルステン区裁判所[391]は、詳細な理由づけ抜きで、16歳という年齢を、つねに、親から決定権限を失わせる基準とみなした。それどころかハム高等裁判所は1997年[392]に、未成年者は妊娠中絶に関しては基本的に承諾能力がないと判示しており、したがってつねに親が堕胎に承諾しなければならない

---

389) *Neyen*, S. 49.
390) AG Celle NJW 1978, 2307, 2308 unter Berufung auf LG Berlin FamRZ 1980, 285.
391) DAVorm 1978, 131-136.
392) NJW 1998, 3424 f.

だろう、とした[393]。その場合、具体的事案に目を向けることなく、堕胎は「重大な肉体的後遺症を必然的に生じる」から子どもの福祉に反するものとされ、こうして民法1666条によって親の承諾を裁判官が代替することは、通常は認められていない[394]。

ミュンヘン地方裁判所[395]とシュリュフテルン区裁判所[396]だけが、ほかとは異なる独自の態度をとっている。両裁判所は、未成年者の承諾能力の問題は個別の事例を慎重に審査する必要があると、明確に指摘している[397]。ミュンヘン地方裁判所は、未成年者から存分に聴取したことに徴して、当事者が堕胎の意義や、実施した場合と実施しない場合にそれぞれ生ずる諸問題、およびその決定の重大さを認識し衡量したことが証明されたと考えている[398]。

---

393) 未成年者の全面的な承諾無能力を、ハム高等裁判所は妊娠中絶についてだけではなく治療行為についても認めている。NJW 1989, 3424 f.

394) AG Helmstedt, ZfJ 1987, 85-86. AG Celle, a. a. O. LG Köln, FamRZ 1987, 207-208は、未成年である被保護人が妊娠中絶の同意を代替してほしいと提案したが、被保護人の利害よりもまだ生まれていない命が優先されることに言及して、その代替を認めなかった。ドルステン区裁判所はさらに進んで、16歳の娘の妊娠中絶についてその親が承諾しても、まだ生まれていない命は「至高の価値」であることを理由に、民法1666条にいう保護権行使の濫用にあたるとみなした。同様のものにOLG Hamm NJW 1998, 3424-3425 がある。LG München 1980, NJW 1980, 646 が判示したようなこと、つまり未成年者には堕胎について自分で有効な承諾をする能力があるにもかかわらず、道徳的な理由に基づいて親が治療契約の締結を拒否することは、民法1666条にいう濫用ではない、などといったことにはもう再びお目にかかることはほとんどありえない。この点については、die Anmerkung von *Moritz*, JA 1981, S. 187参照。この評釈において適切に指摘されているのは、未成年者の承諾能力が争われる場合、民事法上の治療契約の締結を拒否することは、民法1666条にいう権利濫用にあたるとの点である。

395) NJW 180, 646.

396) NJW 1998, 832 unter Berufung auf den Beschluß des LG München v. 1980.

397) AG Schlüchtern NJW 1998, 832 f.

398) LG München NJW 1980, 646; AG Schlüchtern NJW 1998, 832. この事件は、児童および少年精神医学を専門とする女性専門医に依託されて同鑑定人による鑑定を引用している。；結論を同じくするものに LG Berlin, FamRZ 1980, 285,

bb. 承諾能力と守秘義務の免除

裁判所が少年の承諾能力に取り組まねばならなかった関連において、さらに生じてくる事態は、医師の守秘義務の免除である。この点について示されている2つの裁判例の基礎になっているのは、身上配慮権限のある一方の親から健康状態に関する情報を得られるよう求める要求である（改正前の1634条3項ないし改正後の1686条）[399),400)]。文献[401)]および判例[402)]で有力な見解によれば、この場合には当該法益の一身専属性に基づいて自然な承諾能力が決定的であるということは、子による守秘義務の免除とも考えられる。行為能力のない患者であっても、守秘義務の免除に自分で承諾することができるようになると、ここでも親の保護権の比重が下がらざるをえない。ブレーメン高等裁判所[403)]が13歳の児童の承諾能力の問題にまったく言及しなかったのに対して、ハム高等裁判所は、否定する根拠が見いだせない以上、16歳の者は「年齢に応じて」医師による治療のような一身専属的な領域では、自己の意思形成が可能であるとの立場に立った[404)]。バイエルン州最高裁判所はさら

---

287. この事案では、親が道徳的な理由から妊娠中絶の承諾を拒否しつづけることは、重要な基本的姿勢を維持することだと位置づけられているが、しかし同裁判所の指摘によると、子ども（妊婦）の福祉のために親が努力もせずにそうやって基本的姿勢を維持することは、硬直した教条であって、権利の基準としては許されないだろう。この点については、*Vennemann*, Anmerkung zu AG Celle v. 9.2.1987, FamRZ 1987, S. 1068 f. も参照。

399) 1997年12月16日施行の Kindschaftsrechtsreform 以降。
400) OLG Hamm, FG Prax 1995, 107-109; OLGR Bremen 1999, 86-87.
401) *Wolfslast*, in; *Klug/Specht*（Hrsg.）, Erziehung- und Familienberatung, S. 137 ff.; *Laufs*, NJW 1979, S. 1230, 1233; *Hollmann*, DtMedWochenschrift 1978, S. 1258; *Sch/Sch-Lenckner*（25. Aufl.）, § 203, Rn. 24; *Zöller-Greger*, ZPO, § 385, Rn. 10; Münch.-Komm-*Hinz*, § 1634, Rn. 55, mit jeweils w.N 参照。
402) BayObLGZ 85, 53, 56; OLG Hamm, FG Prax 195, 107-109; OLGR Bremen 1999, 86-87.
403) OLGR Bremen 1999, 86-87.
404) OLG Hamm, a. a. O.

に進んだ事案を判断しなければならなかった[405]。その事案で問題となったのは、遺言能力にかかる鑑定と関連して、医師の守秘義務免除に対する成年被後見人の承諾である。バイエルン州最高裁判所は掲記の裁判例で、行為能力を欠くという理由だけで承諾能力を否定するのは法的瑕疵がある、と確認するにとどめることができた[406]。

e．承諾能力全般についての判例の評価

　文献にみられる別の意見[407]ではどのような帰結となりうるのかを、要約しておこう。判例によって承諾能力を記述する場合の統一的なラインを一本に確定することはできない、と主張するものである。どのような結論を望むかに応じて、ないしは人格的な道徳的確信に応じて、少年の（たいていは否定されてしまうのだが）承諾能力を基礎づけるため、裁判所は異なる基準を用いているとの印象を消し去るのはほとんど不可能だというしかない。このことはすでに*Amelung*[408]が承諾能力について彼の研究した中で確認している。彼が適切に述べているところによると、判例はしばしば結論ありきの態度を示しているとされており、表に現れていない決定理由が隠されているだろうし、それゆえ「その治療の本質と射程」などという曖昧な概念が、もとから不明確なまま、まったくもって意識的に使われ続けているのだろう。*Geilen* の見方からすると、判例の採用しているのは「行為能力を弾力化する」だけの公式であり、承諾能力の基準の問題はいずれにしても、その公式のなかに表われているものよりも錯綜し細分されているという。

（滝井伊佐武）

---

405) BayObLGZ 85, 53.
406) BayObLGZ 85, 53, 56.
407) *Beling/Eberl/Michlik*, Selbstbestimmungsrecht, S. 16; ebenso *Wölk*, MedR 2001, 80, 81.
408) ZStW 104 (1992), S. 533 ff.; *Geilen*, Einwilligunug und ärztliche Aufklärungspflicht, S. 87についてすでに示唆されている。

II. 学際的研究の対象としての承諾能力

1. 動機づけ要因としてのヒト研究

医学と精神科学は比較的最近になって承諾能力の研究への関心をもつようになったのであり、その契機は認知症患者の急増であるように思われる。認知症患者についての研究のための調査、たとえばドーパミン投与下におけるアルツハイマー症の経過に関する調査は、調査記録において被験者あるいはその法定代理人の承諾が証明されている場合にのみ可能である。他者に有用である調査は、このような、たしかに認知症に罹患してはいるものの承諾可能であると位置づけられうるような患者の選定を要するのである[409]。さらに法的な規定とならび、精神障害をもつ者や児童あるいは認知症患者に対する実験に対する公衆の感性も、被験者の選定についての明確で、かつとりわけ信頼できる基準の発展を要求しているのである[410]。*Mayer*と*Baltes*(1996)[411]、*Geiselmann*と*Helmchen*(1994)[412]のはじめてのドイツにおける承諾能力についての調査、そして続く学際的かつ比較法的な承諾能力についての調査は、いずれにせよ、他の領域からの認知症患者についての研究や必

---

409) Punkt 1 des Nürnberger Codex, die §§40, 41 AMG sowie die Deklaration von Helsinki 参照。かかる問題性については基本的に, *Helmchen/Lauter*, Dürfen Ärzte mit Demenzkranken forschen?

410) Die erste umfassende medizinethische Untersuchung zu Aufklärung und Einwilligung in der Psychiatrie von *Vollmann* (2000) 参照。*Vollmann*は主に共犯における同意を研究におけるテーマとしている。そして米国の視点からは, *Roberts/Roberts*, Psychiatric Research Ethics: An Overview of Evolving Guiedlines and Current Ethical Dilemmas in the Study of Mental Illness, Biological Psychiatry 1999, S. 1025-1038.

411) *Mayer K./Baltes P.B.* (Hrsg.), Die Berliner Altersstudie, Berlin 1996.

412) *Geiselmann/Helmchen*, Demented subjects' competence to consent to participate in field studies.Med Law 1994, S. 177-184.

要な被験者の人数の募集に対する強い関心にも裏づけられていたのであろう[413]。

医学／薬学研究の関心と承諾能力というテーマへの指向との間のこのように緊密な関係を、アメリカの家族法学者である *Popper* が彼の国においても看取していた。小児科学におけるインフォームド・コンセントを巡る議論は、アメリカでも、児童と少年についての薬物研究に公的助成が得られることになった際にはじめて始まったのである。ヘルシンキ宣言同様、公的な研究助成にとって標準となる「通則」も、調査記録における承諾能力の立証を要求するのである[414]。カナダにおいてもまさに公的助成を受けた調査に際して承諾能力の立証が要求されたことを受けて行為能力のない者についての研究の増加と承諾能力についての調査との間の関係を、カナダの小児精神科医であり少年精神科医である *Vitiello* も報告している[415]。*Helmchen* と *Amelung* による研究のような基礎研究は、しばしば承諾無能力でもある、このような成人の疾患についての研究への関心に明らかに基づいて、動機づけられていたのである[416]。

被験者の募集が一般的に承諾能力についての研究への関心をはじめて呼び起こしたということに関する最新の資料は、医療倫理学者である *Vollmann* による、精神医学における説明と承諾についての個別論文である[417]。一般化された表題であるが、その論文ではもっぱら治療的実験と学術的実験にお

---

413) *Helmchen/Lauter*, Dürfen Ärzte mit Demenzkranken forschen? 関係各所参照；*Helmchen*, in: *Hirnliga* e. V.„Forschung mit einwilligungsunfähigen Patienten, S. 7；*Haupt/Seeber/Jänner*, Der Nervenarzt 1999, S. 256. *Kröber*, Rechtsmedizin 1998, S. 41-46参照。法的に比較するものに *Koch/ReiterTheil*, Informed Consent in Psychiatry, 関係各所参照。
414) DePaul L. Rev. S. 819, in Fußnote 19 m. w. N.
415) *Vitiello*, Biol Psychiatry 1999, S. 1044.
416) *Amelung*, in: *Helmchen* (Hrsg.),Dürfen Ärzte mit Demenzkranken forschen? 関係各所参照。
417) Die Einwilligung, 関係各所参照。

ける承諾についての倫理的な要求が検討されており、治療行為の法的問題についてはほとんど考察されていないのである。

2．法政策上の障害

　承諾能力についての研究は、異なる分野からヒト研究への関心があったにもかかわらず逡巡されつつ進行したにすぎなかったのであり、このことはおそらく法的な障害にも起因しているだろう。交錯する大臣の管轄間の権限の対立は、立法者の活動を妨害するのである。承諾能力が刑法と家族法上の概念であり、しかも民事責任法上の概念でもある以上、一義的な「管轄領域」は法学の内部においても存在しないのである。たとえば妊娠中絶のような医師と患者との関係という部分的な見方が試みられ、もしくは親と子との関係を規格化または改革するということが試みられるといつでも、すぐさま以下のことが注目されることになる。すなわち、承諾能力の一般的な定義がなければ、根本的な改革は中途半端なものとなるであろうということである。だがそれにもかかわらず、あらゆる改革の範囲が破られることがないように指示して、部分的な改革の実現に有利になるように、つねに、定義づけをする挑戦が回避されている。

　したがって、たとえば後見改革についての態度を決定する際に連邦参議院は、この特別の問題が「あまりにも困難なもの」であり、法律の成立という観点からは妨げになるものであるとみなしたため、草案（民法1626条a草案）から治療行為の範囲における未成年者の承諾能力についての重大な条項を削除したのである[418]。身上配慮の権利の枠内での承諾権限についての単に部分的でしかない規定は、不十分であるとして受け入れられなかったが、かかる規定は医師による治療的侵襲の権利についての包括的な規定としての使命を前にして断念された。それゆえ、連邦参議院の態度決定においては、判例のこれまでの結論の範囲を超えるこの問題についての立法上の提案を消化す

---

418) BT-Drucks.7/2060 ; BR-Drucks. 59/89, S. 229.

ることは、当時できなかったといわれている。

　後見改革の範囲内においてもさしあたり、承諾能力を含めた、説明と治療的侵襲への承諾についての一般的な問題をより詳しく規定し、それによって既存の法的不明確性を解消する機会が見いだされていた。

　しかし、論者はその問題をいずれにせよ困難な改革の企図に組み入れないことを決定し、その際に以下のような立場から出ようとしなかったのである。

　「承諾能力と説明義務の問題は、その者のために後見人が選任されていない未成年者……や成年者にとっても存在する。それゆえ、一般的な規定は後見法改正の範囲を超えることになるだろう。」[419]

　第63回ドイツ法曹大会を機に Taupitz が作成した終末期における自律性の保護についての意見に関して協議する中で、承諾能力の法律上の定義を求める彼の切迫した要求は、再び彼の論拠とともに斥けられたのである。承諾能力の問題は、規定化の目的、すなわち終末期における自律性の保護をはるかに超える範囲までおよび、それゆえ部分的な計画の範囲内で規定することができなかったといわれている[420]。

　生命医療研究において人間の尊厳を保護するためのヨーロッパ評議会の人権条約である、いわゆる「生命倫理条約」の起草者らも、承諾能力の規定の切迫した必要性に気づいていた。しかしながら、運営委員会は初めから条約の条文から定義を外していた。ここで1つの妥協点を見いだすことは困難であり、そのことは条約の成立を非常に危うくしたのである[421]。

3．承諾能力についての法学上の研究

　今日まで単純制定法上の措置がなされていない、児童の権利に関する宣言

---

419) BR-Drucks. 59/89, S. 229 f.
420) *Spickhoff*, NJW 2000, S. 2298, 2300.
421) 管理委員会のメンバーである *Prof. Doppelfeld* と *Prof. Honnefelder* の個人的な回答。

の批准は、今日まで婉曲的な言い回しの宣言であるように思われる[422]。民法1626条以下の「親権」の廃止は概念的な水準に限定されるのであり、そのため子どもの福祉の一般条項という隠れ蓑のもとで伝統的な親と子どもの間の支配類型が妨害されずに残ることになり得るのである。少年のための法的保護はとりわけ連邦憲法裁判所による特別な法的保護に限定され、あらゆる領域において少年の自己決定権を保障するためには、それ自体不十分である[423]。

それゆえ、立法行為の必要性は多くの人から促され、子どもの基本権の単純制定法上の具体化の必要性は、とりわけ医学的治療という微妙な領域で示されているのである[424]。ドイツ社会民主党（SPD）と自由民主党（FDP）との連立政府は、すでに70年代初頭に配慮権改革の前段階で切迫した立法行為の必要性を記録していたが[425]、――まさに前述のように――解決することはできなかった[426]。すなわち、第5次刑法改正の範囲内で承諾能力の規定化を意図し、また、妊娠中絶の適応症の解決を主題としていた刑法229条e草案は、立案には至らなかった[427]。治療的侵襲への承諾を規定化する最新の試み（刑法229条草案）も、1997年の第6次刑法改正の範囲内で可決されなかったのである。それによって、子どもと医師と親の間の義務の規定化のあらゆる試みが失敗したのである。

a．文献における承諾能力

治療行為の範囲における未成年者の権利を強化するような文献の提案は、主として、承諾能力を規定することについての立法者の怠慢による遅れを取り戻すことに集中していた。承諾能力とその個々の事例における立証の必要

---

422) *Finger*, ZblJugR 1999, S. 451-508.
423) たとえば、*Salgo*, Der Anwalt des Kindes, 関係各所参照。
424) *Belling/Eberl/Michlik*, 関係各所参照。手続法については, *Salgo*, Der Anwalt des Kindes, S. 405ff.
425) BT-Drucks. 7/2060.
426) BR-Drucks. 59/89, S. 229f.
427) BT-Drucks. VI/3434.

性は、「ゲートキーパー」としての人格保護権を有する者にとっての決定的な障害として位置づけられていたのである。承諾能力の具体化を巡る努力は、かかる問題について書かれた個別論文の中核にも位置している。*Seizinger* は、1976年に医師による治療における未成年者の法的地位についての彼のテュービンゲン大学の博士号請求論文のなかで、刑法上の観点から承諾能力の役割を取り上げた[428]。そして、*Neyen* は刑法における承諾能力についての彼の個別論文によってそれに続いた[429]。*Voll* は1996年に医師法学者の視点からこれに取り組んだ[430]。家族法において、未成年者の承諾能力について取り組んだのは *Belling* と *Eberl* と *Michlik* 他、*Rouka* である[431]。

すべての著者は、多かれ少なかれ明確に以下のことを前提としている。すなわち、承諾能力を要求することと、それと結びついた医師が負担するリスクの不明確さのなかに、治療の決定に際して少年を不十分にしか関わらせられない主な原因がある、ということである。承諾能力の認定のために運用可能となるような基準を提唱する者は、子どもや少年の答責を文書で証明するという意欲を医師に対して期待することができるのみである、というのが共通の大意である[432]。

b．争いのない承諾能力に関する基本的推定

法学の文献においては、承諾能力の本質に関して、承諾能力は行為能力とも責任能力の概念とも同等に扱われ得ない、という趣旨でのみ意見の一致が

---

428) 医的侵襲における刑法上の同意の際の未成年者とその法律上の代理人間における対立（1976）。
429) Diss. Trier 1991.
430) *Voll*, Die Einwilligung im Arztrecht, 関係各所参照。
431) *Belling/Eberl/Michlik*, Das Selbstbestimmungsrecht Minderjähriger bei medizinischen Eingriffen. Eine rechtsvergleichende Studie zum amerikanischen, englischen und deutschen Recht, 1994.
432) Insbesondere *Amelung*, ZStW 104; Neyen, S. 2ff.; *Voll*, Die Einwilligung, S. 61 も参照。

みられる。法律行為論、国家的刑罰要求、医師法上の承諾制度は異なる目的に裨益している。そのため、個人の答責の帰属は、その都度異なる基準に服さなければならないとされる[433]。それゆえ、広く普及した基本的推定によれば、承諾能力はその構造にしたがって、責任能力と類似して、弁識能力と制御能力とから構成されなければならないとされている[434]。

さらに、ドイツや国際的な法学の文献において明白であるように思われることは、承諾能力は人の性質ではなく、具体的な状況に関連した自律的な行為の前提として要求されるべきである、ということである[435]。精神障害者、精神病者、未成年者および要看護者は承諾無能力であることを自動的に否定するような実務が一般に行われているが、このような実務は受け入れられていない。

c．Amelung の承諾能力の定義

承諾能力に関する研究において最も注目を浴びたのはおそらく Amelung の研究であろう[436]。彼の功績としては、上述の基本的合意とならんで承諾能力の定義を公式化したことが重要である[437]。

Amelung は、認識に関する不可欠な能力、すなわち法益を自由に処理できるものとして認め、主観的な価値体系の内部でその法益を評価する能力と、考慮の結果に応じて行為する能力とを区別した。刑法20条による責任無能力

---

433) たとえば、*Neyen*, S. 2 ff., mit zahlreichen Nachweisen 参照。最近のものとしては若干の民法学者がいる。これについて詳しくは第5章。

434) *Amelung*, a. a. O., S. 543 ; *Helmchen/Lauter*, Dürfen Ärzte mit Demenzkranken forschen?, S.42 f.; *Voll*, S. 611ff., jew. mit weiteren Nachweisen.

435) 「自律的な人間」と「自律的な行動」を巡る医療倫理上の議論については, *Faden/Beauchamp*, Kapitel 7 参照。

436) *Amelung*, Über die Einwilligungsfähigkeit, ZStW 104 (1992), S. 525-557 (Teil I).

437) *Amelung* は，Anschluss an Geilen (1963), S. 90において、利益実現の道具としての同意について述べている。ZStW 104 (1992), S. 544.

の定義に依拠して、Amelungはここで「制御能力」という言葉を用いている。制御能力は、成人においてはとりわけ弁別と決断の間を仲介することを阻害するような[438]、病気に基づく欠陥がある場合、たとえば中毒症に罹患している場合[439]に欠け得るとされる。少年の場合、制御能力は病気ではなく成長に基づいて、とりわけ「仲間集団」の圧力に抵抗する能力が欠けていることによって阻害されうるといわれている[440]。

その考察に基づいて、Amelungは承諾能力の公式を作り上げた[441]。彼は承諾能力の重要な基準を以下のようなものとして書き改めている。すなわち、第1に合理的な評価の能力である。その際、Amelungは「合理的」とは客観的な価値基準で測定できる評価ではなく、単に主観的な価値体系上、首尾一貫した評価にすぎないものであると述べている。第2に、承諾能力の認識に関わる場面が重要であるかぎりにおいて、事実と因果経過を認識する能力が必須であるとしている。第3に、弁別に従った自己決定能力という「制御能力」が必要であるとしている。以上から次のような定義が明らかとなる[442]。

「未成年であること、精神障害、あるいは精神病を理由に、以下のことを理解し得ないような者、すなわち

その者にとって承諾決定によって言及される財産や利益が、いかなる価値あるいはいかなる重要性を有するのか、承諾決定がいかなる結果あるいはいかなるリスクを生じるのか、あるいはその者に、より負担をかけないような、承諾によって追求される目標を達成するために、いかなる手段があるのか、ということを理解できない者は承諾無能力である。

---

438) *Amelung*, S. 556 ; *Belling/Eberl/Michlik*, S. 133.
439) BGH NJW 1988, 501, 502 ; NJW 1989, 2336 ; NStZ 1990, 384参照。
440) BayObLG NJW 1999, 372-373 mit der Urteilsanmerkung von *Otto*, IR 1999, S. 403参照。
441) *Amelung*, ZStW 104 (1992), S. 525-558 (Teil I) und S. 821-850 (Teil II).
442) *Ders.*, a. a. O., S. 558.

同様のことは、未成年者、精神障害者あるいは精神病者が、たしかに必要な弁別をもってはいるが、かかる弁別に従って決定することができない場合にも妥当するのである。」

医学の文献におけるのと同様に法学の文献[443]においても、この定義はさまざまに引き継がれており[444]、目で確認できるかぎりでは、はっきりとした反論を受けてはいなかった。だが、その他の著者は判例の公式に固執していた。場合によってはそれは、*Amelung* の定義が内容上、運用可能な基準を超える定義と承諾能力の量定の問題を述べていたからかもしれない。*Amelung* の定義において、その者本人にとっての結果およびリスクも含めた、言及される法益および利益がいかなる価値あるいは重要性を有するのかということについて理解し得ない者は承諾無能力者である、ということにその核心があるとすれば、*Amelung* の見解によると、該当者が侵襲の本質、意義、射程と侵襲のリスクを知りえなければならないという判例を書き換えることが実質的にどこまで進展するのか、ということはほとんど認識され得ない。もちろん、*Amelung* はさらに、人の承諾能力を裁判で根拠づけることが許される3つの独占的な理由を指定している。すなわち、精神障害、精神病および未成年であることの3つである。さらに、*Amelung* は原則的に、相手方には承諾能力がないと考えている者に立証責任を課すという、承諾能力の消極的定義を選択している。しかしながら、もちろんこのことがどの程度まで、世話裁判所による過度な成年後見開始に反対しようとする意図の助けとなるか、ということは疑わしく思われる。「未成年であるということ、精神障害あるいは精神病のために……理解し得ない者は承諾無能力者である」という

---

443) *Belling/Ebel/Michlik*, Selbstbestimmungsrecht, S. 131; *Eberbach*, MedR 1986, S. 14; *Rouka*, 関係各所参照。ただし、個々の点では法的安定性の考慮から逸れている。さらに *Voll*, S. 64 ff.; *Sch/Sch-Lenckner*(25. Aufl.),Vorbem.zu §§ 32 ff., Rn. 40.

444) *Helmchen/Lauter*, Dürfen Ärzte mit Demenzkranken forschen? 関係各所参照。und *Kröber*, Rechtsmedizin 1998, S. 41, 42 ; *Diederichsen, in: Dierks/ Graf-Baumann/Lenard* (Hrsg.),Therapieverweigerung, S. 113 in Endnote (10).

公式化は、精神病あるいはたとえば未成年であるということが、それ自体で承諾能力を否定するという解釈をも許容する[445]。

 Amelung の公式を引き継がなかった者としては民法学者の *Erwin Deutsch* がいる。彼によれば、治療の意義と射程とその危険を全体として見通すことができ不合理でもなく判断する者には承諾能力がある[446]。判例の公式を言葉どおりに引き継いでいる著者も珍しくない[447]。*Laufs* と *Ulsenheimer* は、以下のような *Karl Engisch* のそれほど無味乾燥ではない公式化になおもとどまっている。すなわち、承諾能力は「事例ごとに医師が吟味すべき、身体、職業および人生の幸福に対する医的侵襲の射程を判断できるだけの成熟度および能力」のことである[448]。

 法学の文献は以下のことについて一致を見ているように思われる。すなわち、*Amelung* が作り出した基準を超えた、承諾能力の臨床基準の一般的定義の具体化は、法学によってではなく行動科学によって成し遂げられるべきであろうということであり、そのためここでは法は自身の制御能力の限界に直面しているのだということである[449]。

---

445) たとえば、die Rezeption *Amelungs* bei *Vollmann*, S. 51.
446) *Deutsch*, Medizinrecht, Rn. 105.
447) *Nüßgens*, in: RGRK, 12. Aufl. (1989), §823, Anh Ⅱ Rn. 69 f.; *Damrau*, in: *Soergel* (Hrsg.), Betreuungsrecht (1994), Rn.200;「自然主義的な同意能力」については以下のものが簡潔に述べている。*Kern*, MedR 1991, S. 66, 68 und *Coester*, Jura 1992, S. 1, 7.
448) *Karl Engisch*, Die rechtliche Bedeutung der ärztlichen Operation, S. 14; *Laufs*, Arztrecht, S. 113.
449) *Voll*, S. 65, *Amelung* に明確に依拠している。

III. 未成年患者の人格を保護するための権利を積極的に認めることの帰結

1. 自己決定権

　法学においてはとても画期的であると賛美される1908年の判例によって行為能力と承諾能力とが切り離されたことは、医療実務においてはなおも受け入れられてはいない[450]。

　しばしば、承諾能力が行為能力と同一視されていないということは、医師のもとでは、医学学会で何度も断言されたように、認められていない。近時の承諾能力に関する医学刊行物のなかでは、「法律には承諾能力の定義が存在する」と書かれている。そして、医学刊行物のなかでは、行為能力に関する諸規範（民法104条以下）が標準的なものとして援用されている[451]。

　承諾能力のある患者の親に反対する意思を貫徹するために裁判所に訴えるということが極めてまれであることの原因として、「裁判所を過度に利用することへの恐れ」ならびに「後見裁判所の実現力について、および、医師の側からとられるべき手段についての知識がないこと」が挙げられるということを、後見裁判所裁判官である *Schertzinger* も、民法1666条による対応する手続きについての実務報告のなかで、事実であろうと推測していたのである[452]。

　承諾能力を根拠づける要因についての知識が欠けていること、あるいは既存の認識を確定しようとする立法者の意思が欠けていた結果が、すべての関与者に法的不明確性をもたらしている。この法の不確実性は明らかに、理論

---

[450] *Hartmann*, a. a. O., これは民法におけるかかる支配的な見解を出発点としている。

[451] *Stephan/Bosch/Tscherne*, Der Orthopäde 2000, S. 282.

[452] In: *Dierks/Graf-Baumann/Lenard*（Hrsg.）,Therapieverweigerung, S. 121.

上は承諾能力についての誤った評価によって刑法上責任を問われ得る医師の負担になる[453]。だが結果として、かかる法の不確実性は、通常、実務上は自身の自己決定権を行使する能力がないものとして扱われる児童や少年の負担となるのである。依然として、すでに1977年に *Uhlenbruck* が以下のように指摘していたことは妥当であった。すなわち、親と子どもの意見が分かれた場合には医師がそのことを決定しなければならず、場合によっては裁判所から、その医師が子どもの弁別能力と成熟度を誤って判断したとして不都合な宣告を受け得るかもしれないということである[454]。医師が親の意思に反して行動した際にさらされる訴訟リスクを理由に、実務においては18歳に至るまでは「用心のために」むしろ親の承諾が得られている[455]。それどころか、*Laufs* はその旨を推奨してさえいる[456]。同様に *Dürig* は、自身の基本法2条2項の注釈のなかでつぎのように述べている。すなわち、18歳という年齢要件の実定法上の例外はたしかに歓迎され得るものであるが、医師が法定代理人の承諾に基づいて手術するならば、「基本権上の成年」を名目上前倒しする心配は必要ないということを、医師は知っているということだけが重要であると[457]。以上のことは、医的侵襲に承諾する能力を未成年者に与えることに医師も裁判所も慎重であるということを説得的にするものである[458]。そのため、この点でイギリスと比較し得る法状況について[459]、「医師が子どもに望む決定を子どもがなす場合にかぎり、彼らは法的権限をもっ

---

453) 同様の結論に至るものとして, *Belling/Eberl/Michlik*, u. a. S. 106, *Lesch*, NJW 1989, S. 3209 und *Wölk*, MedR 2001, S. 80, 81.
454) *Uhlenbruck*, DMW 1977, S. 65.
455) またすでに, *Zenz*, StAZ 1973, S. 257, 259. 同じく, この点で比較し得るイギリスの法的状況について, *Dixon-Woods* et. al, BMJ 1999, S. 778 f.
456) *Laufs*, Arztrecht, Rn. 222 ; *Uhlenbruck*, DMW 1977, S. 65-68. Ebenso *Rieger*, DMW 1973, S. 2047-2048; *Eser*, in: *Müller/Olbing* (Hrsg.), Ethische Probleme in der Pädiatrie, S. 179.
457) *Dürig*, in: *Maunz/Dürig* (Hrsg.), GG, Art.2 II, Rn. 37.
458) さらに, *Zenz*, in: Bundesminster für Justiz (Hrsg.), Fürsorglicher Zwang, S. 34.
459) これについて詳しくは Kap. 4 と Kap. 5.

ているのだとすることは容易に推測できるのである。」[460]

　日々の大量の小児科実務を処理するような事例に直面して、判例が判断した事例の重要性が維持されるならば、実務が上述した不明瞭な判例に従っており、そして従わざるを得ないことは、とくに悲劇的であるように思われてならない。これまで裁判の場でまで引き受けられた事例に共通していることは、それらの事例の基礎には比較的劇的な事実関係があるということである。多くの場合、たとえば堕胎への承諾権限についての問題においては、子どもの将来の生き方への重大な影響に関する判断が問題となる。幼い Katharina[461] やオーストリアの幼い Olivia のようなとりわけ劇的な事例は、どちらも生命に関わる適応症における治療の拒否が問題となった事例であるが[462]、これらを手がかりとして、世論においても未成年患者の権利が議論されたのである。かかる事例は、治療行為への未成年者の権利を原則的に検討することになった際にも、なおも法学上の討論を決定づけることになったのである[463]。不可逆的な病気における治療中止、拒食症における生命に関する適応のある点滴、そして、生命に関わる適応症における治療拒否といった事例のように、非常に複雑で多様な結果を生じ得る問題が、あまりにも安易に「治療的侵襲それ自体」というものに転用されている。未成年者の治療行為についてのドイツ法は判例法にとって典型的である現象、すなわち「困難な事件が悪法を作る (hard cases make bad law)」ということに悩まされているのである。

---

460) *Dixon-Woods* et al, BMJ 1999, S. 780, 781.
461) Süddeutsche Zeitung Nr. 84 v. 13. 04. 1994.
462) Süddeutsche Zeitung Nr. 262 v. 13. 11. 1996, S. 4 ; FAZ Nr. 264 v. 12. 11. 1996, S. 13, weitere Nachweise zu Presseberichten bei *Rixen*, MedR 1997, S. 351 Fn. 4.
463) たとえば、*Rixen*, MedR 1997, S. 351-355 sowie *Ulsenheimer*, S. 65 und Diederichsen, S. 97, in: *Dierks/Graf-Baumann/Lenard*(Hrsg.),Therapieverweigerung; *Ulsenheimer*, ZAeFQ 1998, a. a. O.、同じく、拒食症に罹患した患者の生命に関する適応のある点滴についての1999年に行われた BMJ での議論も参照。

2．その他の患者の権利への影響

　インフォームド・コンセント・パラディグマにおいては、承諾能力がないと判断される者の単独決定権や監督権を要求する権利が否定されるだけではなく、それ以外の、人格を保護するあらゆる権利も否定される。承諾をなし得ない者は、説明と情報伝達を要求する権利を何ら持たないのである。

　法学の文献における一般的な論証が指摘しているように、未成年患者の治療に際して配慮権者によって承諾が与えられ得るならば、患者にかわり親に説明がなされるべきである[464]。それによって、児童や未成年者の人格権を尊重するための、一般的に認められているほどに極めて重要な説明を要求する権利も否定されるのである。

（高良幸哉）

464）これについて詳しくは第8章と第9章。

第5章
学説における未成年患者の人格を保護するための改善に関する提言

　学説においては、承諾能力という概念をより詳細に具体化することによって、未成年の法的立場を強化することが、その人格を保護するための解決策として提言されている。その際、大変重要なのは、成年と区別されるところの未成年に対して、その者の自己決定権の擁護を可能にするという目的である。本章では、これについて提言されているさまざまなモデルに言及する。

I．モデル1：規範的基準としての侵襲の重大性と緊急性

　承諾能力を具体化するための決定的な基準として、学説のなかには、一部の判例を支持した上で、医的介入の重大性と緊急性を考慮するものがある[465]。しかしながら、医的措置の緊急性が該当者の承諾能力への要求にどのような影響をもたらすことになるのかは、この場合まったく明らかでない。1つには、とくに緊急適応のある侵襲を行う場合には、必要とされる知的能力について非常に低い要求をすることを支持する立場がある。健康に対する深刻な危険に迅速に対応すべきであるからである。
　これに対して別の立場から必要とされるのは、深刻な侵襲——たとえば合併症の危険をはらんだ手術——を行う際には、承諾能力へとくに高い要求をするということである。生命や健康という法益の重要性によって、健康につ

---

465) *Geilen* (1963), S. 87; *Neyen*, S. 59; *Belling/Eberl/Michlik*, Selbstbestimmungsrecht, S. 134 und *Ulsenheimer*, in: *Dierks/Graf-Baumann/Lenard* (Hrsg.), Therapieverweigerung, S. 76; *Staudinger-Peschel-Gutzeit*, § 1626, Rn. 95.

いてのある程度重要な決定は、未成年者が「成熟して」はじめて、その者に委ねられることが要求される。緊急性理論の支持者は、「緊急性」がさまざまに理解されることから、上記とは逆の見解に至るのは明確である[466]。

1．判例における緊急性の意義

判例は、「緊急の侵襲」を「医学的な観点から健康を維持するために不可欠な、あるいは早急に必要な」侵襲と理解している。ここから、非常に若い患者においてすでに承諾能力を認める傾向が示される[467]。

刑法上の学説の一部は、このような観点を支持している[468]。侵襲について承諾するという未成年者の能力への要求は、当該法益のために、低く評価され得ると考えるのである。医学的観点から見て必要であることは、妨げられることなく試みられ得ることになる。この場合、このような見解は、つねに、未成年者が決定に同意していることを前提としていることは明らかである。

2．*Peschel-Gutzeit* と *Jäger* による「緊急性」

切迫している法益危殆化の重大性にしたがって「緊急性」を決定することを主張する論者の念頭には、同様の状況、つまり医学的に推奨された治療に対して同意があるという状況があるように思われる。これにしたがえば、侵襲の「緊急性」が、差し迫る法益の危殆化が特に重大であることをつねに暗示している、ということは明らかである。それに応じて、*Peschel-Gutzeit*[469] と *Jäger*[470]は、承諾能力に対して高められる要求を、侵襲の「重大性」とい

---

466) *Neyen*（S. 5）は、「緊急性概念」の利用が統一的でないことについて、注意を喚起している。

467) BGHSt 12, 379; BGJZ NJW 1970, 511; 72 335.

468) すでに示した *Geilen*（1963）, S. 87 und *Neyen*, S. 59; *Belling/Eberl/Michlik*, Selbstbestimmungsrecht, S. 134 und *Ulsenheimer*, in: *Dierks/Graf-Baumann/Lenard*（Hrsg.）, Therapieverweigerung, S. 76.

469) *Staudinger-Peschel-Gutzeit*, §1626, Rn. 95.

470) *Jäger*, S. 144.

う基準によって基礎づけている。*Peschel-Gutzeit*によれば、子どもの能力について、法益侵害とリスクがわずかであればあるほど、それだけいっそう低い要求がなされるべきである、とされる[471]。

3．*Ulsenheimer*による「緊急性」

*Ulsenheimer*においては、緊急で重大な侵襲が問題となる場合には、身体の完全性という法益ではなく、自己決定権と一般的な人格権がその考慮において重要な位置を占めるようである。*Ulsenheimer*は、侵襲の際の承諾能力について、その侵襲が「人生を形作る性質」を備えており、それによって未成年者の人格にとくに大きく関わりを持つときには、そのような承諾能力を可能なかぎり早く認めようとする。

その際、*Ulsenheimer*は、おそらくとくに生殖に関してなされるような決定を考慮している[472]。*Deutsch*は類似の論証から、性に関する医術の領域における決定に関して、通常の健康に関する事柄よりも明らかにより早い年齢で承諾能力を認めることを要求している。ここでは、12歳という年齢の限界づけが彼の念頭におかれている。

4．*Amelung*における「緊急性」と「重大性」の意義

*Amelung*は、侵襲の重大性と緊急性の基準の意義に関する議論において、重大性と緊急性が、個々の諸事例において、決定の複雑性に直接影響を及ぼすことを強調することで、解決を試みている。必要性が切迫しているという認識がわずかであればあるほど、それに反して重大な侵襲を行う際の利点と

---

471) *Helmchen/Lauter* (Hrsg.), Dürfen Ätzte mit Demenzkranken forschen? 関連各所参照。

472) *Ulsenheimer*, in: *Dierks/Graf-Baumann/Lenard* (Hrsg.), Therapieverweigerung, S. 76 und *Eser/Koch*, in: *Huber/Hiersche* (Hrsg.), Praxis der Gynäkologie, S. 21, 22.

欠点の比較衡量は重要になるという[473]。それゆえ、その双方（それ自体規範的な基準）が、承諾能力の「臨床的」要素においては、すでに有効となり得るとしている。たとえば、病気の治療に関して1つの方法のみが考慮の対象となる場合で、しかもその治療が切迫したものであり、それどころか生命に関する適応のある場合、——たとえば身体の一部分の切断や骨髄移植のような場合には——「重大な侵襲」が問題となるにもかかわらず、決定しなければならない当該状況を複雑なものと考える必要はないことになる。切迫した法益侵害の重要性があるにもかかわらず、ここでは、承諾能力に対して高い要求をするべきではない、されているのである。

Ulsenheimer もつぎのことを述べている[474]。すなわち、たしかに「重大な」侵襲が問題となるときには直ちに、原則的に承諾能力はむしろ否定されるべきであるが、たとえば生命を救うための侵襲が即座に必要である、つまり（時間的な観点で）切迫している適応がある場合には、未成年者にはむしろ「十分な合意がある、と信用する」ことができると[475]。悪性の疾病治療のためでさえも、医師から提案された治療方法が生命を救う「唯一のチャンス」であるならば、場合によっては、すでに14歳で承諾能力が認められなければならないと[476]。たとえば身体の一部分を切断するといった、侵襲の際の法益侵害の範囲でも、たとえば開胸手術のようなリスクの程度でもなく、採り得る代替手段の範囲が承諾能力への要求にとって標準的であると。この考え方によれば、法益の危殆化の範囲として理解されているところの侵害の重大性は一般的に複雑性を高めるものである、という趣旨の一般的な命題は、ほとんど考えられない、というのである。

---

473) すでに記した第4章3cを参照。
474) An anderer Stelle unter Hinweis auf BGHSt 12, 379, 382.
475) *Ulsenheimer*, in: *Dierks/Graf-Baumann/Lenard* (Hrsg.), Therapieverweigerung, S. 77.
476) *Ulsenheimer*, in: *Dierks/Graf-Baumann/Lenard* (Hrsg.), Therapieverweigerung, S. 77, 例外的な事例においては、若年の子どもについても承諾能力を肯定しようとする学術委員会 BÄK DÄ 1994, C 2031を援用。

むろんここでは、引用されている判例と同様に[477]、未成年者には、第一に、医学的適応を基礎にして、侵襲に対する同意を与えるという能力のみが認められている。しかしながら、承諾能力を認めるということは、適切な理解によれば、承諾という制度によって、未成年者に対して、生命に関する適応のある（その侵襲がなければ生命の危険のある：訳者註）侵襲を拒否する権利、ないし代替的な治療法を要求する権利をも認めることを意味する。もっとも、患者が生命に関する適応のある侵襲――たとえばよい予後をもたらす化学療法――を拒否するかも知れないという可能性をも考慮したうえで、その際、論者が、まだそのような決定をほとんど複雑でないものとして特徴づけようとしているかは、疑わしいように思われる。

法益侵害の重大性という規範的な基準は、医師に提示された処置に対する同意と、適応のある治療の拒否とが区別される場合にのみ、承諾能力の判断のために考慮され得る。しかしながら、そのときは、もはや成人の患者の権利として形成されたような承諾が問題になるのではなく、肯定的な同意（assent）と「拒否権」が問題になるのである。

II．モデル２：類型化可能な侵襲の定式化

扶助原理に配慮した自律性原理の制限を支持するのは、主として規範的観点に基づいて、個々の紛争を類型化することを試みる論者である。たとえば *Ulsenheimer* や *Deutsch* は、生殖医療や性に関する医術の領域を、そのような「特殊な事例」として処理している[478]。今日、類型的なものとして、たとえば未成年者への避妊薬の処方に関する争いが挙げられる[479]。現代のホ

---

[477] BGHSt 12, 379（Annerose 事例）．

[478] 文献では、このような諸事例はたいてい「特殊な事例」というキーワードをもって議論されている。たとえば、*Neyen*, S. 66 ; *Seizinger*, Konflikt, S. 130 ff ; *Rouka*, S. 140 ff.

[479] たとえば、*Ulsenheimer*, Rechtsfragen der Gynäkologie, 関係各所参照、*Deutsch*,

ルモン剤による避妊薬の危険性について、婦人科医は、薬の処方を慎重に行う実務において、今日ではこれを比較的少ないものと評価している。これについて、望まない妊娠からの保護も含めた性に関する自己決定という法益が、避妊薬の処方を許容するためのこのような紛争の解決に関して、広く共同社会のコンセンサスが得られているほどに、重要なものとして位置づけられているのは明らかである。この「おおざっぱな」親の配慮という制度は、類型的な決定状況のためにも、また、一定の医学的侵襲の一般的な事例のためにも[480]、部分的成人というものを認めることで独自性を有する、といわれる[481]。

1．法律的に類型化された侵襲

一定のつねに切迫した侵襲のために、子どもを部分的成人とする制度を創設する着想は、オランダおよびアメリカの多くの州において法律上定着している。アメリカにおいては、多くの州で規則によって、麻薬についての相談や治療、ないし性に関する病気の治療に関して、部分的成人制が導入されている。ドイツの立法者は断種を、相応する類型化可能な、より高い社会的価値の一致との衝突と考え、これを一般規定のなかに盛り込んだ。断種は、憲法レベルの最も高い法益としての生殖能力を、永続的に、また不可逆に奪うものである。――望まない妊娠からの保護といった――このような侵襲の利点は、とくに一時的かつ、ほんのわずかの侵襲にすぎない処置によっても実現され得る。それゆえ立法者は、民法1631条cにおいて、断種の承諾権限を18歳と定めた[482]。この規定は、つねにあまり侵襲性の強くない処置によって、

Medizinrecht, Rn. 444; *Seizinger*, Konflikt, S. 132 ff. を参照。
480) *Zenz*, AcP 173 (1973), S. 527, 530.
481) *Gernhuber/Coester-Waltjen*, Familienrecht, § 57 Ⅶ 3；類似するものとして、*Seizinger*, Konflikt, S. 81, *Seizinger* は、結果的に医的侵襲内部での区別からこれを読み取っている。
482) 成人の精神障害者の断種に関する法の展開、とくに現行法 § 1905 BGB について、*Voll*, Einwilligung, S. 179 ff. を参照。

成人年齢まで緊急性なく延期することが可能であるような衝突の、類型化可能性や一般化可能性によって基礎づけられるものであった[483]。

　薬事法40条4項の、純粋に他者にのみ有用である薬物実験に関する法律上の規定の根底にも、類似の方法で類型化可能な衝突がある。研究の参与者として利他主義を示したいという希望は、一般的な行為の自由の一部である。しかし、個人の生命や健康にとって薬物実験が危険であることに鑑みると、一般的に、これらの個人的法益よりもつねに優先されて先の希望の重要性が認められることはほとんどない。それゆえ、薬事法40条4項は、他者に有用な研究への未成年者の参加を非常に広範囲に禁止している[484]。

　法律上類型化された衡量結果が取り入れられたその他の例は、臓器移植法（Transplantationsgesetz）である。ここでは、自由な意思形成へ影響力を与える危険が高いものと評価されているので、臓器移植法は、生きている人として臓器を提供する権利を、成人に制限している。未成年者は、そのかぎりで、自身の身体に関する自己決定権をまったく与えられていない[485]。

2．部分的成人として立法論上議論されている、異なる類型的な衝突状況

　学説では、一定の医療措置に関する広範囲にわたる法律上の解決策を記述することが試みられてきた。その際、断種および妊娠中絶とならんで、とくに麻薬についての相談および治療ならびに上述の避妊薬の処方が主眼とされてきた。また、悪性の疾病治療の事例において、特別の規定を必要とするか否か、ということが議論されている[486]。

483）自発的な断種に関する立法史について、たとえば *Seizillger*, Konflikt, S. 144 ff.
484）診断と配慮方法に関する40条4項は、子どもの予防接種に対する一般的利益を考慮して、限定された例外を規定している。
485）すでに臓器移植法の可決前に、*Voll*, Die Einwilligung, S. 236 ff. において、成人年齢の引き下げに関する当時の議論についての展望が記述されている。同様のものとして、*Seizinger*, Konflikt, S. 152.
486）*Rosato*, Rutgers Law Review 1996, S. 1-102.; *Dierks/Graf-Baumann/Lenard*

a．去勢および断種

　医的侵襲に関する決定に際して、25歳以上の者の永続的な生殖不能の惹起に関して熟考するきっかけとなったのは、民法1631条ｃと1905条における、去勢法１条以下と異なる年齢規定である。この世話法上の規定は、民法に基礎を置く断種に関して、18歳以上を予定している。男性の去勢に関する公法上の規定（去勢法）によれば、25歳がそのような侵襲の許容する最低の年齢と規定されている。第５次刑法改正法の政府草案は、説明困難なこれらの不均衡な取り扱いを排除しようとした。つまり、民法に基礎を置く断種も25歳を過ぎてからはじめて許容されるとすべきである、としたのである（政府草案226条ｂ第条１項）[487]。

　そのような「成人に関して部分的に成人でないとすること」[488]を根拠づけるために、たとえば人口政策上あるいは性教育上の共同体の利益のような、第三者の利益は援用されてこなかった[489]。むしろ25歳という限界づけは、親となることを最終的に放棄できるほど成熟していないことから、直接導き出される。通常は、25歳になってはじめて、永続的な生殖不能に関して自身の決定の射程範囲を理解し得ることになる。その際、政府草案の根拠づけにおいて、「むろん、多くの事例において、親となることでどのような経験内容を得ることができるのか、ということについて、25歳程度の若者」でも、「まだ判断することができるわけではない」ことが考慮されている。そして、「結婚における子どもの意義がそのような者にはしばしば十分に認識されていない」ということが、政府草案の根拠づけにおいて書かれている。しかし、ここでは、成人にも一定の一身専属的な決定を認めないということは、原則

　　　（Hrsg.），治療拒否に関して関係各所参照。
487) BT-Drucks. Vll3434.
488) *Lenckner*, in: *Eser/Hirsch*（Hrsg.），Sterilisation und Schwangerschaftsabbruch, S. 188 f.
489) *Lenckner*, in: *Eser/Hirsch*（Hrsg.），Sterilisation und Schwangerschaftsabbruch, S. 188 f.

として比較的問題のないものとみなされている[490]。ここでは、より高い年齢制限から、「成人が独自の経験や体験という財産を自由に駆使できる程度でのみ、立法者は当該成人が自身の人生における運命を自由に決定することを許容するにすぎないのであれば」、立法者は「成人の自由の余地を非常に広く制限することになる」という理由のみが読み取られる[491]。

b．妊娠中絶

　第5次刑法改正法の政府草案は、その目的の中心は妊娠中絶について新たに規定することであったのだが、この草案は219条eにおいて妊娠中絶への承諾のための「部分的成人」を予定していた。「決定の一身専属性」に基づいて、妊婦が16歳に達していれば、親ではなく、もっぱら妊婦が妊娠中絶について承諾できるとされている[492]。しかしながら、16歳以上の者の「真正部分的成人」は、ここで創設されるべきではないとされた。というのも、16歳以上の者にも承諾能力の積極的な証明が求められるからである。結局、この草案において重要であったのは、場合によっては起こり得る親の重畳的な承諾権を、16歳以上の者であれば、不要とするというものであった[493]。

　治療的侵襲に対する未成年者の承諾権限に関する女性法曹協会の提言は、第5次刑法改正法草案を大幅に超えている。女性法曹協会は、実際の承諾能力に関わりなく、第三者の利益よりも妊婦の意思を優先して認めようとする。この場合、妊婦の生来的な意思に反する強制的な妊娠も堕胎も、生殖の自由についての権利、人格権、および人間の尊厳への非常に重大な侵害と評価されるので、一般的に他者の利益を優先させることは考えられていない。それ

490）批判的なものとして、*Lenckner*, in: *Eser/Koch*, Sterilisation und Schwangerschaftsabbruch, S. 188.

491）BT-Drucks. VII3434, S. 39.

492）BT-Drucks. VII3434.

493）*Seizinger*, Konflikt, S. 140 ff. を参照。*Seizinger* は、16歳に引き下げることに関する草案を支持している。むろん、16歳未満の者に対する重畳的な決定に関する規定については批判している。

ゆえ、政府草案1626条aの代替草案の起草者らは、妊娠中絶の承諾に関して、承諾能力を、一般的に法律上推定することが望ましいと考えている[494]。

　Lencknerは、強制的な妊娠中絶に対する妊婦の拒否権を根拠づけるために、類似の考慮を援用した。親が承諾した妊娠中絶を法的に有効に拒否するためには、「部分的弁別能力」で十分とすべきであるとしている。これは、妊婦が、単に「侵襲を実行しなければ生じる、自身に差し迫った危険と負担についての確実な表象」を持っているにすぎないという点で、「十分な弁別能力」とは区分されるという[495]。この意味において「(十分な)弁別能力のない女性」が、なぜ妊娠の継続を拒否する権利をも持つべきでないのか、ということは、Lencknerにおいては明らかにされていないままである。

c. 避妊薬の処方

　若い女性は、18歳になるまで、「ピル」の処方を適法には要望できないので、承諾能力の問題は、とくに婦人科医にとって1つの問題となる。フランスでは、治療的侵襲に承諾する未成年者の権利はドイツと同様の原則に従っているが、排卵抑制剤の処方は、健康扶助の範囲内で唯一認められる「部分的成人」を形成する。14歳以上の未成年者は、フランスでは避妊薬を自由に手に入れることができる。避妊薬の処方は、未成年者に対する医療処置についてのドイツ連邦医師会の、最初の指針の対象であった[496]。この指針は、方針として16歳を推奨していたが、その後、再び補充されることなく反故にされた[497]。現在は、未成年者の性に関する行動に対して、より自由主義的な考

---

494) Neues elterliches Sorgerecht, S. 14にて政府草案E1628条2項1文ならびにその補足が参照できる。

495) *Lenckner*, in: *Eser/Koch*, Sterilisation und Schwangerschaftsabbruch, S. 178 ff.

496) DÄ 1970, S. 2907. この要綱は、ドイツ連邦医師会による要綱一覧から排除された。

497) これについて非常に批判的な *Seizinger* は、このような年齢制限を、人格的倫理観念についての自由に対する許されない侵害であって、16歳という年齢制限

え方が支配的であるように思われる。法学の学説上、このおそらく支配的な見解は、「性に関する医的措置の一身専属的な領域」[498]に関して、治療的措置に比して、明らかにより低い年齢制限を要求している。*Ulsenheimer* は、正当な守秘利益を軽率に漏洩しないよう警告している[499]。今日では一般に、守秘利益と性に関する自己決定の尊重は、非常に高く評価されていると思われるので、ホルモン剤による避妊薬の身体へのリスクは放置され得るものと判断されている。その結果、14歳という年齢制限を基準にすることが有力となっている[500]。*Voll* は、これについて、実際上の考慮をすれば、お人よしだと思われるであろうが、未成年者が「ピル」の禁止によって性的接触を妨げられ得るという考えに賛同している[501]。

d．HIV 検査および類似の衝突状況

　未成年者の守秘利益によって形成される類似した衝突を示しているのは、どの範囲で未成年者に HIV 検査に承諾する権利が保障されるべきか、という問題である。血液検査は、よく援用されるほんのわずかの侵襲の１例であるが、侵襲性が非常にわずかであるために、承諾能力を肯定するにあたっての子どもの認識能力へ要求するものはほとんどないとされている。しかし、意図的な HIV 検査の場合については、同様の医的措置が、突如として、危険のないものではないことが裏づけられる。ここでは、心理社会的なリスク、つまり HIV 感染を公表することから起こり得る「社会的な死」[502]というリ

　　では高すぎると考えている。
498) *Deutsch*, Medizinrecht, Rn. 444.
499) 婦人科医および助産師の法的問題について、S. 132 f.; *ders.*, in: Dierks/ Graf-Baumann/ Lenard（Hrsg.）, Therapieverweigerung, S. 77.
500) *Seizinger*, Konflikt, S. 132; *Ulsenheimer*, Rechtliche Probleme in Gynäkologie und Geburtshilfe, S. 132 f.; *Deutsch*, Medizinrecht, Rn. 44; *Voll*, Einwilligung, S. 72; *Gernhuber/Coester-Waljen*, § 57 VII 3 ; *Deutsch*, Medizinrecht, Rn. 444.
501) *Voll*, Einwilligung, S. 70.
502) *Neyen*, S. 66.

スクを、未成年者に必要とされる成熟への要求の決定と関連づけられなければならない、という認識が、即座に認められた[503]。それゆえ、HIV検査の実行に関する決定は複雑なので、成人、まして18歳未満の者がこの決定を判断することができる、ということを前提とすることは、ほとんどできない。

しかし、HIV検査はそれゆえにつねに親の承諾を必要とする、というこのような Brun の帰結[504]に対しては、十分な根拠をもってつぎのような反論がなされている。すなわち、HIV感染の事例における守秘利益の保護は、感染した未成年者が治療を受け得るためには、親に対してであっても原則的な要件である、ということである。秘密でなされたHIV検査を許容しないことは、「保健政策上耐えることのできないリスクである」とされる[505]。個人の保護は、公衆の保護と同様に、ここでは非常に重要なものと考えなければならないので、承諾能力へ低い要求をしている Neyen の主張は、ここでは当然のものである。しかし、HIV検査やHIVを公表することによる当該法益の重要性に関するコンセンサスについては、われわれは現在でもほとんど述べることができない[506]。

e．麻薬についての相談

類似の保健政策上の衡量がなされているのは、麻薬についての相談と中毒治療への承諾のためにすべての人々を拘束する特別規定が考慮される場合である。それによれば、麻薬についての相談と治療のための特殊な部分的成人制が設けられ、場合によっては承諾の必要性がまったくなくなる、とされている[507]。ここでは、性に関する医学的治療と類似して、中毒の危険にさら

---

503) *Dargel*, NStZ 1989, S. 208; *Bruns*, MDR 1989, S. 298; *Neyen*, S. 66 ff.; a.A. *Lesch*, NJW 1989, S. 2311 f.

504) MDR 1989, S. 298.

505) *Neyen*, S. 67.

506) *Neyen*, S. 66, 68.

507) *Zenz*, StAZ 1973, S. 257, 260 参照。この提言は、女性法曹協会の草案において持ち出された。

された未成年者の守秘利益を保護するために、必要な治療が類型的に取り決められる以上、親の身上配慮を制限することについてコンセンサスを創出することができると思われる[508]。

III. モデル3：未成年者に対する治療的侵襲の正当化根拠としての医師の扶助原理

衡量されるべき法益に関する明確な社会的コンセンサスが存在するところでは、自律性原理が背後へ追いやられるという考えを拡大して、未成年者の治療行為のために、医師による未成年者の治療の合法性を、医師の助言によってのみ根拠づけようという考えが、ごく一般的に抱かれることになった。

1. Geilen の考察

Geilen は、緊急適応のある事例において彼が未成年患者の知的能力について非常にわずかな要求で足りると主張したときに、すでにこのような手段を示していた。治療的侵襲の際には、健康に対する利益は本来的には値がつけられるものではまったくないので、治療的侵襲は、自律性原理による正当化を必要としないというのである。それゆえ、「患者の動機形成の過程は、もはやその動機形成の根源までさかのぼるような広範囲な方法で制御される必要はなく、また記録される必要もない」という。したがって、個々の事例において、承諾能力についての非常に微妙な評価もまったく必要ないことになる。医学的適応のある事例においては、原則的に、患者の能力への要求は緩められるべきであるとされている。

2. 女性法曹協会の提言

女性法曹協会は、草案1681条1項にある親の配慮について、その改革提言

---

508) すでに、*Seizinger*, Konflikt, S. 156 ff. がある。

のなかで、当該治療行為が医学的観点から適応があるのか、それとも延期することができるものなのか、ということとは独立して、一般的に14歳以上の未成年者の治療行為を合法とすることに政府草案よりも明確に、賛成していた。医師の助言に基づいて、14歳以上の未成年者は――具体的事例における承諾能力の証明という要件なしで――治療を一人で受け入れることができるとされる（草案1628条２項）。決定の内容、とくに治療的侵襲の種類は、いまや医師によって確定される、といわれる。未成年者は「イエス」と述べる必要があるのみである。ここでは、医師の推奨が治療の内容を決定することになるので、概念的にはもはや「承諾」ではなく、「同意」という言葉が用いられている。もっとも、「承諾」と「同意」という専門用語の区別は、この場合、草案1628条３項においては、もはや貫徹されていない。そこでは、切迫した医師による治療が問題となるときには、法律上の提言はいかなる年齢基準も設けていない。これにしたがえば、むろん医師の助言に基づいている場合のみであるが、14歳未満でも治療を自律的に受け入れることができることになる。「重大な健康侵害の除去ないし予防のための医的侵襲が切迫している場合」には、その字句内容によれば、「親の同意を得ることが子どもにとって多大な不利益と結びづけられるならば、子どもの承諾を得ることで足りる」、とされるのである。

　未成年者の自己決定権は、親の配慮権と同様に、切迫した治療の必要性がある場合には、考慮されないままであることがあり得る、とされる。このことは、とくに依存症の治療において当てはまるとされる[509]。

３．異なる法秩序で相応する法律

　女性法曹協会が提言していた規定モデルは、法律上実現されているものとしては、オランダおよびオーストリアにおいて見受けられる。

---

509) Juristinnenbund（Hrsg.), Neues elterliches Sorgerecht, 関係各所参照。

a. オランダ

　オランダでは、1995年4月1日に医療契約法（Wgbo）／医師による治療契約に関する法律が施行された。この法律は、オランダにおいて、患者の権利に関して20年以上継続していた議論の暫定的な終着点となっている[510]。Wgboの一般的な目的は、患者の持っている権利が明文で記述されることによって、患者の立場を強化することであった。この法律は、国際条約、オランダの損害賠償法、およびそれについて判示されるもろもろの判例から生じるところの、今日の最も重要な患者の権利を統合している。この決定的な規定は、オランダ民法典第7編第7章第5節において、医師と患者の模範的契約として共通して置かれている。

　その447条1項によれば、未成年者の承諾能力は16歳から強制的に推定される。12歳から16歳の児童および少年の場合には、承諾能力のある未成年者の承諾のほかに、治療に関する親の承諾が重畳的に必要とされることになる。ただし、治療が明らかに必要である場合には、患者にとっての重大な不利益を回避するために、親の同意という要件についての例外が当てはまることになる。患者が、じっくり熟考した後に、自分自身の希望を変えない場合には、親による同意の拒否は考慮されないことになる（450条2項2文）。——医学的観点から見て緊急適応のある——治療には、子どもは12歳ですでに1人で承諾することができ、あるいは同意することができる。親による治療の拒否を無視することができるためには予期される重大な不利益がどのような性質でなければならないのか、ということは、立法経緯からは明白に読み取ることはできない。挙げることができるとすれば、性に関する病気の治療を受ける必要がある未成年者の事例が、唯一の具体的事例である[511]。

---

510) *Legemaate*, in: *Legemaate* (Hrsg.), De Wgbo, S. 1 ff. 参照。
511) *Kalkman-Bogerd*, De Minderjarige Patient, in: *Legemaate* (Hrsg.), De Wgbo, S. 63 参照。

b．オーストリア

　オランダの規定とまったく同様の規定が、親子法改正法についての2000年／2001年オーストリア政府草案に現れている。改正法の関心事は、切迫して規定を必要としていると思われる未成年者の治療行為と、彼らの人格権の保護であることが明らかにされている。この草案は、「未成年は人格を有し…」という美しい語句によって始まる。オランダの法においては16歳以上で承諾能力が強制的に推定されるのに対して、この草案においては、草案21条2項と関連して草案146条cで、14歳以上の者の承諾能力は、強制的に推定されるではなく、疑わしい場合には医師によって推定されることが予定されている。承諾能力と判断能力のある子どもは、たった1人で治療行為に承諾することができるとされる。これについての例外として、草案146条c第3項では、治療の延期が重大な健康の侵害の危険を含む場合には、承諾能力のない子どもの治療は、親の承諾も子どもの承諾もなくとも行われ得ると規定されている。

4．連邦医師会の学術審議会の態度表明

　類型的な侵襲に関する規定と医師の扶助原理を組み合わせたものとしては、幼年期および青年期における悪性疾患の治療に関する、ドイツ連邦医師会の学術審議会の態度表明[512]が理解され得る。未成年者は生命に関する適応のあるガンの治療をいつ拒絶することができるのか、という問題について、職業倫理的な関連のある唯一の文書として、ここでは16歳という年齢が基準値として挙げられている。審議会によって比較的高く設定されたこのような年齢制限は、悪性腫瘍を治療しなかった場合に生じる結果の重大性によって基礎づけられなければならないだろう。一般的な原則として、ここでも、法益侵害の重大性が承諾能力の基準として援用されている。大まかな規則として当てはまるのは、医師が承諾能力を再検討する際に厳密な基準を設定する

---

512) DÄ 91 (1994), C-2300-2302.

ほど、「侵襲のリスクと結果はより一層重大で、切迫しており、見落とすことのできないもの」となる、ということである。この場合、一般的な同意能力はすでに14歳で開始する。そして、治療の拒否についての権利を共に内包している承諾能力にかぎって、16歳ではじめて存在することになる。

Ⅳ．モデル４：法的安定性という利益の強調――法律上固定された年齢の限界づけ

　国際的な司法交流の利益、すなわち、法的安定性に対する利益の考慮によって、――非常に多くのその他の部分的成人制の範囲内でも同様に――子どもの年齢は、承諾能力の推定のために考慮されるべきではないのか、ということも絶えず議論されている[513]。個別の事例での決定に対する要求は、実務上規制の可能性がないとされており、それが主たる論拠となっている。

　学説においては、近時、とりわけ*Lipp*が、民法104条以下（行為能力）に模して作られた、固定した年齢の限界づけに尽力している。彼の主張の出発点は、承諾能力という実際の臨床的要件（*Lipp*によれば、承諾能力という「個人的な要件」）は、法的（外的）基準によっては定義づけされ得ない、という考慮である。客観的な合理性、あるいは、法秩序内部での法益の重要性のような基準が、自己決定の理念を弱体化させることになるからである。それゆえ、承諾能力を決定するためのあらゆる法的基準には、なんらかの恣意性があることになる。しかし、法が医師になんらかの行為の指針を付与しなければならない、ということには疑念の余地がないので、その他の法秩序内の領域におけるのと同様に、年齢について言及することは、考慮に値する[514]。

　その他の論者は、年齢を基準にすることを主張する。もっぱら、どのような年齢が標準となるべきか、その際承諾能力は強制的に推定されるのか、あ

513）*Seizinger*, Konflikt, S. 31; *Zenz*, StAZ 1973, S. 257 f. 参照。
514）*Lipp*, S. 35 ff. 参照。

るいは推定は反論可能なものであるべきなのか、ということは一貫していないものと評価されている。たいてい、固定された年齢の限界づけ（18歳、16歳、ないし14歳）が承諾能力の強制的な肯定に組み込まれている。承諾（無）能力の強制的な推定のために上限と下限を予定しているような段階づけのモデルも、議論されている。かなりの数支持されているのは、年齢は単に徴表的効果を持つにすぎない、という考え方である。結局、患者と親の共同決定権限の移行領域という意味での段階づけによる解決が衡量されているのである。すでに女性法曹協会の草案が示していたように、そのような年齢の段階づけは、類型化可能な侵襲のための規範的な基準をもった、さまざまな方法で組み合され得るので、結果的に、以下で示すような多くの混合モデルが構築され得る。

1．固定した年齢の限界づけ

もっとも単純なモデルは、強制的に承諾能力が推定されることになる固定した年齢の限界づけを予定している。そのもとでは、承諾無能力が強制的に根拠づけられることになる。このことは、そのように明白な年齢の限界づけとして行為能力を予定していた、ドイツにおける1908年以前の法的状況と一致する。この年齢の限界づけの明確さが魅力的であるために、同意見の少数の民法学者が18歳という年齢の限界づけ、すなわち行為能力による限界づけに固執している。民法学者らは、反論の余地のない推定をすることで同時に承諾能力のある未成年者の差別的取扱いが生じることを顧みないことは、支持できるものと考えている[515]。そのような解決は、たとえばトルコの法秩序において、あるいはまだオーストリアにおける文書上でも見受けられる[516]。オーストリアにおいては、病院でのすべての軽微とはいえない治療

---

515) *Gitter* im MünchKomm, 3. Aufl., vor § 104, Rn. 89; *Kothe*, AcP 185 (1985) S. 105, 143 ff.

516) *Dural* und *Kopetzki*, in: *Taupitz* (Hrsg.), Zivilrechtliche Regelungen, S. 951 ff. und 1 ff. 参照。

に関して、病院施設法（Krankenanstaltenrecht）の規則に関する法律の8条3項において、（単独の）承諾権限が、18歳以上の者のみに認められている。もっとも、この規定はオーストリアにおいて法政策的に非常に争いのあるものとなっており、親子法改正法とともに削除される可能性がある[517]。

Koch は、社会法典第1編36条1項において規定されている社会法上の行為能力から、法律上の疾病保険において保障されている15歳以上の未成年者が、法律上有効に医的治療を受けることができる、と述べている[518]。もっとも、彼はその際、治療的侵襲への承諾に関しても15歳という年齢の限界づけを主張したいわけではないようであるが、彼は、「成長して成熟していく過程」は「承諾能力の固有の年齢の限界づけの定式化と矛盾する」、と別のところで主張している[519]。

これに反して *Rouka* は、ドイツ法のために、固定された年齢の限界づけを伴うオーストリアの法的状況に相応した規則を明確に提案している。その際、*Rouka* は、承諾無能力から承諾能力へ移行する法的に定められた時期を、成年ではなく、満16歳に定めようとしている[520]。

Rouka は、16歳という年齢による限界づけを、原則的にはすでにこれを主張している他の論者と同様に[521]、経験的な社会心理学および発達心理学

---

517) 詳細なものとして、*Kopetzki*, in: *Taupitz* (Hrsg.), Zivilrechtliehe Regelungen, Rn. A 11 bis A 13. *Kopetzki* は、実務において、また支配的な学説においても、18歳未満の若年者の承諾は、その若年者が承諾能力を有するとしても、追加的な承諾を求めることになる、と指摘している。

518) *Koch*, in: Lexikon Medizin, Ethik, Recht, S. 603.

519) *Koch*, in: Lexikon Medizin, Ethik, Recht, S. 603.

520) Das Selbstbestimmungsrecht, 関係各所参照。18歳という厳しい年齢制限に関して、近年再び、*Pawlowski*, FS Hagen, S. 5 ff. ならびにこれに続いて *Lipp* und *Taupitz* が論じている。これについては、179頁以下、「重畳的解決策」を参照。

521) *Seizinger*, Konflikt, S. 97, *Quambusch*, ZfJ 1974, S. 143; *Scheuner*, ZblJugR 1974, S. 258 f.; *Bosch*, FamRZ 1974, S. 2; *Rouka*, S. 132, 139 ff. 関係各所参照；*Coester-Waltjen*, in: Jwistinnenbund (Hrsg.), Neues elterliches Sorgerecht, S.

の認識と関連づけて、適当なものと考えている。つまり法は、自己発見の難しい時期としての思春期は平均的にすでに16歳で、あるいはもっと早く終わっている、ということを考慮しなければならない、というのである。*Rouka* は、そのような法律上の規則によって、他のところでは事実上成長している面があるにもかかわらず、誤って能力ないし承諾無能力とされ得る事例の総和は、比較的少ないという論拠から、16歳という年齢による固定された限界づけを支持している。その総和は、経験的データによれば、未成年者の能力を通常低く見積もっている現在の法的実務における数よりも、少ないものとされている[522]。また、もっぱら特定の年齢以上の未成年者に承諾能力を認める法律上の保障があることによってのみ、未成年者の自己決定権は有効に認められ得るというのである。その場合に、16歳という限界づけは、侵襲の重大性および種類とは独立して、あらゆる治療的侵襲に妥当することになる。個々の事例の基準に応じてさまざまに区別することは、*Rouka* の見解によれば、法的安定性や法的明確性といった、主に考慮すべき目的に反する。16歳という年齢の限界づけは、「反論の余地のない承諾能力の法律上の推定、という意味で理解されるべきである」とされる[523]。ここでは、16歳未満の未成年者には、自己決定権が与えられ得ないことになる。それにともなって、かなりの数の未成年者に基本権が否定されるであろうことは、結果的に問題とならない。なぜなら、民法1626条2項は、患者の意思は親によって考慮されることを保障しているからである。

2．下限および上限としての年齢の段階づけ

むしろ、承諾能力がないこととあることを区別する精密な線引きの理念は、

80; *Steffen*, Verhandlungen des 52. DJT, S. 129, 34.

522) *Rouka*, S. 125.

523) *Rouka*, S. 143. 根拠のある疑念が存在する諸事例では、承諾能力はより正確再検討されなければならず（*Rouka*, S. 143)、結局、*Rouka* の基準統一に関する提言においては、簡単に反駁できるように聞こえる16歳以上の者の承諾能力の推

反論の余地のない推定としての年齢と結びつけられないことのほうが多い。年齢の段階づけは、多くの提言によれば、3段階のモデルという意味で整理されるといわれている。下限の側では、承諾能力は強制的に否定され、それに対して上限の側では、強制的に推定される。もっぱら詳細に定義づけられた両者の範囲内で、個々の事例の諸事情が問題となる。

　それに相応して、前述の政府草案は、民法1626条aについて述べている[524]。1970年初頭に、未成年者に対する治療的侵襲への承諾に関する法律上の規定の必要性が広く認識された。第5次刑法改正法の機会に、立法者が、妊娠中絶の場合を適応症とするような解決へと制限することに尽力していたのに応じて、配慮権の改正の計画が立法者に追従する機会を提供した[525]。それに伴って、研究者草案の1626条a[526]、政府草案の1626条a[527]および女性法曹協会の代案の1628条[528]が、未成年者の場合の治療的侵襲の承諾への法律上の新規則に関する、はじめての徹底的な議論を巻き起こした。

　実家から離れて生活している児童や少年については、医学的適応をもった治療の門戸——そしてその基本的な内容——が狭められる必要はないとされる[529]。それゆえ、承諾能力が認められる年齢は、14歳が下限として設定されている。この年齢未満であれば、強制的に承諾無能力になるとされている。ここで14歳という年齢による限界づけを選択した主要な観点としては、発達心理学的な認識ではなく、14歳という年齢を含んでいる他の部分的成人規定が根拠であるといわれる。たとえば、非訟事件手続法59条と結び付いている、宗教上の教育に関する法律の5条が想定されている。それによれば、満14歳の子どもは、自分自身だけで彼の宗教上の信仰を表明することができるとさ

　　　定が提案されているのであろう（*Rouka*, S. 147）、といわれる。
524) BT-Drucks. 7/2060.
525) そのような明白な根拠は、BT Drucks. 6/3434.
526) DAVorm 1973, 3 ff.
527) BT-Drucks. 7/2060.
528) Juristinnenbund (Hrsg.), Neues elterliches Sorgerecht, 関係各所参照。
529) BT-Drucks. 7/2060.

れている。

a．*Seizinger* による考慮

　宗教上の教育に関する法律との類推解釈は、学説において大いに批判された[530]。これについて *Seizinger* は、たしかに、固定した年齢による限界づけを要求することを支持してはいるが、彼は、彼に続いた *Rouka* と同様に[531]、たとえ年齢の下限として徴表的効果をもつにすぎないとしても、14歳という年齢では低すぎるものと考えている[532]。とくに思春期という成長領域は、通常14歳の者に対して鋭い論理的な思考をすることを妨げるといわれている。「法律的な基準化」は「自己発見が終わる前の時点、それとともに、早くとも類型的な思春期の年齢の終了時点では」実現設定され得ないとされている。事実に合致した基準としてここで考えられているのは、16歳である[533]。*Seizinger* は、さしあたり16歳という限界づけを固定された年齢の限界づけと見なそうとしているので、最終的に、医師がその者の承諾能力について重大な疑念をもったときには、医師にこの承諾能力の推定についての反論可能性を与える必要があると考えている。彼の論証によれば、それによって医師は不当な要求をされないことになる。というのも、16歳の者について例外的に承諾能力が欠如しているという判断は、14歳の者について承諾能力を積極的に肯定するよりも、非常に明快であるといえるからである[534]。

　まったく不適切なことに、*Seizinger* は、後の *Rouka* と同様に、1969年のイギリスにおける家族法改正法を援用している。この法は、イングランドとウェールズにおいて、成人年齢を21歳から18歳に引き下げ、それとならんで

---

530) たとえば、*Seizinger*, Konflikt, s. 89.
531) 上記第5章Ⅱを参照。
532) 少なくとも14歳という年齢とともに、治療行為の理由や意義を理解し、それに従って自己の意思を決定することができる、という草案が付加的に必要である。
533) *Seizinger*,. Konflikt, S. 98.
534) *Seizinger*, Konflikt, S. 103.

さまざまな領域で部分的成人制を取り入れるものであった。本法が8条において予定しているのは、16歳以上の未成年者は、治療について承諾する権利をもっている、ということである。*Seizinger* の提言と類似して、場合によっては未成年者の決定は無効とされ、あるいはその意思が無視され得る。もっとも、そのために、イギリスの法律は、未成年者が参加する義務を負っている裁判手続を予定している（家族法改正法8条）。

　しかし、遅くとも、自己の身体の完全性についての未成年者の決定権限に関して、イギリスの法のなかで中心的なものと考えられている Gillick 判決以降、*Seizinger* の示したような提言を正当化するようなイギリスの法的状況への指摘は、問題となっていない。Gillick 判決において明らかにされたのは、子どもも、16歳あるいは14歳という年齢での限界づけにおいて、承諾能力が証明され得る、ということである。家族法改正法8条は、*Seizinger* と *Rouka* の考えに反して、承諾能力を認めるための年齢下限を何ら規定していない。Gillick 判決によれば、16歳以下の子どもであっても、彼らが「何が提案されているのか、ということについて、完全に理解することができるような十分な理解力と知能」をもっていることを要件として、治療的侵襲へ承諾することができるとされている[535]。イギリスにおいても義務的な権利として理解される親の配慮という観点から、「親の権利は、子どもが十分な理解力と知能を備えている場合には、子どもが自ら決定する権利に譲歩する」と *Lord Scarman* は述べている[536]。

　この場合、非常に明確に強調されていたのは、1989年のイングランドおよびウェールズの児童法に基づく承諾能力のある未成年者の権利である。この法によれば、承諾能力を有している子どもには、治療を拒否する権利も明文で保障されている。ここではつぎのように規定されている。「子どもが、情報に基づいて決定することができる十分な理解力を備えているときには、そ

---

535) Gillick vs. Norfolk & Wisbeck HA [1985] 3 All ER 402, 423; 後にこれを引用したものとして、*Alderson/Montgomery*, Health Care Choices, S. 30.
536) Law Report AC 112, S. 1986.

の子どもは、健康診断ないし精神鑑定やその他の所見の受け入れを拒否することができる」。それゆえ、固定した16歳という年齢による限界づけと16歳という上限のために Seizinger とそれに続く Rouka によって援用されたこのイギリスの法的状況は、典型例として強調することはできない。

b．Neyen の考察

　Neyen も、1990年に発表した年齢の下限モデルに関する刑法上の承諾能力についての専攻論文で、政府草案1626条 a の説明、および Seizinger の論述について判断している。その際、年齢による限界づけは、強制的な推定という意味で理解されるとしている。Neyen は、医師による治療的侵襲という概念に含まれるすべてのものの多様性を示して、Rouka の提言の意味での固定した年齢によるハードルに対して反駁している。しかしながら Neyen は、法的安定性のために、承諾能力を認めるための固定した下限を認めている。Neyen は、侵襲の重大性という基準は客観化可能であり、また医師にとっておそらく運用可能なものでもある、と考えているので[537]、相応する年齢の下限について探究するに際して、この側面を決定的な観点として挙げている。また、Neyen は、下限を固定する場合に考慮に入れられるのは、たとえば開胸手術のような重大な侵襲だけではないことを重要視している。裂傷の治療、血液検査またはインフルエンザの予防接種の投与を無視することは許されないだろう[538]。比較的問題のないそのような多くの治療状況を見て、16歳という固定した下限は、自己決定能力についての過度の要求であることは明らかであると述べている[539]。それゆえ、すでにかつて害のない侵襲の場合の相当若い子どもの弁別能力を指摘した Eberbach、Kern と Laufs および

---

　537) 通常の事例が法律上の規定において重大性という基準の客観化可能性に寄与するであろう、あるいは、そういった事例が裁判官法によって形成されるであろう、というかぎりで、未決定のまま残るものである。
　538) Neyen, S. 62 による例示。
　539) Neyen, S. 62.

Tempel を援用して[540]、*Neyen* は政府草案1626条 a に賛同し、14歳という年齢による限界づけに立ち戻っている。

c．*Taupiz* による考察

　近年、*Taupiz* は、第63回ドイツ法曹大会での彼の意見のなかで[541]、14歳で承諾能力を法律上固定することを提言している。彼は、その際、すでに言及した2000年／2001年のオーストリアの親子法改正法の政府草案を基準にしている。この政府草案は、草案146条 c において、弁別能力および判断能力のある子どものみが単独で医学的治療へ承諾することができることを予定している。その際、法律上成人の年齢の限界づけ（草案21条2項に従えば、14歳）に達していれば、承諾能力が推定される。

　14歳以上の者の承諾能力は、疑わしい場合には法律上推定されることになる。*Taupiz* は、*Lipp* の論述と関連づけて[542]、法律上固定された部分的成人制について議論しているが、*Taupiz* は、*Lipp* とは異なり、18歳にそれを設定しようとは考えていない。宗教上の教育に関する法律5条、および民法1746条2項の養子縁組の取消に関する14歳の者の権利から、14歳で存在する個人的利益における単独の決定権限を認めるために、ドイツ民法で一般に妥当する決定が導き出されなければならない、とされる。ここから導かれ得るのは、この年齢による限界づけは、身体の完全性のような一身専属的な法益への承諾に関しても、考慮に入れられるべきである、ということである[543]。

　しかし、後に *Taupiz* は、それに続いて、個別事例における承諾能力について再検討する必要性が切迫していることを「医学的観点から」強調してい

---

540) MedR 1986, 58; *Kern/Laufs*, S. 29; *Tempel*, NJW 1980, S. 614.
541) Gutachten A. und S. 60, 61 und 126 (Thesen).
542) Freiheit und Fürsorge, S. 82 ff.
543) これに同意するものとして、*Spickhoff*, NJW 2000, S. 2298, 2299. *Spickhoff* は、IPR において相応する傾向を指摘しているが、自ら年齢制限を単なる指標として理解しようと考えている。

る。彼は、固定した年齢による限界づけにはっきりと反論している。もっとも、14歳という年齢による限界づけは十分に理解することができるので、14歳の者の平均的な成熟は、医師が個別的判断をするためには有用であると述べている。*Taupitz* がいうには、彼の提言は、固定した年齢による限界づけに対して、「少なくとも（これまで知れ渡っている見解よりも法的安定性をもって）、その都度必要とされる能力の範囲を特徴づける」利点を持つという[544]。*Taupitz* は、*Belling* を参照して[545]、承諾能力を確定する医師にとって不確実さが残されたままであるということについて、過大な要求ではないものと考えている。なぜなら、医師には、その他の法律行為上の取引においてよりも、むしろ個々人に必要な説明に基づいて、承諾能力についての印象を獲得することがあり得るからである[546]。したがって、*Taupitz* が引用したオーストリアの草案とは異なって、疑わしい事例において、反論の余地のない法的推定が生じるのではなく、これまでと同じように承諾能力を適切に評価するための責任が、主治医の側に残ることになる[547]。

V．モデル5：親と子どもの共通の答責性

　学説において推奨されている年齢基準は、未成年者はその個人的な成熟度合いにおいて非常に差異があるがゆえに場合によっては実在しないことがありうる。それゆえ、多くの論者が、承諾能力を通常獲得できる年齢の幅を提示することを支持している。立法者が要求しているのは、承諾能力を承認ないし否認するための年齢の上限と下限を固定することである。しかし、——「モデル4」で示された提言の場合と異なって——承諾能力についての反論

---

544) Gutachten A 63. DJT, S. 61.
545) FuR 1990, S. 68, 75.
546) Gutachten A zum 63 DJT, S. 61 in Rn. 280.
547) *Taupitz*, Gutachten A zum 63. DJT, S. 60 f.; これに関して、*Spickhoff*, NJW 2000, S. 2298, 2299を参照。

の余地のある推定ではなく、子どもと親が共同決定するような年齢の段階づけが、年齢の上限と下限の間に入り込むことになる。

「部分的な承諾能力」という中間的な年齢の段階づけは、親と子どもの答責性が統合することによって形成されることになる。この解決モデルの根本的な考え方は、個々の未成年者の成熟に大きな差異があり得る成育段階にある間は、未成年者には自律的な行為の可能性が原則的に認められることになるが、親には、個々の事例で必要となる場面で、監督および訂正可能性が残されている必要があるとされる。その場合、この親と子どもの共同作業は、2種類の方法で考慮され得る。つまり、重畳的な方法か、それとも択一的な方法か、ということである。双方の解決策が学説上主張されている。

1．親ないし子どもの択一的行為

子どもないし親の択一的同意権限は、すでに民法1626条aについての政府草案で予定されている。この草案は、満14歳になった承諾能力のある未成年者について、たしかに、承諾権限を是認しているものではあるが、同時に第2文において未成年者の治療行為への承諾を与えるという親の権限を残したままにしている。

類似のことが、女性法曹協会の草案1628条2項で記述されている[548]。原則的に、この草案は、未成年者は16歳から承諾を単独のみでも与えることができる、ということを前提にしている。親の決定権限の限界づけを法律上固定することは、*Coester-Waltjen* によれば[549]、すでに医師の刑法上の答責性に基づく法的安定性という理由から不可欠であるとされる。14歳から16歳の年齢では、未成年者はつねに治療への承諾をすることができるとされる。ここでも、むろんこれとならんで親が承諾を与えることができる可能性が残されたままであることになる。それによれば、14歳から16歳までの未成年者に

---

548) 付録および Juristinnenbund (Hrsg.), Neues elterliches Sorgerecht を参照。
549) Stellungnahmen zum E 1626a, in: Juristinnenbund (Hrsg.), Neues elterliches Sorgerecht, S. 80.

ついては、子どもと親に択一的に決定権限が与えられることになろう。

2．重畳的な承諾の必要性

重畳的な承諾という解決策は、1970年の終わりに女性法曹協会の提言との関連において記述された。未成年者に対する治療的実験への承諾を規定している薬事法40条、41条においてこの規定モデルが法律上明記されている。治療的侵襲に関して、この解決策は、近年、民法上の学説において再び認められている。

a．*Jäger* と *Koch* の提言

女性法曹協会の解決策に対して、とくに*Jäger*は反論している[550]。*Jäger*は、択一的な決定権限のかわりに、14歳以上の者について、親と子どもの重畳的な承諾を要求している[551]。「二重の承諾」は、つねに親の承諾をも必要とする、ということであるが、とくに薬物依存症やアルコール依存症のような重大な病気の場合に、まさに必要とされることになる。未成年者単独の承諾で充分なものとみなされ得るのは、明確にその未成年者の健康が相当程度危殆化しているといえる場合のみである。

かつて、すでに*Bosch*が連邦通常裁判所民事判例集29巻33頁の注釈ではじめて、親の重畳的同意が必要であるとしていた。さらに彼の提言は、未成年者の基本権適齢はなく、親の配慮が成人になるまですべての問題に関して残っている、という仮定に基づいている。それゆえ、14歳以上の未成年者の場合には、当該未成年者の同意も必要であるが、急を要する事例を除いて、

---

550) Mitbestinunungsrechte, S. 146, *Lüderitz*, AcP 178 (1978), S. 236, 277を引用。
551) 同様に、*Bosch*, FamRZ 1959, S. 203 und Schwalm, 各論委員会での「1868年8月11日の刑法改正の法的・医学的問題の命題」は、14歳以上とすることに対して、その者の実際の承諾能力の検討を組み込んでいる。親と子どもの二重の承諾に関しては、*Zenz*, StA 1973, S. 25.

つねに親の同意も必要とされることになる[552]。オーストリアの法は、重要な医的侵襲に関して、これに対応する法律上の規定を置いている。ここでは、病院施設法8条3項に即して、親の承諾とならんで、8歳以上の未成年者の承諾がつねに重畳的に要求されることになる。*Koch* は、民法1626条2項を援用して親と子どもの共同の決定権限を提言するために、病院施設法8条3項を引き合いに出している。

b．*Eberbach* の解決策

Eberbach の見解は、これと類似している[553]。彼の見解は、子どもの承諾能力は原則的にすでに12歳で推定される、とするものである。しかし、*Jäger* と同様に、彼は、通常の事例に関して、子どもの承諾とならんで、「安全を確保するために」重畳的に親の承諾を必要とする。この原則から、彼は、以下のような2つの例外を導いている。侵襲がわずかな場合であれば、7歳以下の者でも承諾することができる。「とるに足らない侵襲」の場合[554]、つまり明らかに適応のあるわずかな侵襲の場合には――*Eberbach* がいうには、たとえばインフルエンザの予防接種やリスクの少ない風邪薬の服用――未成年者単独の承諾で――つねにどのような年齢であっても――十分なものと見なされる。16歳以上では、このことはすべての侵襲に当てはまる。

c．比較的最近の民法上の学説における相応する提言

重畳的な承諾という解決策は、近年、民法上の学説において思いがけない支持を得ているように思われる。*Pawlowski* は、承諾は意思の表明ではないということは今日議論の余地のないところであり、未成年者は承諾を単独で与える能力があり得る、ということを前提としているにもかかわらず、彼は、親の承諾権限について、子どもが18歳に達するまで完全に有効なものとして

---

552) FamRZ 1959, S. 202, 203.
553) MedR 1986, S. 14 f.,
554) *Eberbach*, MedR 1986, S. 15.

148

いる。そこでは、第1に、彼は、承諾をいまだ法律行為として理解するという（記録上の）立法者の意思に依拠している。権力分立という理由から、立法者が部分的成人を創設するまでは、親の配慮権の「侵害」は許容され得ないというのである。（刑事裁判の）判例上、個人と関連する問題に対して未成年者の部分的成人制を取り入れる誘因となったのは、*Pawlowski* の解釈によれば、民法の施行より以前から存在していた告訴権である。旧刑法65条によれば、すでに18歳の者、つまり21歳の成人年齢となる前の未成年者でも、自身で告訴することができる、とされていた。それゆえ、刑事裁判にとって、成人年齢になる前にすでに承諾能力をも根付かせるということは当然のことであった[555]。しかし今日では、未成年者の告訴権がもはや存在しないので（刑法77条3項）、部分的成人を認めるために依存し得る立法上の決定が欠けているとされる。

　承諾能力のある子どもに（独占的な）承諾権限を認めるための法律上の根拠について、*Pawlowski* は、1979年に配慮権改正の流れのなかで改められた民法1626条にも求めようとしていない。彼は、この規定の内容を、協調することを目指した親へのアピールとして、制限的なものと考えている。*Pawlowski* は、解釈論上、未成年者により広い自己答責性を与えるこの規定を好ましいものと考えている。もっとも、彼は、未成年に広い自己答責性を与えるためには立法者による介入を必要とすると述べている[556]。

　Pawlowski の指摘のもとで、*Lipp* は、重畳的な承諾という解決策が、判例において、学説と同様に、次第に地盤を広げていると述べている[557]。し

---

[555] FS Hagen, S. 8.
[556] FS für Hagen, S. 5 ff., 19.
[557] Freiheit und Fürsorge, S. 34 f. たとえば、*Jäger*, S. 144 ff., *Lüderitz*, AcP 178 (1978), S. 277 f. を参照。*Pawlowski*, FS Hagen S. 17 ff.; *Flume*, AT 11,3. Aufl., § 13, "II (219 f.) und *Medicus*, AT, 7. Aufl., Rn. 201. いずれにせよ解釈論的な法的状況に関して異なる見解は、*Spickhoff*, NJW 2000, S. 2297, 2300を参照。もっとも、*Spickhoff* は、親（の承諾）を取り入れることを立法論的に考慮可能なものとして議論している。

かしながら、*Pawlowski* の場合とは異なって、基本権上の議会留保（重要事項については、議会の承認を得るという留保：訳者注）という考慮、すなわち権力分立という原理は、*Lipp* にとっては重要な位置を占めてはいない。*Lipp* は、立法論的にも、親の決定権限を子どもが成人するまで存続させることに賛同している。というのも、*Lipp* は18歳までは実際上、子どもを保護する必要性があることを確信しているからである[558]。すでに承諾能力のある子どもも、その決定の際にはいまだその法定代理人の強制的な関与による保護を必要とするとされる。*Lipp* がいうには、親の権利を譲渡するものとしての親の配慮権の本質から考えると、未成年者は「個人に関するすべての権利という観点から、本来は単独で決定すること」ができるがゆえに「部分的に成人である」[559]、ということが強制的に導かれ得るわけではない。彼は、この命題について、未成年者は婚姻を結ぶためにつねに親の同意を必要とすることを規定している民法1303条2項から4項によりどころを求めている。結局、未成年者は、承諾能力を獲得すれば、自身で治療的侵襲について承諾をすることができるようになるのであるが、それでも保護の必要性が存続していることを理由として、子どもが成人に達していないかぎり、つねに親との共同の承諾が必要となる、というのである。

　不明確なままなのは、子どもと親との重畳的な承諾権限に賛同しているすべての論者において、未成年者が承諾することを否定した場合、つまり親と子どもの間に見解の対立が存在する場合には、必要とされる「二重の」承諾について何が妥当すべきか、ということである。初めから親ないし子どものいずれか一方に、最終的な決定権およびそのことから翻って単独の決定権が認められない場合には[560]、見解の対立ゆえに裁判上の手続きが必要となるであろう[561]。*Koch* あるいは *Eser* と *Koch* は、*Spickhoff* とならんで、親と

---

558) Freiheit und Fürsorge, S. 29 ff.
559) S. 33, Hervorhebung im Original.
560) So wohl *Eberbach*, MedR 1986, S. 14 ff.
561) これに関して、*Zenz*, StAZ 1973, S. 257 ff.

子どもの間に起こり得る対立について唯一考えを巡らせているようである。原則的には、彼らの見解によれば、親にはおそらくつねに情報獲得権および拒否権があり、またそれによって単独の決定権が残っているとされる[562]。しかし、むろん「十分説得力のある根拠をもって、共同の決定へ至ることが、すでに方法として不可能である」と思われるときには、直接関係する承諾能力のある未成年者に単独の決定権が残ることになる。その際、*Koch* は、「親と子どもの関係がまったくうまくいっていない場合」の生殖ないし妊娠中絶に関する決定について考慮している。しかし、親と子どもが異なる見解である場合であれば直ちに、つねに「親と子どもの関係がうまくいっていない状態」に達しているとみなすのか、そうでなければこの対立事例には何が当てはまるか、ということが、*Koch* においても残されたままである。

d．*Lüderitz* の提言

Lüderitz[563]は、親の教育と答責性の中核を「自由になせるものであるが、撤回不可能でもないもの」と特徴づけている。それゆえ、彼は、たとえば社会法典第1編36条2項に沿った規定を提言している。すなわち、未成年者には、一定の——ここでは詳細に具体化されていないが——年齢から、医師による治療を受ける可能性が認められるが、社会法典第1編36条2項に対応させると、親には、未成年者の治療の決定を取り消す、ないし未成年者の意思に反して押し通すという権利が認められていなければならない、と[564]。したがって、親と子どもの共同の決定権は、初めから親の最終的な決定権限に有利なように作られているという。このことは結局、内的関係においては、

---

562) *Eser/Koch*, in: *Huber/Hiersche* (Hrsg.), Praxis der Gynäkologie, S. 21. 批判的なものとして、*Ulsenheimer*, in: *Dierks/Graf-Baumann/Lenard* (Hrsg.), Therapieverweigerung, S. 91., *Ulsenheimer* はこのような提言を矛盾したものとして評価している。

563) AcP 178 (1978), S. 263, 275.

564) 同意するものとして、*Kothe*, AcP 185 (1985), S. 105, 149 ならびに *Lipp*, Freiheit und Fürsorge, S. 36.

未成年者に親を越えて答責性を認め得る一方で、親の決定権限を、外的関係においては、18歳までとすることを意味する。民法1626条2項における現行規定は、この提言とほぼ等しいものである。

e．Spickhoff と Wölk の提言

　外的関係における最終的な決定権限に関する問題について、まったく逆の解決策を念頭に置いているのが、Spickhoffである[565]。彼は、親を立法論上決定の過程に介入させるような規定が考えられる、と述べている。もっとも、1999年以降の親子法改正法に関するオーストリアの草案に依拠して[566]、子どもとの内部的関係においてのみ、子どもに対して親が審問する権利および共同して発言する権利が認められる、とSpickhoffは考えている。ほんのわずかな侵襲ではない場合において、承諾能力を有する未成年者の承諾は、医師と子どもとの間の問題をくみ尽くして検討する機会が親に与えられていたのであれば、有効であるというのである。

　Wölkの提言は、これと類似しているように思われる。親の一般的な人格権を強調して、彼は、承諾能力のある未成年者に、治療的侵襲に関して、単独の決定権を認めようとしている。しかしながら、それとならんで、彼の見解によれば、親の教育権もまた残っている。教育権に基づいて、親の医師に対する情報請求権が発生するというのである。「完全に親の影響を受けないでいる」という主張は、未成年者の自己決定権から導かれるのではない。その内容によれば、この場合、詳細に根拠づけられているわけではないが、親への情報提供は、患者の説明を要求する権利に十分な範囲で対応するものである、というのである。およそ緊急避難と類似する状況での親への説明は度外視され得ることになる[567]。

---

565) *Spickhoff*, NJW 2000, S. 2297, 2300.
566) Öst. BMJ, JMZ 4.601 All - I. 111999, これを引用したものとして、*Spickhoff*, NJW 2000, S. 2297, 2300 in Fn. 26.
567) *Wölk*, MedR 2001, S. 80, 84.

Ⅵ. モデル６：手続き指向的な解決の端緒

医師にとっての法的安定性と、個々の事例における子どもの自律性の尊重との間の衝突について、*Lesch* は、単純な方法で解決を試みていた。彼は、医師のための「自由裁量の余地」を[568]要求し、それにともなって、場合によっては多くの人が抱く希望を率直に述べている。もっぱらそのような自由裁量の余地が不法行為法および刑法においてどのように解釈学的に実現され得るのかということについて、*Lesch* は説明していない。

Belling は、彼自身あらゆる年齢による限界づけを否定し、そのかわりに子どもの基本権を手続きによって厳格に保護しようとしたのであるが、彼は、*Lesch* の「自由裁量の余地」という考えを取り上げ、自由に医師が決定するために、現実に安定性を得られる領域を実現することを試みている。このことは、自主的な裁判上の手続きに基づいて実現される、というのである。そのような手続きは、治療について親と未成年者の判断が対立している場合に用いられ得る。この場合、侵襲が適法要件を備えているかについて不確実なまま実施される必要はない。親ないし子どもからこれについて訴えがあった場合、裁判所は、「親と子どもどちらに一定の医療措置に関する決定権限があるか否か」ということについて決定しなければならないが[569]、関与者が裁判所への訴えを放棄した場合、医的行為の違法性は、ここで権限を持つ者の承諾の欠如によってはもはや基礎づけられ得ない、とされる。

Belling は、*Zenz* の見解を援用して、自発的な裁判権という方法を提言している。法的基礎として、民法1628条が、司法補助官法（RPflG）14条５項との関連で相応して援用されている[570]。その際、強調されているのは、裁

---

568) *Lesch*, NJW 1989, S. 3209 f.; *Lesch* に続いて、*Belling/Eberl/Michlik*, Selbstbestimmungsrecht, S. 130.
569) *Belling/Eberl/Michlik*, Selbstbestimmungsrecht, S. 137.
570) *Belling/Eberl/Michlik*, FuR 1990, S. 68, 77.

判所は、治療内容ではなく、子どもが承諾能力を有しているか否か、について判断するにすぎないということである。Belling は、成長して成熟した度合いという測定困難な問題について決定することが裁判所には期待されている、と考えている。なぜなら、承諾能力の問題は多くの事例において明確なものであり、裁判所の決定を必要とすることは、ごくまれに、対立があった場合にのみ期待され得るからである、というのである[571]。

　これと同様に訴訟法上の解決の端緒に注目しているのが、主として Reuter である[572]。しかし、彼は、法的基礎として、Belling が援用した民法1628条よりも、子の宗教教育に関する法律（RKEG）7条を類推適用することのほうを選んでいる。この規定は、ここで未成年者の申立権がすでに法律上規定されていることから、より当てはまるとする。その際、Reuter は、指針として、まさに先の法がすでに完成されているところの、スイス民法典19条2項、28条を参照している。

Ⅶ. 第5章のまとめ

　未成年患者の権利を認めることはできないかという問題に、法学上の学説はとくに、承諾能力を法律上部分的成人制として規定するというやり方で対応している。その際、治療的侵襲の重大性および緊急性とならんで、繰り返し提言されているのは、承諾能力を部分的成人制として一定の年齢と結びつけることである。その際、民法上の学説の一部では、法的安定性という根拠から、成人を決定的な年齢による限界づけとして選び、それによって200年以上前からの法的状況の復活を支持している。

（菅沼真也子）

---

571) *Belling/Eberl/Michlik*, Selbstbestimmungsrecht, S. 136 f.
572) *Reuter*, AcP 192 (1992), S. 108.

第6章
承諾能力に関する提案とその固有の解決の糸口についての議論

Ⅰ．出発点と専門用語

1．出　発　点

ａ．事象としての承諾能力

　承諾能力を行為能力から分離することは、パラダイムシフトを意味する。つまり、元々、承諾能力は人の「本質的」な属性として理解されていた。承諾能力を有する人々もいれば、承諾能力のないグループもいた。こんにちでは、完全なる成年被後見人が——たとえ、それが健康扶助のような特定の限られた範囲のためであったとしても——行きすぎたものとして拒絶されていることからして[573]、（適切にも）われわれは承諾能力という概念を用いて個々の行為に焦点をあてている。その際に問われているのは、きわめて具体的な決定状況に対して承諾を行う能力があるか否かである[574]。

　未成年であることも精神病も、あるいは精神障害も、ある人に永続的に備わっている（本質的な）属性であるが、これらの属性は、具体的に論じられる状況において承諾能力が欠けていると判断するための十分条件ではない。

---

573) BT-*Drucks.* 11/4528.
574) *Amelung*, in: *Koch/Reiter-Theil/Helmchen*(Hrsg.), Informed Consent in Psychiatry, S. 109. 医療倫理学において同一の理解を示すものに、*Vollmann*, S. 36; *Beauchamp/Childress*, S. 121; *Diederichsen*, in: *Dierks/Graf-Bauman/Lenard*(Hrsg.), Therapieverweigerung, S. 98.

それゆえ、承諾能力は決して一般的には決定され得ず、ごく限定された、決断する際の内心における葛藤を考慮することでのみ決定され得るのである[575]。しかし、これを基礎として考えると、「承諾能力」を決定づける該当者の認識能力が、決断時の内心における葛藤から導かれる具体的状況下での事情よりも重要度が低いことになる。それゆえ、論者がここでも使い慣れた専門用語に固執しないのであれば、「該当者の承諾能力」ではなく、要するに「患者の能力に応じた決定事情」という言葉を基本的に用いなければならないであろう。

少なくとも、「承諾能力のない人」[576]や「承諾能力のある者」、あるいは完全に「承諾能力をもたない集団」[577]といった言い回しをやめることは論理的に首尾一貫している。それゆえ、近年の文献における表現を見ても非常に明らかなように、人は原則的には、多くの状況において「限定承諾能力の状態である」にすぎないと特徴づけられ得るのである[578]。

b．成人の手続き保障としての承諾権限

18歳以上の者について、われわれは、その者が、自律的に自らの身体の完全性を自由に処分する能力をあらゆる状況で有していると原則的に推定する。この推定は法律上、世話法が、潜在的に備わっている普遍的な承諾能力の否認を民法1896条以下のもとで裁判官の留保に帰属させている点に見いだされる。

いかなる裁判上の手続きにおいても、当該患者について一般的には承諾能

---

575) *Amelung*, in: *Koch/Reiter-Theil/Helmchen*(Hrsg.), Informed Consent in Psychiatry, S. 109.
576) たとえば、*Freund/Heubel*, MedR 1997, S. 347 を参照。
577) *Amelung*, Vetorechte beschränkt Einwilligungsfähiger.
578) *Freund/Heubel*, MedR 1997, S. 347; *Fröhlich*, Forschung wider Willen; *Amelung*, Vetorechte beschränkt Einwilligungsfähiger. 類似のものとして、*Prinz von Sachsen-Gessphe*, Der Betreuer als gesetzlicher Vertreter für eingeschränkt Selbstbestimmungsfähige.

力は否定され得ない。その世話が健康保護のすべての領域に対して要求されたとしても、個々の事案においては被世話人は承諾能力を有し得る。その場合、世話人の持つ承諾付与権限は、補充性の原則に従って消失する。この点については、民法1901条１項を参照してほしい。それゆえ、世話手続きは単に、承諾能力が存在することの強制的推定を破棄するものにすぎない。

このために、医的侵襲への承諾が一身専属的な行為である以上、いかなる承諾の留保も命ぜられ得ない。したがって、意思表示についての承諾の留保を内容とする民法1903条１項は、そのかぎりで、類推適用が不可能であると考えられる[579]。仮に1903条１項を事実行為に類推適用することが肯定されるとしても、治療行為への承諾に対する承諾の留保の可能性は否定されなければならないであろう。というのも、当該規定は、治療行為への承諾をも含む一身専属的な行為を、承諾の留保の例外としているからである[580]。それゆえ、成人の場合には、健康に関する事柄における承諾能力は、たとえそれが個別の事案においては否定され得るとしても、絶対的に、普遍的に推定されるのである。

２．専門用語

ａ．承諾能力と承諾権限

医的侵襲に関わる単独かつ自力による決定についての法的な権限はつぎのように、「承諾権限」として特徴づけられるべきである。

これと区別されるべきものに、いま現在の属性としての「承諾能力」がある。承諾能力は、平均的な成人が等しく具体的状況下で弁別能力と制御能力を持つために必要とされる臨床的な要素が実際に存在することを示すものである。これは、英国系アメリカ人の文献において一般に行われている「Competence to Consent」（ここでは：承諾権限）と「Capacity to Consent」（ここ

---

579) *Winkler-Wilfurth*, Betreuung und Heilbehandlung, S. 104 ff. m. w. N. 参照。
580) *Kern*, MedR 1991, S. 68 m. w. N. 参照。

では:承諾能力)との区別と合致する[581]。

この両概念の区別は、未成年の自己決定権をその未成年者が承諾能力を持っているにもかかわらず、制限することがどの程度正当化されるのかという問題を、規範的諸基準に即して、とくに法的安定性の利益に基づいて、議論するためには、必要不可欠であるように思われる。多くの論者が、承諾能力にとっては、「もちろん……未成年者の分別の成熟度と判断能力が問題となるのみならず、侵襲の意義、とりわけその侵襲の危険性も問題となる」[582]ことを認めるのであれば、承諾能力という概念の利用は少なくとも誤解を招くように思われる。依然として不明確であるのは、ここでは、侵襲の「危険性」がその決定状況をより複雑にし、それとともに該当者の認識能力への要求を高めていることがすでに前提とされているのか、あるいは、ここで「客観的な価値の序列」に基づいた規範的な基準としての侵襲の危険性が、要求された能力へ影響することが想定されているのかどうかである。つまり、自己決定権と法的安定性の利益との関係性がどのように評価されるのかは、依然として不明確なのである。ここでは、(法的な)承諾権限と(臨床上の)承諾能力を概念上区別することで、この不明確さは回避されることになる。

b. 承諾能力と承諾権限

区別されるべきなのは、自ら承諾を与える患者の事実上の能力と法的な権限だけではない。承諾権限が欠けている場合に誰が当該侵襲の合法性について決定するのかも、概念上は明らかにされるべきであろう。

多くの論者がオランダの例にならって12歳以上の未成年者に侵襲に対する「承諾能力」を、医師の推奨に基づいていれば、認めるとすれば、これはときとして子どもの法的な自立性をかなり早く認めるものであり、それととも

---

581) 同様のものとして、たとえば、die National Bioethics Advisory Commission (NMBC), Research Involving Persons with Mental Disorders Bd. Ⅰ, S. 18. さらなる英語圏における文献資料としては、前掲 Fn. 76.

582) *Pechsel-Gutzeit* und *Jäger*, 上述第5章1b参照。

にかなり自由主義的な姿勢であると評価される。しかし、実際には、12歳の者にそのように「承諾能力」を認めることは、つねに医師の助言に基づく場合にのみ支持されるのであり、草案1628条3項における女性法曹協会の提案においても同様の見解が示されている。草案1628条3項によれば、子どもには年齢や成熟度に左右されずに緊急適応のある侵襲への「承諾」を付与する権限[583]が認められるべきであるが、ただし、その侵襲は医師の助言と一致している必要があるという。結果的に、この見解に従っても子どもは自主独立して決定しているというべきではなく、単に医師の助言に承諾することが許されているにすぎないのである。それゆえ、治療方法や日時、場所を選択する主たる決定権や治療のその他の事情に関する主たる決定権は、依然として医師にあるのである。つまり、結果的に、幼い子どもに承諾権限が認められる場合にはつねに、主たる決定権は親から医師へと移動しているのである。子どもの観点からすれば、彼らは依然として「福祉的な後見」のもとにあるのである。

　未成年者の自由権を外見上認めることについて、同様にアメリカの法学者である Wadlington はアメリカの立法に鑑みて注意を促している。アメリカの立法によれば、婦人科の検査や避妊薬の処方あるいは中毒治療については児童および少年の「承諾能力」が法律上推定される[584]。

　この法律も、その他の立法根拠とは逆に、若年者の自己決定権を認めることをねらっているのではない。むしろ、国家が子どもの健康扶助についての国家自身の利益を混入させるような保健政策的な措置が問題とされているのである[585]。

---

583) E § 1628 Ⅲ, in: Juristinnenbund(Hrsg.), Neues elterliches Sorgerecht, S. 14 und im Anhang.

584) *George*, Consent and the emergency physician の概要を参照。Emerg Phys Legal Bull 1989, S. 1–7; *Markus*, die Einwilligungsfähigkeit im amerikanisch Recht.

585) *Waldington*, U-Ⅲ. L. Rev. 1994, S.311-335; *ders.*, Consent to medical care for minors: The legal framework, in: *Melton* et al. (Hrsg.), Childrens' Competence

そのような場合に、外観において子どもの自己決定権を是認している印象を与えないために、私見によれば、子どもに医師に勧められたことについての承諾権が認められる場合にはつねに、「承諾」ないし「承諾能力」ではなく、承諾（「assent」）権限という言葉が使われるべきであろう[586]。

II. 未成年者の承諾能力

承諾権限と承諾権限を含めた上述のモデルの議論の出発点となるのは「承諾能力」についての問いであった。その際、差し当たり唯一の問題となるのは、平均的な成人と同程度の権限を有した上で治療決定をなし得るためには、どのような臨床的に測定可能な能力を未成年者が持っていなければならないかだけである（II）。

その後に、たとえば親の権利や法的安定性の衡量といった第三者の利益により未成年者の自己決定権が制限されることが許されるのかどうかが問われるべきである。問題は、未成年患者に承諾能力が存在するにもかかわらず承諾権限が一定の状況下で否定されるべきかどうかである（III）。続いて、承諾能力を確定する権限とその手続きが問題となる（IV1.‐6.）。最後に、承諾能力が存在しない場合に該当者にかわって誰が決定をなすべきか、そしてどのような基準に従ってこの第三者の決定が行われるべきであるかを明らかにする必要がある（IV7./8.）。

1. 未成年者の承諾能力に関するドイツでの研究の状況

ドイツでは発達心理学はこんにちまで、健康にかかる事柄における未成年者の決定能力の究明に関心を示してこなかった。精神分析を行う発達心理学

---

to Consent, S. 57 ff.
586) 英米での日常用語における「assent（同意）」や「objection（拒否）」に関しては、たとえば、NBAC (Hrsg.), Research involving Persons with mental Disorders That May Affect Decisionmaking Capacity, Band I, S. 27 ff.

の観点からは、1995年の時点ではいまだ「弁別」や「判断能力」はドイツの心理学の文献ではほとんど議論のない概念と考えられていた[587]。児童の精神病学や少年の精神病学においては、「子どもにおける弁別能力と制御能力についての研究」[588]が存在する。しかしながら、この研究は刑法上の責任能力鑑定を援用するものである。そこでは、子どもの弁別能力が、刑法20条および21条の意味での規範意識ないし不法意識に鑑みて、探求されている。そこでは、この弁別能力の基盤として、情報を処理する認識過程が考察されており[589]、子どもの道徳的な判断能力の評価についてのいくつかの端緒が議論されている。しかし、刑法20条および21条による責任能力を対象とするこの研究においては、他律的に規定された規範の受諾能力が問題となっているのであるから、そこから得られる結論は、承諾能力の前提としての自律的な規範設定を行う能力を問題としているわれわれに対していかなる説明も与え得ないのである。

2．アメリカにおける承諾能力の研究

経験則を基礎に置く英国系アメリカの精神科学の伝統において、未成年者の健康に関する決定の能力は、前世紀の70年代から心理学と精神医学の側面から経験則的に研究されている。それとともに、とりわけ心理学者である *Garry Melton* と *Michale Saks* や精神医学者である *Appelbaum* や *Whitehorn* は80年代初めに、未成年者の健康に関する事柄についての決定能力の、すなわち未成年者の「承諾能力 (capacity to consent)」の体系的な研究に取り掛かった[590]。

---

[587]　*Dipold*, in: *Dierks/Graf-Baumann/Lenard*(Hrsg.), Therapieverweigerung, S. 39.

[588]　*Stolpmann*, Diss. med. Göttingen 1994.

[589]　*Stolpmann*, S. 2, 47 ff. および関係各所参照。StGB 21条および22条の規定内容については、*Wolfslast*, JA 1981, S. 464 ff. 参照。子どもの犯罪能力についての基準については、*Wolfslast*, in: FS für Günter Bemmann S. 20 ff.

[590]　*Grisso* と *Vielings* がはじめてこれに関する研究を行った文献として1978年の

a．アメリカのインフォームド・コンセント法理とドイツの承諾解釈学との比較可能性

アメリカ法のインフォームド・コンセントの枠組みは、その機能と内容において、すべての面でドイツの承諾解釈学と一致しているわけではない。アメリカの司法判断のうちのいくつかは、医師による説明の範囲の点で異なる要求をしている[591]。アメリカにおいては、たびたび「合理的な患者（reasonable patient）」の基準が妥当なものとして用いられている。それによると、平均的な合理的思考を有する成人が望む程度の情報提供が義務づけられている。その他の裁判所では説明義務の範囲において、「専門家基準（professional standard）」が依然として採用されており、それによると患者は医師によって通常行われる範囲でのみ説明を受けることができる[592]。

承諾能力に関してアメリカの学説において争われているのは、承諾能力を立証するためには結果的に合理的な決定（合理的な結果（reasonable outcome））が行われればよいのか、あるいは決定過程自体が首尾一貫していなければならないのか（合理的な選択（reasonable choice））である。未成年者の承諾権限の取扱いも統一されていない。というのも、未成年者への治療的侵襲の合法性がアメリカ法ではなく、各州の規定を通じて定められているから

Grisso/Vieling, Minors' consent to treatment: A developmental perspective in: Professional Psychology 1978, S. 412-417を参照。 続く経験的研究として *Melton*, Children's Conzepts of their rights, Journal of Clinical Child Psychology 1980, S. 186 ff. 同様に、Children's participation in treatment planning: Psychological and legal issues, Professional Psychology 1981, 246-252。 *Weitehorn/Campbell*, The competency of children to make treatment decisions, Child Development 1982, S. 1589 ff.; *Withorn*, Children's Capacities für Paticipation in Treatment Decision-Making, in: *Schetky/Benedek* (Hrsg.), Emerging Issues in Child Psychiatry and the Law, N.Y. 1985；ドイツの文献では、*Markus*, Die Einwilligungsfähigkeit.

591) *Giesen*, Medical Malpractice Law §21 und *Lidz, Meisel* et al., Informed Consent, S. 13 ; *Kroft*, Journal of International Law and Practice 1997, S. 457 ff.

592) この基準の意義については、前述2章を参照。

である。つまり、アメリカにおける法状況は統一的ではないのである。

「成熟した未成年者の法理（Mature Minor Doctrin）」という古きコモンローのルールは、22のアメリカの州ないしコロンビア特別区で、それぞれ異なる方法ではあるが、未成年者の承諾権限に関する法律規定を通じて成文化された[593]。それによると、21歳未満の未成年者でも、その者がすでに「成年（major）」である、つまり実際に成人の成熟度を有している場合には、基本的に治療に承諾できる。その際、各州での違いは、16歳から21歳までの間で、それぞれ異なる成年範囲の限界づけを用いている点だけにみられるのではない。各州は、「成人であること」についても完全に異なる基準を用いている。したがって、多くの州では高等学校の修了が念頭に置かれているが、その他の州では、彼ら自身がすでに親となった未成年者について、特別規定が用意されている。兵士である者も、往々にして通常よりも早く成熟しているとみなされる[594]。

しかしながら、ほとんどの州は、「親権から解放された未成年者の原則（emancipated minor rule）」[595]によって、さらに実際の成熟度を基準として考慮している[596]。ミシシッピ州の法律の詳細な定義によれば、提案された治療の結果を正当に理解・評価するのに「十分なほど知的である」者は、十分に成熟しているといえる[597]。不法行為法リステイトメント（Restatement of

---

593) *Markus*, Die Einwilligungsfähigkeit im angloameriknischen Recht, S. 96 ff.; *Belling*, Das Selbstbestimmungsrecht des Minderjährigen, S. 5 ff. sowie American Academy of Pediatrics, Policy Staement on Consent for Medical Services for Children an Adolescents (RE9309) を参照。

594) Nachweise bei *Appelbaum/Grisso*, Assessing Competence, S. 75.

595) *Wadlington*, University of Illinois Law Review 1994, S. 311, 322; *Markus*, Die Einwilligungsfähigkeit im angloamerikanischen Recht sowie *Belling* u.a., Das Selbstbestimmungsrecht und *Appelbaum/Grisso*, Assessing Competence, S. 75 f. を参照。

596)「自律的な未成年者のルール」に関する各国の種々の枠組みについては、*Wadlington*, University of Illinois Law Review 1994, S. 311, 322 を参照。

597) Miss. Code Ann. §§ 41-41-3 (h), zit. nach *Markus*, Die Einwilligungsfähig-

Torts）(1939) の59条によれば、未成年者が「侵襲の本質と結果を理解するのに十分なほど知的である」[598]場合には、その未成年者は承諾能力のあるものとして特徴づけられる。同様に、合衆国最高裁は「セントラルミズーリ出産計画対デンフェース（Planned Parenthood of Central Missouri v. Danforth）」[599]という有名な決定において、堕胎に承諾する未成年者の能力に関して判決を下した。文言上は承諾能力の定義は以下のように述べられた。すなわち、「その本質と結果を正しく理解する能力（ability to appreciate it's nature and consequences）」である。

承諾能力についての基準のたて方の点でも、そしてその不十分さの点でも、この公式は「本質と意義、そしてその射程を認識できること」とするドイツの判例公式と非常に似ている。したがって、精神科医である *Appelbaum* が結局は、承諾能力の臨床的な要素を *Amelung* とまったく同様につぎのように理解することも、なんら不思議なことではないのである[600]。つまり、具体的には、

説明のための話し合いのなかで伝達される情報の理解、

当該情報の意義を自身の価値体系のなかで判定する能力、

これらの要素を相互に比較する能力、および

それに基づいた決定を表現する能力である、との見解である[601]。

アメリカで行われている承諾能力の評価に関する経験的な調査は、これらの基準に基づいている。出発点において一致しているがゆえに、これらの基準はドイツの法状況にとっても有益なものであろう[602]。

---

keit im angloamerikanischen Recht, S. 96 ff.

598) Nach *Keith/Spiegel*, in: *Melton/Koocher/Saks*, S. 191.

599) 428 U.S 52 (1976). すでに先立って、der Supreme Court von Kansas 295 Kan. 301, 469, P.2d 330 (1970).

600) 上述第4章1節を参照。

601) *Appelbaum*, Assessing Competence.

602) 同様に、*Belling u.a.*, Das Selbstbestimmungsrecht des Minderjährigen, S. 5 ff.

b．アメリカにおける心理学的・精神病の研究の展開と現状

　治療に関する児童および少年の決定能力についての研究は、アメリカにおいて、70年代の終わりから行われてきた。心理学者である *Grisso* と *Vierling* は1978年に、未成年者の問題解決の戦略と社会環境による彼らの意思形成への影響可能性に関する発達心理学の学説を分析した。その際、彼らは、15歳以上の未成年者が健康問題に関して十分に答責的な決定を行う能力を有し、この点で、15歳以上の未成年者が成人に劣っているとする主張を根拠のないものと結論づけた[603]。

　彼らの研究以後、承諾能力に関する心理学の研究の多くは、*Grisso* と *Vierling* の考察を確認することとなった[604]。*Weithorn* と *Campbell*[605] の幅広い研究モデルは心理学の文献のなかでは一般に非常に高く評価されているが[606]、その研究においては、9歳、14歳、18歳、21歳それぞれ24人の合わせて96人が、自身の承諾能力についてテストされた。その際、インタビュー形式で仮定的な決定状況が描写された。被験者には、治療の選択肢に関してリスクや副作用も含めて説明されたうえで、自身が患者であると仮定して、決定が求められた。本研究の参加者が無記名でのインタビューのなかで内心における葛藤を再現し、自身の決定への到達を説明した後に、これらの返答は、別紙に書き写されたうえで、本研究のテーマも研究参加者も知らない無関係の専門家によって判定され、評価された。その際、評価の目盛として、与えられた情報の理解と処理とならんで、承諾能力に対する法学上の主観的基準、つまり決定への到達の内在的統一性（合理的な選択）も、結論の客観的合理性（合理的な結果）も重視された。結果として、専門家の評価において、14歳以上につき、それが成人の返答なのか、未成年者の返答なのかをもはや区別できないことが確認された。結論として、14歳以上の未成年者が自身の

---

603) *Melton*, Amerikan Psychologist 1983, S. 90, 100による引用。
604) *Kocher/Keith-Spiegel* (Hrsg.), Children, Ethics and the Law, 関係各所参照。
605) *Weithorn/Campbell*, Child Dev 1982, S. 1589-1598.
606) *Melton*, Amerikan Psychologist 1983, S. 101.

問題解決戦略や決定戦略、そして決定能力の点で成人とはまったく相違ないことが認められた。それゆえ、通常は14歳以上の承諾能力は是認され得るというのである。

9歳以下の子どもは、決断時の内心における葛藤を本質的に把握する能力があると判定された。子どもが決定へと到達する過程はその理由の合理性の点で成人に劣るとはいえ、その過程も、結論の信頼性や客観的な合理性の点で、成人とほとんど異ならない。

非常に類似した知見が、1980年から、*Abramovich*[607]や*Sussamon*と*Flechter*[608]、そして*Lewis*[609]らによるカナダの研究からもたらされている。カナダの州の多くで7歳以上の子どもが臨床研究への参加を断る権利を持つことから、*Ondrusek*や*Abramovich*は――もちろんごく限られた無作為抽出検査ではあるが――この年頃に子どもは研究参加を拒否する能力を有するのかどうかについて調査した。その際、彼らは、7歳児には「承諾（assent）」能力、つまり当該参加を断る能力が認められ得ないが、これに対して14歳の者には通常、この能力が認められるという推定に至った[610]。

c．承諾能力に対する帰結

この経験則に基づくデータは個別の事案における未成年者の能力についてなんら説明をなしていないのではあるが、このデータによって、健康に関す

---

607) *Abramovich et al.*, Children's Capaciy to consent to participation in psychological research: empirical findings. Child Devlopment 1991, S. 1100-1109.

608) *Sussmann/Fletcher*, Participation in biomedical research: The consent process as viewed ba children, adolescents, young adults, and physicians. Journal of Pediatrics 1992, S. 547-552.

609) *Lewis*, A Comparison of minor's and adult's pregnancy decision. American Journal of Orthopsychiatry 1980, S. 446-453.

610) *Ondrusek/Abramovitch/Pencharz/Koren*, Emirical examination of the ability of children to consent to clinical research, Journal of Medical Ethics 1998, S. 158-165.

る決定を行う未成年者の能力が決定過程の質や結論においても成人に劣っているとする広く行き渡った考えが不適切であることは明らかとなる[611]。

それゆえ、上述した妊娠中絶事例におけるツェレ地方上級裁判所のように[612]、平均的な素質を持つ17歳の若い女性が妊娠中絶に承諾する十分な能力を「一般に」行使できないことを裁判所が前提とすることは、現実を無視している。

論者が、16歳または17歳の者に対して自身の身体の完全性についての自己決定権を一般的に否定しようとするならば、その論者は規範的な基準の根拠づけに苦心しなければならない。一般的な命題によれば、「未成年の子どもはその年齢ゆえに（いまだ）十分な自己決定を行えないのであるから」[613]、その子どもは法定代理人を必要とするのであるが、その命題は十分に裏づけられた心理学研究を軽視していることになる[614]。

たしかに未成年者の承諾能力の探究に関する分野で先駆的な心理学者である Garry Melton が適切にも強調しているように、承諾能力に関する経験則的な社会的研究の結果は、法が通常の承諾権限についてさまざまな判断をなす余地を残しており、したがって、法が経験的知識に拘束されないということを、十分に認めるものである。しかし、承諾能力という概念を「純粋な」法的概念であると理解しようとする者も[615]、自らの規範的な考慮をさらに開かれたものにするためには、Melton が述べたように、「人の成長や社会状況に関する所与の認識で」その考慮を方向づけなければならないのである[616]。

---

611) 同様に、児童心理学および青少年心理学からは、Kind, Zeitschrift für Medizinische Ethik 2001, S. 363 f.
612) NJW 1987, 2307-2308. この点については、上述第4章2dなどを参照。
613) Lipp, Freiheit und Fürsorge, S. 5 ff.
614) 上述 Lipp の文献。
615) Lipp, Freiheit und Fürsorge, S. 44 ff. これに理論的な基礎想定の点で従うものに、Taupitz, Gutachten A zum 63. DJT.
616) Lipp, Freiheit und Fürsorge, S. 44 ff. 結論の点で Taupitz も同様であり、彼は

III. 承諾権限についての規範的基準の意義

承諾権限がもっぱら承諾能力によって決せられるわけではないことを正当化できる法的利益はどのようなものであり得るかについて、以下で考察する。

1. 親の配慮

親の配慮が子どもの自己決定権と衝突し得ないという基本的な想定は、こんにち、明らかに問題のないものとして考えられるべきであろう。親の配慮の本質は信託という性質であり、その目的はもっぱら「子どもを自己決定と自己答責へと導くこと」に基づいている[617]。それゆえ、親の配慮は、それが子どもの非自立性、つまり自律性を行使するのに十分な能力をいまだ持っていないために必要とされる場合においてのみ、そしてそのかぎりで存在している。これに対して、未成年者が現実に自己決定を行う能力を有している場合、親の配慮はその目的が脱落するゆえに消失し、しばしば引用される *Gernhuber* の言葉によれば、「揮発する」のである[618]。

それにもかかわらず、子どもは成人に達するまで包括的な代理権限という意味での親権のもとに属するとする反対意見は大衆意識に固着化し、法学上の文献においてもまた同様に主張されている。この反対意見は近時、一身専属的な権利に未成年者が承諾することに関する議論のなかで、*Pawlowski* によってふたたび持ち出されている[619]。*Pawlowski* の考えによれば、子ど

　　　絶対的なものとして理解される14歳での線引きの提案を発達心理学における学説に依拠させている（上述 Fn. 268）。

617) *Böckenförde*, in: Essener Gespräche, S. 64, 65 m.w.N.
618) *Gernhuber/Coester-Waltjen*, Familienrecht, 4. Aufl., § 57 VII 7 ; *Diederichsen*, in: *Dierks/Graf-Baumann/Lenard*(Hrsg.), Therapieverweigerung, S. 98 f.; このかぎりでのこんにちの支配的見解および文献における学説状況の資料については、*Lipp* S. 30, 35 ff.
619) FS für Hagen, S. 1 ff.

もの部分的成人という概念は親の配慮への侵害を意味するとし、この Pawlowski の考えを、前述のように[620]、Lipp は取り上げている。

しかしながら、この考えはすでに始まりからして苦難を味わう。この考えは、親の権利は法的に親に固有のものであることを出発点としている。それゆえ親の基本権や子どもの基本権は相互に競合し、対立し得る自由の領域として互いに対置され得るかもしれない。しかし、親と子どもの間の権利関係をそのように理解することは、法学史上時代遅れであるとみなされなければならない[621]。

親の配慮が1979年7月1日の配慮権改正法によって徹底的に改正され、「親権」という概念が「親の配慮」という概念と置き換えられたことで、立法者は概念上として見ても、親の配慮が義務と結びついたものであることを明確にした。

親の配慮は義務と結びついていると立法者が何度も公言しているにもかかわらず、配慮という概念が親に固有の権利であると学説上[622]、判例上[623]、そして一般的な法意識においても、頑固に考えられているならば[624]、この

---

620) 上述第5章4a参照。

621) *Böckenförde*, in: Essener Gespräche, 関係各所参照；*Jeand'Heur*, Kindeswohlbegriff aus verfassungsrechtlicher Sicht 1992, 関係各所参照。憲法上の議論や国会での委員会協議については、*Herdegen*, FamRZ 1993, S. 375参照。

622) たとえば、*Palandt-Diederichsen* 58. und 59. Aufl., zu § 1631 BGB 参照。

623) BGH 1986（水道用ゴムホースがしつけに際して用いられることが許容されるかに関するもの）.

624) ドイツにおける法定編纂の権力概念が法継受後の1896年のBGBの権力概念と同様に後見（Curatel）的の意味での「管理」から導きだされていることからすると、そのような解釈はすでに1979年以前の段階で誤ったものといわざるを得ない。したがって、1756年のCodex Maximilianeus Bavaricus Civilisでは親権について、つぎのように述べられている。すなわち、「父権は支配であり、この支配を父親は自身の子どもに対して法に従って行使すべきである」（*Palandt* zu § 1626を参照）。1812年のオーストリア民法典（ABGB）においては、親権は139条で規定されており、そこには子どもの「生命や健康を配慮し、子どもに充分な養育費を確保し、子どもの身体的、精神的能力を発展させ、宗教および有

現象は、そのようなものを「親権」と理解していた歴史的なおおもとの根源へと立ち戻らなければならなくなる。それゆえ、親権が法意識や日常用語のなかに「生き続けている」ことを説明するものとして、以下では親の配慮の歴史的な発展について概観することとする。

a．私法史の変遷における親の配慮──概観

ローマ法の家父長権（patria potestas）やアリストテレス的な政治における家長の権力という概念からしても、親の固有の権利としての親「権」は長い伝統をもつ。しかし、親の配慮が目的関係的な、そしてときには制限される義務として位置づけられていると理解する逆の見解も、およそ新しいものではないのである。このような理解を基礎にしているのは、とくに *John Locke* や *Samuel Pufendorf*、とりわけ *Christian Thomasius* のかつての啓蒙主義による自然法的構想である。

私法史における親の配慮の二つの思想史上の伝統について、ここでは非常に概略的に述べることとする。

b．親の配慮に関する家父長権の歴史的展開

家族法上の親権の評価は長い間、子どもに関して包括的かつ利己的に決定するための、物上支配として構想された権利へと方向づけられていた[625]。

ローマの十二表法の文章まで立ち戻ると、ローマ法において父親は「家の子ども」に関する無制限の支配権を有しており、しかも固有の利益であった[626]。家庭内の規律は刑法に属しているわけではなく、家父長の所有権の

　　用な知識に関する教育を通じて子どもの将来の福祉の基礎を形成すること」と規定されていた。
625) *Böckenförde*, in: Essener Gespräche, S. 61.
626) *Erman-Michalski*, Rn. 2 vor § 1626 BGB 参照。ローマ法ないし法制史上の発展における成人市民に対する配慮の意味での「治療（cura）」の種々の形態については、*Holzhauer*, Empfiehlt es sich, das Unterbringungsrecht neu zu ord-

第 6 章　承諾能力に関する提案とその固有の解決の糸口についての議論　*171*

発露であった[627]。生殺与奪の権利（ius vitae necisque）を父親は有しており、この権利によって父親には、自分の子どもを望むままに処罰し、売却したり、担保としたりすること、つまり、とりわけ子どもの労働力を自己の利益のために一時的または継続的に委譲することが認められていた。かつては、さらに、子どもを望むままに婚約させたり、結婚させたりすることができ、その際、子どもの同意は必要ではなかったという[628]。それ以外の場合は事情によっては子どもが高齢になるまで家にとどめておくことができ、この法的地位から解放されるのは、妻として婚姻して配偶者の支配下に移行しまたは夫として 3 回「売却」され、それらによって「後見解除（Emanzipation）」の法的地位を獲得した者だけであった。家の子どもは法的な意味では人ではなかったので、財産を取得することができなかった。むしろ、父親と子どもの「人格的同一性の擬制」が重要とされていた。子どもが手に入れたものは、自動的に親の財産になった。ローマ法上は子どもの教育に関する法的義務はまったく存在せず、子どもの教育は単に道徳上の義務であった[629]。

中世前期、中期、後期のドイツ法では、家の子どもは、類似の方法で法的権利を持たない地位にあった。シュヴァーベン法鑑においてもザクセン法鑑においても、子どもを権利主体とする言及は見当たらない。身分法は存在していない[630]。それでも、ドイツ法では、*Thomasius* が指摘したように[631]、父と息子の法的な人格的同一性は認められず、それは、2 つの分離した財産が観念されるようになった可能性を示唆している[632]。もっとも同様に、「監督権」、つまり後見は、ドイツ法によれば、およそ子どもが父親に頼って暮

---

　　nen? Gutachten B zum 57. DJT, S. 12 ff. を参照。
627）*Mommsen*, Römisches Strafrecht, S. 16 ff；*Schumacher*, S. 7 ff.
628）*Schumacher*, S. 8.
629）*Schumacher*, S. 11; *Kaser*, ZRG(RA) 58 (1938), S. 62, 74 ff.
630）*Schumacher*, S. 52 ff.
631）*Thomasius*, De usu practica tiuli Instituionum de patria potestate, cap. 2 p. 10.
632）*Schumacher*, S. 66 f. und 294 f.

らしている間は、つまり、およそ経済的な自立を獲得するまでは、継続していた[633]。

カノン法においても、子どもの法的地位がほとんど認められていない。*Thomas von Aquin* ははじめて、アリストテレス的考え方とは異なり、息子に「神事（rebus divinis）」という一身専属的な表象において、つまり一身専属的な事柄において自立という性質を与えようとした[634]。

ローマ法の継受後、ふたたびわれわれはローマ法の家父長権を都市法のなかに見いだす。子どもは生きている間、または少なくとも自分の家庭を築くまでは、父親の支配下にいる。しかしながら、家父長権の根本的思想は、もはや古代ローマ的な利己的支配ではなく、おそらくむしろキリスト教的な思いやりのある父親の像に依拠しているといえる[635]。それにもかかわらず、親権は依然として包括的なものであり、子どもの権利は詳細には規定されなかった。それでも、多くの都市法では、たとえば1605年のハンブルグの都市法では、父親が子どもを扶養する義務のみならず、父親が子どもを教育し、子どもを良い人間となるように導く義務も挙げられている[636]。

子どもを権利の主体として理解するまったく新しい考えは、近代の自然法において、たとえば *John Locke* や *Samuel Pufendorf*、とりわけ *Christian Thomasius* らによる啓蒙が始まることでもたらされた。ローマ法的な家父長権を最も強烈に批判した *John Locke* は、親権を支配としてではなく、親の教育義務の発露であると理解した。*Locke* は明らかに、親権は親の権利というよりはむしろ親の義務として特徴づけられると主張している[637]。すでに *Locke* は、子どもが自分のことを自分で世話するほどに成熟している場

---

633) *Erman-Michalski*, § 1626, Rn. 2 vor § 1626 参照。
634) *Thomasius*, De usu practica cap. 2.
635) *Coing*, Frankfurter Reformation, S. 11; *Schumacher* S. 185.
636) *Schumacher*, S. 193 参照。
637) Second Treaties of Government Chapter Ⅵ, § 56, § 65, nach *Schumacher*, S. 213.

合には親の配慮は本質的に後退していくものである、ということを理解していた[638]。教育という仕事が完遂されたならばただちに、父権も終了するというのである[639]。

　Samuel Pufendorf も同一の主張をする代表者のひとりである。彼は、親の配慮という義務はその内容に従えば子どもの教育に方向づけられているのであり、それは子どもが自立を獲得すれば終了すると教えている。1672年の Pufendorf の自然法理論は、意思自由という人格はすべての者に等しく固有のものであるとする想定に基づいている。子どもという存在は、彼の理論によれば、親にいっそう類似した人格になるものである。それゆえ、子どもは自然的権利の点で親と平等であるとされる[640]。Pufendorf は、子どもが十分な権利主体性を備えたものであると考えた最初の者である。はじめて、父親と子どもとの法律関係を考えることができ、父親が子どもに対して不法を実現するという状況が根拠づけられ得るようになったのである[641]。親の宿命的な義務は、子どもを共同社会で生活する人間に育てるという点に存在する。というのも、その性質が社会と関係を持つ存在としての人間を形成することであるからである。このことだけをもっぱら理由として、親は、子どもの福祉のために教育上活動するのに必要なすべての権利を有しているのである[642]。親子社会（societas paterna）の目的構想から直接的に生ずるのは、そ

---

[638] Second Treaties of Government Chapter Ⅵ，§ 55, § 74.

[639] "The first part of the Parental Power, or rather Duty, which is education, belongs to the father that it terminates at a certain season; when the business of Education is over it ceases of it self.：親権の最初の部分は、より厳密にいえば教育という義務の最初の部分は父親に属しているのであり、それはある時期に終了する。すなわち、教育という仕事が終了した時点で、親権それ自体も終了するのである。"

[640] De iure naturae et gentium, Cap. 2, lib. 6 § 1, 4.

[641] *Schumacher*, S. 223.

[642] これとならんで、Pufendorf は親の配慮の2つ目の基礎づけとして、契約論的な前提を論じている。それによると、子どもは、委任のない業務執行の原理と同じように、その子ども自身の利益において扱われるべきこと、それゆえに親

の時間的な制約である。問題となるのは、「cessante fine, cessat actio, cessat adeo et status ex pluribus actionibus compositus：(行為の) 目的が脱落することで行為も脱落し、そしてより多くの行為から組み立てられる法的地位も脱落する」というルールである[643]。親子社会は、Christian Thomasius が推論するように、子ども自身が狭義の教育をもはや必要としない場合には、必然的にその存在を終えなければならないというのである[644]。

この基本的想定は、やはりこれに続く後の自然法理論と Immanuel Kant の合理主義にとっても標準的となっている。Kant の法論のなかで§30に以下のように述べられている。「親とともに家族を形成する家の子どもは、自身の自己決定能力という財産を獲得するだけで、これまでの依存関係を解消する契約を結ぶことなくとも、成年になるのである」。これに対応するのが、1776年、1777年の講義のなかでの Kant の教育論の草稿である。子どもがこの世に生まれたときの「原始的」で「無思慮」な状態を変えるために、さしあたって「規律またはしつけ」[645]が必要であるという。もちろん、子どもを

が子どもの教育を配慮すべきことを暗黙裡に説明しているという。この二つ目の基礎づけは、Christian Thomasius の批判によって価値を認められるには至らなかった。Schumacher, S. 214 ff. を参照。

643) Thomasius, Inst. § 52 ff.
644) Schumacher, S. 229による引用から、Institutionum Jurisprudentiae Divinae Libri Tre, 7. Aufl. Halae, Magdeburgicae 1720, § 53. 教育の目的を通じて条件づけられる親の配慮の消失を想定するのはほかに、たとえば、Christian Wolf, Jus naturae methodo scientifica pertractatum, in: ders., Gesammelte Werke, 2. Abteilung, Lateinische Schriften, Band 17-24, Hildesheim 1972, § 779; ders., Vernünfftige Gedancken von dem gesellschaftlichen Leben der Menschen und insbesondere dem gemeinen Wesen, in: Gesammelte Werke, 1. Abteilung, deutsche Schriften, Band 5, Hildescheim 1975,§122. また、たとえば Immanuel Kant といった後の自然法論は、親子関係に対する Pufendorf の理解に立ち入り、彼のプロイセン普通国法への影響も職業選択といった詳細な点で論じ、あるいは Christian Thomasius による Pufendorf の考えのさらなる発展を扱った。詳細は、Schumacher, S. 217.
645) Kant, Über die Erziehung, München 1997 (1803), S. 3, 4; Zitelmann, Partitur,

導くのに「訓練すること」ではいまだ不十分であって、むしろ、「子どもが考え方を習うことのほうが主として重要」なのである。必要なのは「人格についての教育であり、自立していて、かつ、共同社会のなかで一員となっているが、自ら内面的価値をもつ、自由に行動する存在を育てること」である[646]。必要不可欠な強制を、自身の自由を活用する能力を習得することと一致させたいという願望から *Kant* が推測したのは、子どもが自分自身をまたは他人の自由を侵害しないかぎり、子どもを「幼少時代からあらゆる面で自由にさせる」ことが顧慮されなければならないということである。「それゆえに、子どもとは目的それ自体なのではなく、自ら成長しなければならないという使命にさらされているのである。教育とは、成年すなわち *Kant* のいう人という存在をようやく生み出すところの、意識的に形成される過程である」。教育学者である *Oelkers* は *Kant* の教育論をそのようにまとめている[647]。かつての啓蒙学者にとっては、親権は教育の目的が脱落することで自動的に終了したのである。

　その時間的な制約を最初に *Kant* は年齢による限界づけに固定しようとした。教育が終わるのは「自身の性質によって人が自ら、自分自身を導くようになったとき」であるという。「基準となるのは、性に関する本能が形成される年齢である。というのも、おおよそ16歳になるまでに、その者は父親になることができるのであり、自らもまた教育することになるからである」[648]。

　先駆者として教育学の観点からの親の配慮の内容について研究を進める *Zitelmann* は、精神史の変遷における子どもの福祉と子どもの意思に関する

　　　S. 43 sowie *dies*., Kindeswohl und Kindeswille, S. 147 ff. 参照。
646) *Zitelman*, Partitur, S. 43 f による引用から *Kant* a. a. O., S. 32.
647) *Oelkers*, in: *Oelkers/Lehmann* (Hrsg.), Antipädagogik, Herausforderung und Kritik, S. 112; *Zitelmann*, Partitur, S. 44 参照。
648) *Kant* 1997 (1803), S. 28. この点に関して教育学の分野におけるカントの教育理論の継受に関しては、*Zitelmann*, Partitur, S. 44.

著書[649]のなかで、*Friedrich Schleiermacher* を取り上げた。1826年の「教育学講義」のなかで *Schleiermacher* が基礎とした子どもの教育に対する考え方によれば、教育における強制が正当化され得るのは、子どもが――ないし大人になってから――事後的にその強制に合意する場合に限られる。しかし、*Schleiermacher* にとって問題は、人が一様にこのことを知り得ないことにあった。さらに、事後的合意の推定を根拠とするこの理論における問題点は、*Schleiermacher* にとって、時の経過にともなって変容を遂げる人格という概念である。彼はつぎのように問うている。「人生における一時点がその後の他の時点のための単なる手段としてこのその後の他の時点のために犠牲にされ得ることが、一般に承認されてもよいのであろうか？」[650]。現在の必要性を無視することは、この行為が将来に向かっている場合にのみ、倫理的に見て是認できるとする理解から、*Schleiermacher* は、現在の必要性を充足することと将来に合わせた教育を行うこととの目的衝突を解消し、そのためには子どもに自身の将来に対する理解をますます深めさせることが必要であると主張した。「われわれはこの関係で二つの正反対の終局点を考慮しなければならない。その一つは、子どもはやはり長い期間を従順に過ごさなければならないことである。もう一つは、しかし、最後にはその意思は完全なる自立性と是認を獲得しなければならないということである。したがって、まず一度、その意思を従順というひもにくくりつけ、それから独立させる準備もさせるという二重の使命が課されているように思われる」[651]。「子どもの意思の発展が小さければ小さいほど、それだけその意思は是認されないようになり得るし、本来的には自分で決定すべき人生において管理を必要とするようになる」のであるから、子どもの意思が抑圧されることは許されないというのである[652]。

---

649) *Zitelmann*, Kindeswohl und Kindeswill, 関係各所参照。
650) *Schleiermacher* 1983 (1826), S. 46 ; *Zitelmann*, Partitur, S. 44 f. 参照。
651) *Schleiermacher*, S. 48 (Hervorheb. Im Original), *Zitelmann*, Partitur, S. 45 参照。
652) *Schleiermacher*, S. 219, *Zitelmann*, Partitur, S. 45 参照。

子どもを成年へと育てるのと同じほどにいま現在の子どもを尊重するという考え方を指針に教育の過程を形成しようとしたSchleiermacherの願いは、教育学者であるZitelmannがこんにち確認しているように、親と子どもとの関係が現代発達心理学によって非常に多種多様に描かれているにもかかわらず、現在にいたるまで教育学を反映する核心であるという。すでに事前に局所的な終局点が存在しているであろうし、親の権威はしだいに弱まっているということを理由に、若者の成年性をある一時点には拘束しないとSchleiermacherが主張する点で、彼はかなり時代に先んじた存在であった[653]。

　かつての19世紀の大規模な法典編纂は、啓蒙主義を自然法的に強く受け入れるとの特徴を有していたが、ここにはたとえばバイエルン・マクシミリアン民法典（1765年）や1772年のプロイセン普通国法、その特徴をそれほど強く示すものではないがもちろん1804年のフランス民法典、そして1812年のオーストリア一般民法典も挙げられる。これらの法典編纂では親の配慮の義務拘束性が非常に強く指摘され、親と子どもの権利義務関係が盛り込まれている。プロイセン普通国法は、「親と子どもの相互の権利義務について」という章で773の条項にわたって、親と子どもの関係について規定している。「父権」はそこでは、「後見原理」と置き換えられ、その際、当時のコンメンタールの評価によれば後見という概念によって、親権は子どもの利益のなかに存在し、それゆえ他者利益的であると表現されているという[654]。

　ロマン主義やFichteの法論、Schelling、そしてHegelのドイツ観念論によってはじめて、新しい家族の概念がもたらされたように思われる。新しい家族概念は個人的権利を土台とした家族概念とは反対の極を描いている[655]。家族関係、つまり子どもとの関係よりも上位に位置づけられた婚姻関係は、自

---

653) *Zitelmann*, Partitur, S. 46 ff.
654) *Schleiermacher*, S. 325 ff. その他の多くの資料については前掲 Fn. 73.
655) *Schleiermacher*, S. 379 ff.

然と倫理観にのみ従属する特権的なものになっている。国家はふたたび、子どもがおおよそ教育されているかどうかを監視する役割に押しとどめられた[656]。いずれにしても、子どもは親の監視のもとにあったので、いかなる権利も与えられ得ず、不自由であったという[657]。

　自由主義的で市民的な世界において、家族はふたたび（法的な）その価値の引き上げを経験したようで、その価値の引き上げによって、家族はその地位をまたもや国家のなかで認められることとなった。ヘーゲル学派の法観念において、家族はふたたび統一し、その構成員の自意識は家族の統一に基づいてその本質を見いだした[658]。「人格的同一性」という概念が19世紀に新たな形で戻ってきたのである[659]。*Schumacher*は*Helgel*と*Schnelling*の観念論を「威嚇的に感じられる啓蒙時代の包括的な立法」に対する反応として特徴づけている。家庭内のことは法から自由な空間として返還されるように請求されたという[660]。それゆえ、19世紀が進むにつれ、父親による管理の点で父親を可能なかぎりほとんど制限しないという傾向が形成されている[661]。

　（ドイツの）普通法は、家族を法から自由な空間として考えるこの構想によって特徴づけられ、もっぱら法共同体の成立のみが法的決定の対象となっていたという。*Schumacher*は、*Savigny*やその他の当時の論者の家族関係に関する法の構想を取りあげる*Ungerer*の記述[662]を特徴的なものとして描写し

---

656) *Fichte*, Grundlegen des Naturrechts, § 39 参照。
657) *Fichte*, Grundlegen des Naturrechts, § 55.
658) *Hegel*, Rechtsphilosophie, § 158.
659) *Schumacher*, S. 382の引用による*Schlegel*, Ideen, Athenäum 3 (1889). いっそうの拒絶は19世紀の終わりに人的統一性の擬制をもたらした。*v.d.Pfordten*は人格的同一性という全体的なドグマをローマ法にとってまったくなじまないものと捉え、それを当時の法律家の単なるでっち上げであると考えている（Abhandlungen, S. 118 ff.: *Schumacher*, S. 422 参照）。
660) *Schumacher*, S. 382 ff. 参照。
661) *Bluntschli*, DPr, § 221, S. 659. 父親は管理権を有しており、「それゆえ、より上位の後見人の規則に従った支配を受けない。」*Schmacher* S. 415による引用。
662) System des österreichischen Allgemeinen Privatrechts Ⅰ, S. 216 f.

た。そこでは以下のように書かれている。「つまり、家族関係においては、法の使命は、家族関係の成立と解消という形式面の決定に制限される。それゆえ、その中身とこれに関するテーマは法の領域には属さず、自然と倫理観の範囲に帰属するのである。……したがって、法は、ある部分では家族関係の法的な存在を確実なものにし、ある部分では、不確かな関係の多くに外見上の存在を保障するための手段を与えることに制限される」。1863年と1865年のザクセン民法典は現行民法典（BGB）施行前のドイツにおける最後の大きな民法典編纂であり、現行民法典の「さきがけであってゲネプロ」であると評されているが[663]、それは、「普通法に基づく親権の完成形」[664]と考えられている。親と子どもの関係に関しては、ザクセン民法典に復古的な性格を確認できる。ザクセン民法典は完全に父親による後見の考えに基づいている[665]。子どもの意思にそぐわない職業選択を決定する場合にのみ、後見裁判所に仲介が依頼されることがあり得る（ザクセン民法典1804条）のであり、それ以外の場合は、親は子どもの教育に関していかなる釈明もする必要がなかった[666]。

　この19世紀後期の精神的な土壌を基にして、1896年の現行民法典の1616条以下は成立した。「法から自由な空間の理論」は、Schmacherが確認したように、「現行民法典の立法者に一定程度影響した」のである。現行民法典についての最初の研究報告者委員会のなかで家族法の編纂者であったPlanckは、家族内部が法から自由な空間であることを家族の「自然的で倫理的な適法性」によって根拠づけた。実りある家族生活は法規範や法の強制によっては実現され得ないというのである[667]。1896年民法の草案に関する協議を見

---

663) *Wieacher*, PrGN, S. 464. *Schumacher*, S. 428による引用。

664) *Planck*, Entwurf eines BGB für das Deutsche Reich: Familienrecht, Begründung 2, Abschnitt II, Titel 1-6, S. 1360.

665) *Schumacher*, S. 429.

666) *Schumacher*, S. 432.

667) *Planck*, Entwurf eines BGB für das Deutsche Reich, Familienrecht, Begründung 2, S. 1259 f. この理由についての詳細な再現資料については *Schumacher*, S.

ると、親と子どもの民事訴訟をできるかぎり回避しようとする傾向が認められる[668]。しかし、これは子どもの法的地位を意識的に放棄することを意味していた。子どもに対する権利を部分的に認めるとする提案には異議が申し立てられ、子どもの権利が是認されるとすると、父親の権威は縮小し、「家族の連帯」が阻害されるであろうといわれていた。ドイツ帝国議会のなかの保守的勢力は、未成年者の同権を求める動きと未成年者の共同発言権を認めることを抑制するという点にあらわれているような譲歩を強いたのである[669]。1896年民法典にあらわれているように、家族法の規制緩和を求めるドイツ帝国議会の多数派の強い主張は、完全に意識的に、子どもに権利を認めないことで「しつけと秩序」に影響を与え、「反職階的」家族が社会的に形成されつつあるというまったく正反対の社会的現実と矛盾した家父長的な家族を守ろうとするものである[670]。現行民法典の立法動機にはつぎのようにある。「さらに適切にもヘッセン草案の立案動機には、法律が親子間の訴訟を差し迫った必要性もないのに許容すべきではなく、持参金義務を法的義務として認めないことで強められる子どもの親への依存心が家庭内のしつけと秩序の促進手段として間接的に良い影響を与えるものであると強調されている」[671]。そして、財産上の配慮の領域で満16歳以上の部分的成年性を盛り込む提案に関して、以下のように書かれている。すなわち、「訴訟請求において見込まれる裁判所による親の管理には疑義がある」という。「この干渉によって、場合によっては裁判所に訴える可能性がある時点でもうすでに、親の権威は弱体化する。すなわち、若者が自身の親に対抗して裁判所の助力を今すぐにでも要求できる場合には、家庭内に不本意な争いがもたらされるであろう」[672]。守られるべきとする「家族の連帯」はうわべだけであり、間

---

437 ff. も参照。
668) *Schaub*, GeschGr, S. 253, 297 ff.
669) *Zenz*, AcP 173 (1973), S. 527, 529.
670) *Zenz*, AcP 173 (1973), S. 527, 529.
671) Motive S. 718, zu § 1500, bei Mugdan, S. 380.

接的には、権利が認められない点で親に依存する「若者」に対する権威の強化が望まれた。したがって、──たとえ訴求可能でないとしても──子どもに尊敬と従順を教え込む法的な義務（家族法部分草案（TE-FamR）283条）を法的に是認することに関して意見の一致が見られ[673]、家庭内で奉仕する子どもの義務（家族法部分草案288条）についても同様の結論に至っている。

それにもかかわらず、1896年民法での親権ははじめから「自益後見（tutela fructuaria）」として構想された。「権力」という概念は「子どもの福祉を巡る管理」から導き出され[674]、つまりは、この概念は、権力を身体的な強制力の行使とする今日の日常的な理解を示すのでも、たとえばドイツ刑法240条の暴行概念を示すのでもない。親権は、すでに1896年の記録に残っている立法者の構想によれば、人的な配慮と財産的な配慮から形成されている。その内容に従えば、親は原則的に後見人と同一の義務を有しているはずである。親の配慮の場合には──後見の法的義務とは対照的に──倫理的なものにすぎないこの義務の性質が依然として決定的なのである。「親権者と子どもとの間の自然的で緊密な関係は、より自由に形成されなければならず、後見機関が家族生活の内部に侵入することを回避し、親権者の権威を保持するために」、裁判所の監視から可能なかぎり遠ざけられなければならないという[675]。

c. 1949年までの歴史的展開のまとめ

それゆえ、民法1626条以下の意味での親の配慮は、19世紀の精神的な土壌に根ざして成立したのであり、強力な父親の包括的な権力という特徴をもっており、この権力は、ローマの家父長権と比較すると、それが成年年齢に達することで終わるという点でのみ異なるにすぎないことが明らかであ

---

672) Prot. I, S. 7607 f. *Schumacher*, S. 339における再現。
673) Bei *Schumacher*, S. 442.
674) *Palandt-Diederrichsen*, Vor § 1626.
675) Motive, S. 802 zu §§ 1544-1553.

る[676]。親子関係に法から自由な領域を認めることは、民法典の公布時点では、自然的で倫理的な親との関係のなかで子どもが最大限自由に育ち得るとする *Fichte* と *Schelling* の観念論的な考えには根ざしておらず、むしろ、その目的は説明したように父親の権威の強化であり、それとならんで国家の干渉から家族を保護するものである。

d. 1949年以降の基本法に従った親権とその継受

基本法の施行後も、基本法6条1項において依然として家庭の自律性は国家による干渉から保護されている。しかしながら、こんにち、親の配慮と教育の原則的なこの優位性は、もはや記録に残された（民法典の）立法者の考慮によっては支えられていない。むしろ、この家庭の自律性は、ナショナリズムの経験と、将来の世代を――全体主義政権に典型的に備わっている――国家による教育権の請求から守りたいとする願いに根ざしている。これは、*Böckenförde* がいうには「家庭の自律性を国家による度を越した取り締まりと介入から守るための必要不可欠の砦」なのである[677]。

はじめてワイマール憲法できっかけがつくられた「親の権利」は、懸念されていた社会主義的な共同体教育に反発する努力によって促進されたと評価されているが[678]、この「親の権利」を引き継ぐことで、基本法は、ナチズム的な全体主義の教育権への国家による過度の干渉と対抗している。基本法の規定は、「親の権利」がワイマール憲法とは異なって組織規範としてのみ理解されるわけではないという点でワイマール憲法の規定を超越している。むしろ、基本法の規定は意識的に基本権のカタログに載せられている。この個人的権利という構想は補強に、とりわけ基本法1条3項によって立法者を

---

676) *Schumacher*, S. 458.

677) In: Essener Gespräche zum Thema Staat und Kirche, Bd. 14, S. 54.

678) そのかぎりで、そして「親の権利」の歴史的展開については、*Böckenförde*, in: Essener Gespräche, S. 56 参照。彼は、ワイマール憲法の規定のさらなる理由として、文化闘争の余波を挙げている。

拘束することにも資するものである[679]。

　子どもに対する親の基本権的地位を構築することは意図されていない。「名宛人や義務を負うている者は子どもまたは任意の第三者ではなく、主権に基づいて行動する国家権力である」[680]。

　全体主義政権の意味で青少年を教育することを国家が要求することに対する懸念とあわせて、1949年以降、民法1626条の解釈に基本法6条に従った親の権利が継受される過程で、発達心理学の知識が盛り込まれている。その知識によれば、子どもは「非常に良い設備のある住まいよりも母親の汚れたエプロンのなかでずっと厚い世話を受ける」[681]ものであり、あらゆる公的教育は病原的で犯罪誘発的な構造を背負わされているという[682]。基本法6条1項は、親の権利が子どもではなく国家に対する権利であるという意義を有しているが、この意義は子どもの権利主体性に関する1968年の連邦憲法裁判所決定によって、すでに、憲法上明らかにされたものと考えられている[683]。それによると、基本法6条1項はさしあたり制度的保障として、国家が家庭に干渉し、これを乱すことから家庭を守る基本権を規定している[684]。次いで、特別な規範として、基本法6条2項と3項は親子関係を規定している。基本法6条2項1文は、親による教育が国家による教育に優先することを強調している。基本法6条の中核的な意義として連邦憲法裁判所は「国家との関係における……親の活動の自由裁量」を強調している。基本法6条は、国家が

---

679) *Böckenförde*, in: Essener Gespräche, S. 57 は、各州の憲法における異なる強調にも理解を示している。

680) *Böckenförde*, in: Essener Gespräche, S. 59; 連邦憲法裁判所の判例を取り上げる *Hedegen*, FamRZ 1993, 374, 376も参照。また、*Hertwig*, Verfassungsrechtliche Determinanten des Minderjährigenschutzes, FamRZ 1987, S. 124-130.

681) *Lempp*, Kindeswohl und Kindesrecht, ZblJugR1974, S. 125-139.

682) *Zenz*, AcP 173 (1973), S. 527, 533.

683) たとえば、*Simitis/Zenz*, Seminar: Familie und Familienrecht Bd. 2, S. 12 ff.

684) BVerfGE 47, 46 (1977-"Sexualkundeunterricht"）、また BVerGE 6, 55, 71 f. (1957) も参照。

親による教育に対して「監督者」として、そしてその限りで干渉することへの拒否権を親に認めるという古典的な意味での基本権であるという[685]。子どもに対する親の基本権上の法的地位を基本法6条は保障していない。

Schleiermacher の、また、その時期の教育学的観点を法律学に導入したのは *Gernhuber* であったが、彼は法律学の文献のなかで1964年に親権の本質について以下のように説明している。「しかし、子どもに自己答責的な人格へと至る道を示し、障害を取り除いてそこへの到達を容易にしてやるべきだとする他者利益的な権利には、緩やかに揮発する傾向が内在している。したがって、親権の固有の意義を考慮するためには、親権があらゆる生活領域で段々と縮小しつつあることを是認すべきであり、そのあらゆる生活領域のなかでは法律上の取引はいかなる規格化された基準も必要としない」[686]。

家族法の学説における支配的な見解は、*Gernhuber* の提唱した公式に従っていて、その公式によれば、親の配慮とは単に、子どもの自己決定権を実現する[687]のに必要な義務を特徴づけているにすぎないという。それによると、教育的支配は子どもの自由への侵害なのではなく、現在と将来の自己決定の必要条件なのである[688]。これに応じて、自分で決定を下す子どもは親の配慮を侵害するものではない。というのも、親の配慮は、子どもが自律的に行動できるのと同時に消失するからである。これによれば、親の配慮と子どもの自己決定権は相互に補完し合うものであるから、親子間の基本権上の地位の衝突は調整されるべきとする *Kürger* の理論[689]の価値は認められ得ない[690]。それゆえ、子どもの自己決定権に歩み寄る親の権利という考えは、

---

685) BVerfGE Beschluss vom 19. 9. 1968, FamRZ 1968, 578.

686) *Gernhuber*, Lehrbuch des Familienrechts, S. 517.

687) Lehrbuch des Familienrechts, 1. Aufl. 1964, S. 51; *Böckenförde*, in: Essener Gespräche, S. 63および関係各所参照; *Herdegen*, FamRZ 1993, S. 374 ff. jew. m.w.N.

688) *Böckenförde*, in: Essener Gespräche, S. 63 参照。

689) *Hildegard Krüger*, FamRZ 56, S. 329, 335.

690) *Reuter*, AcP 192 (1992), S. 108, 118; *Böckenförde*, in: Essener Gespräche zum

継受されていると評価できる。

e．児童の権利に関する条約における親の配慮

　前世紀の終わりに、子どもの法的地位は、とりわけ児童の権利に関する条約が批准されたことで、強化されることとなった。すでにはじめに指摘したように、「ドイツ諸州により民主的に構想された連邦のための評議会（Kuratoriums für einen demokratisch verfassten Bund Deutscher Länder)」は基本法6条の文言を、子どもの自己決定権を強調するものに変更するように提案した[691]。その際、基本法の文言が変更のないままに維持されているにもかかわらず、統一条約後にも民法1626条以下と同様に基本法6条の解釈がすべて、批准された児童の権利に関する条約に準拠すべきことが強調されている点はここでも重要となる。この解釈は子どもに対して、その年齢とは関係なく、その子どもが自己決定を行うことができる場合には自己決定権を保障し、そして自身に関係するすべての決定において情報を受ける権利と審問を受ける権利を保障するものである。ヨーロッパ基本権憲章を可決してから、シュトラースブルグにある欧州人権裁判所とならんでルクセンブルグにある欧州司法裁判所も、子どもの自己決定権を認める権限を与えられている[692]。児童の権利に関する条約12条2項1文は、子どもに関係するすべての領域で子どもの考えを考慮することを保障しているが、これはそのままの文言でヨーロッパ基本権憲章に24条1項3文として引き継がれている。同2文では、子

　　Thema Staat und Kirche; zuvor bereits Schwerdtner, Kindeswohl oder Elternrecht ? AcP 173 (1973), S. 227 ff.; *Zenz* , zur Reform der Elterlichen Gewalt AcP 173 (1973) S. 527, 537 ff.; a. A 参照。しかしながら、*Schmitt Glaeser* は配慮権の1980年の改正に痛烈な批判を加えている。Das elterliche Erziehungsrecht in staatlicher Reglementierung: Ein verfassungsrechtlices Essay zum "Gesetz zur Neuregelung der elterlichen Sorge" vom 18. Juli 1979, Bielefeld 1980. *Zietelamann* S. 50による。

　691) 上述第1章を参照。
　692) ヨーロッパ基本権憲章24条を参照。

どもの自由な意見表明の権利が児童の権利に関する条約13条に対応して書きしるされている。

　親の配慮ないし子どもの共同決定権の目的を上記のように明確にしようと、すでに、数十年間の堂々巡りの議論を経て、1979年の配慮権改正[693]は試みている[694]。親の配慮の根本的な改正は、1958年7月1日の平等法と、連邦憲法裁判所からの法律改正要求によって、必要となった。この改正は、1979年に数年間の政治闘争の後に終了した[695]。配慮権の大幅なこの改正の流れのなかで、教育の模範も基本法の基準に応じて新たに公式化された。「子どもは従順であるべき」[696]をモットーにこんにちまで広く受け入れられていた教育の模範が、「自律的にかつ自己答責を意識して行為する子どもの能力およびそのような子どもの欲求を育てること」とする模範に置き換えられたことに誤解の余地はなかった[697]。

　法務委員会はこの理由について以下のように説明している。「すべての教育の最も重要な目標は、子どもの自己答責的な人格の発展にある。成年になることでこの目標が達成されるのであれば、子どもに適宜その心構えをさせることが必要である。子どもが成年に達するまで、主として命令と服従によって形成されているような親子関係は、この使命を果たすことにほとんど適していない。むしろ、子どもは年を重ね、是非の弁別を身につけるにつれ、その年齢に応じた自立性を獲得するように導かれなければならない」[698]。Zitelmann は、この前提と志向を、「啓蒙主義の思想史のなかで発展した教育の理解と後見の構想」とほとんど同じであると考えているようである[699]。

---

693) 1979年7月19日に公布された BGBl. I , S. 1661.
694) 親権の改正に関する前史も参照のこと。Zenz, AcP 173 (1973), S. 527-546.
695) 立法過程については、Erman-Michalski vor §1626 BGB a.F., Rn. 5 および Diederichsen, NJW 1980, S. 1 ff. を参照のこと。
696) Staudinger-Donau, 10 und 11. Aufl., zu §1626 BGB a.F., Rn. 4.
697) BT-Drucks. 8/2788, S. 48 ないし BT-Drucks. 13/8511, S. 65 参照。
698) BT-Drucks. 8/2788, S. 34.
699) Partitur, S. 49. さらに、Staudinger-Salgo, §1631, Rn. 27 参照。

「父権」は1979年に最終的に「親の配慮」という概念に置き換えられた[700]。上述のように、すでに民法典の公布時に、「権力」という概念からは、権力概念のこんにちの日常用語的な意味での身体的強制ではなく、(財産を)管理することが示されているにもかかわらず、身体的に痛みを与えるという意味で権力を理解する日常用語的な考えに近づくなどということは、もはや是認され得ないことと考えられている。「権力」という概念は、親子関係を理解するのにはもはや時代遅れな考えであると考えられており、民法草案の理由のなかにもそのように書かれている[701]。たとえ法律の文言のなかで親の義務ではなく「親の権利」が問題とされているとしても、新たに公式化された民法1626条2項は、とりわけ「子どもの基本権適齢」を考慮するべきであり、立法理由にもそのようにある[702]。親権についての*Gernhuber*の主張によれば、「子どもに自己決定のための能力を与える」という親権の目標は、文献でさまざまな理由づけによって記述されるところの、教育を次第に独立していく過程と考える傾向となっているとされるが、このような*Gernhuber*の主張は1979年の配慮権改正において取り上げられている。それとともに、かつての啓蒙主義の自然法的な考えは400年後に、実定法となった。しかし、そのように理解されるべき親の配慮という考え方は、1979年に最終的に法の文言が変えられる以前にも、連邦憲法裁判所の判例を理由に妥当していた。

f．親の配慮と承諾能力との関係についての推論
aa．原則的なこと

すでに、行為能力から承諾能力を分離させた「リーディングケース」であ

---

[700] BT-*Drucks.* 8/2788. *Erman-Michalski*, Rn. 5 Vor § 1626 参照。
[701] 批判的なものに *Zenz*, AcP 173 (1973), S. 527, 540 f. 彼は1896年の民法典草案の時点での根拠づけを超えて「現代的な」親子関係の積極的な特徴づけを求めている。
[702] *Zenz*, AcP 173 (1973), S. 527, 537 f. 参照。それによれば、このなかには、明らかに*Gernhuber*的な立場を示す表現も見られるという。

る連邦通常裁判所民事裁判集29巻33頁の最初の評釈のなかで、家族法学者である *Boehmer* は1959年に、当該事案で本刑事部が、承諾能力を有する未成年者の自己決定権によって親の配慮が制限され得ると考える理由を理解できないと述べている。すでに当時、当たり前のこととして理解されていたのは、未成年者に自己決定を行う能力が認められる時点で、その未成年者は「親権から解放」されていて、親の代理権の侵害は問題とならないということである。*Lenckner* も、第5次刑法改正法のなかで計画された16歳以上の妊婦に部分的成人を認めることが親の配慮の侵害であると批判する論者に、ほとんど理解を示していない。また *Lenckner* は *Gernhuber* を引用して以下のように述べている。「未成年者に自己答責的な人格へと至る道を示し、その障害を取り除く」ことが親の配慮の意味であると理解される場合には、部分的成人という概念は親の配慮と矛盾するものではあり得ない[703]。親の代理権は「子どもの法的地位を制限するもの」として理解され、この制限は「子どもが判断能力をもたず、したがって自身で行動できない場合」、つまり明らかに保護を必要とする場合にのみ正当化され得る[704]。それゆえ、親が治療に承諾または反対できるぐらいの配慮を子どもに対して及ぼす親の権利には、承諾能力を通じて内在的な制限が付されているのである[705]。

したがって、自己決定を基本的に保障することと、近年 *Lipp* が考えている[706]ように、承諾能力を持つ未成年者を親の強制的な関与による保護に従属させることとは、両立し得ないのである。部分的に配慮が後退するとする構想は、*Lipp* が指摘するような、承諾能力を有する子どもが親の「支え」

---

703) *Lenckner*, in: *Eser/Koch*, Sterilisation Schwangerschaftsabbruch, S. 182, ff. またすでに、ZStW 72 (1960), S. 446 ff.

704) そのかぎりで適切なものとして、BVerfGE 72, 166, 170を参照する *Lipp*, S. 30 ないしその他の文献を参照。しかし、*Lipp* はそのような場合でさえも、成人に至るまでの親の承諾権限について理解を示している。

705) 児童および青少年が悪性の病気に罹患している際の治療に関する連邦医師会の学術審議会の態度決定も参照。

706) Freiheit und Fürsorge, S. 34.

を必要とし得ることを否定するものではない[707]。自己答責的な人格へと至る道の途上では、やはりときとして「障害を取り除いてそこへの到達が、容易にして」やらなければならないのである[708]。したがって、身体的な福祉に関する配慮に含まれているのは、治療契約を結ぶ親の義務ないし治療の資金調達を確実にする親の義務である。なぜならば、未成年者はまだこれらの能力を有していないからである。未成年者には行為能力が欠けているだけではなく、通常は運転許可も与えられていないから、親は未成年者を場合によっては病院まで連れていかなければならない。

bb. 代替的または重畳的な承諾要件の提案について

親の承諾が未成年者の承諾とならんで代替的に有効であるとする規定を設けるとの提案も、承諾能力を有する未成年者の承諾とならんで親の承諾も重畳的に必要であるとする規定を設ける提案も、理論的な理由からも実務的な理由からも説得的ではあり得ない。親と承諾能力を持つ未成年者とがともに作用を及ぼすという提案はすべて、必然的に患者と親との衝突に対する規定を前提としている。患者と親の意見が一つでないならば、結局は、誰が最終の決定権限を持つのかが決定されなければならない。

Koch が、「説得的な理由に基づいて共同決定への到達がすでに手続き上の理由から不可能であるように思われる場合」には単独の決定権は未成年者に属していなければならないであろうと述べていることからも、基本的に二重の承諾義務の法的規定は余分なものである。親子関係が異常な状態でなければ、実務においてはいずれにしても共同決定への到達は行われる。これは、少なくとも、重大な決定が問題となっている場合には、是認されうる[709]。その際、子どもに単独の決定権がある場合であっても同様であろうとする推

---

707) Freiheit und Fürsorge, S. 36での *Lipp* の用語による。
708) *Lenckner*, in: *Eser/Koch*, Sterilisation und Schwangerschaftsabbruch, S. 192.
709) 類似の考えとして、*Spickhoff*, NJW 2000, S. 2297, 2300.

論は適切である[710]。すべての関与者のコンセンサスが得られることは、実務においてたしかにしばしばあることで、また望ましいことであるが、しかし、決定権限に関する法的規定はまさしく紛争事例に対する解決を準備するものである。

　代替的および重畳的承諾のモデルは文献において、まさしく即座に実用的ではないと評された[711]だけではなく、とりわけ理論的に誤っているとされている。民法1626条2項は親の配慮が後退的な義務と権利であることを明確にし、共同の決定権を内在的関係のなかでのみ保障しているのであるから、この条文とそれらのモデルとが両立し得るかについては疑念をもつのが適切である[712]。

　承諾能力を有する子どもとならんで親になんらかの参加権を認める考えも同様に身上配慮の本質と両立しない。そのかぎりで、たとえば1999年のオーストリアの親子法改正法草案には問題があるように思われる。その改正法草案によると、患者の承諾は、承諾能力をもつ未成年者の親が、単に取るに足らないとはいえない侵襲が行われる際に、子どもと医師とその治療について徹底的に議論する機会を有する場合にのみ有効であることになる[713]。これを行った医師は、子どもに対する守秘義務に違反している[714]。

　たとえば、たしかに当該患者は移植に関して承諾能力を有していたが、通常の免疫抑制剤の服用は患者によっていまだ予期され得ず、そのかぎりで子どもは親の管理を必要とするので、子どもがたしかに承諾能力を有しているが、親に対する保全的説明が行われるべき場合にのみ、親にも情報提供が行われるべきである。*Spickhoff*は1999年のオーストリアの草案を、合目的的で現実に即した規定であると評し、親が「度を越して」決定過程から排除され

---

710) *Spickhoff*, NJW 2000, S. 2297, 2300.

711) *Rouka*, Selbstbestimmungsrecht, S. 130.

712) 単独の決定権を認める論者を参照するものとして *Voll*, S. 68 ff. を参照。

713) *Spickhoff*, NJW 2000, S. 2297, 2300による引用。

714) 子どもに対する守秘義務については、上述第4章2ｄ．ｂｂ．を参照。

るべきでは「ない」と考えたが[715]、この場合、もっともなことであるが、Spickhoffはこれに対してたったひとつの実質的な理由も援用できていないのである。Ulsenheimerがすでに EserとKochの提案に関して述べたことが妥当する。つまり、Ulsenheimerによれば、子どもに承諾能力があるにもかかわらず、親に継続的な拒否権と決定権または情報を受ける権利を認めることは、首尾一貫していないとして否定されるべきであるというのである[716]。

(冨川雅満)

2．承諾権限と法的安定性の利益——一定の年齢による限界づけの提言について

Peschel-Gutzeit、Rouka、Beitzke らによる16歳という一定の年齢による限界づけの要求[717]は、子どもの法的地位を質的に改善するための提言としては、同様に納得のゆくものではあり得ない。

a．世話法上の裁判官留保を16歳に引き下げることについて

16歳未満の者は承諾無能力であると法的に擬制するならば、このことは結論において、「行為能力によって定型化された年齢による限界づけ」[718]の基礎となっていたところの、承諾能力は地位の記述であるという時代遅れの構想への逆行を意味することになるであろう。英国法およびオランダ法におけると同様に、家族法改正法8条（イギリス）とオランダ王国民法447条1項を手本として、16歳以上は承諾能力があると法的にみなそうとしても、承諾能力を剥奪するための世話法上の裁判官留保を18歳から16歳に下げることでは児童と少年の法的地位の質的な変更をほとんどもたらしえないであろう。

---

715) NJW 2000, 2298, 2300.
716) *Ulsenheimer*, in: Dierks/Graf-Baumann/Lenard (Hrsg.), Therapieverweigerung, S. 91.
717) これについての説明は第5章4.a.以下を参照。
718) *Geilen*, Einwilligung und ärztliche Aufklärungspflicht, S. 86.

AldersonとMontgomeryによれば、イギリスの改正家族法が実務に及ぼした転換とは、治療拒否が医的に是認できない場合には、16歳以上の者であってもなお承諾無能力と判断されるということである。その場合には、承諾能力は精神的成熟に欠けるからではなく、単に精神病を理由として否定されるのである。Re.W. 事例[719]では、神経性無食欲症に苦しむ16歳の少女が治療上の食餌療法の指示を拒否した。彼女はさしあたり承諾能力ありとみなされた。しかし本事案が上訴裁判所に上がったときには、彼女の容体は生命の危険を伴うほどに悪化していた。彼女のより過酷でない治療の希望、とりわけ、人工栄養の取り外しを妨げるものである、両腕の固定の拒否は、いまや彼女が精神疾患ゆえに承諾無能力であるということを根拠に、退けられたのである。AldersonとMontgomeryはこの文脈において以下のことを指摘する。すなわち、イギリスが改正家族法と児童法（1998年）を経験したことは、承諾については16歳以上の部分的成人を認めることによって、16歳以上の少年が今までよりも遥かに数多くの事例で精神疾患を理由に承諾無能力と判断されることになると推定される端緒となったというのである[720]。

デンマークでも、同国で1998年に施行した患者の権利法で同様の経験をしている[721]。同法は、15歳以上の少年に単独で承諾する権利とともに、治療の拒否権を認めるものである。デンマークの医事法の文献では、この規定は並々ならぬ問題を孕んだものとして記述されているが、その理由はたとえば神経性無食欲症の思春期にある少女はあらゆる治療形態を拒否することができるからである。15歳のレシピエントは、免疫抑制剤の服用を拒否できるのである。その場合、デンマークでも患者の意思に反する治療は、精神病の診

---

719) [1992] A ALL ER 627、これは *Anderson und Mongomery*, Health Care Choices, S. 34から引用した。

720) Making decisions with children, S. 85 ff. 神経性無食欲症に苦しんでいる者の法的地位とその者らの承諾能力についてのイギリスにおける判例については、全面的に *Draper*,Journal of Medical Ethics 1998, S. 5-7を参照。

721) Gesetz Nr. 482 v. 1. Juli 1998; これについては第4章参照。

断に基づいてのみ、すなわち精神病を理由とした承諾無能力に基づいてのみ、行うことができる。だが、これに関して英国法とは異なりデンマーク法によれば裁判官の決定は一切必要とされていない。精神疾患の存在を医師が確認すれば足りるのである。ここに、デンマークでは実務において、少年の治療拒否が十分な答責性に基づいていないと思慮される場合にはつねに、精神障害の診断が——それによって承諾無能力を証明するために——なされているとされているが、ここには十分な根拠あると思われる。

b．一定の年齢による限界づけと少年の発達との非両立性について

　16歳という一定の年齢による限界づけは、標準的、包括的な治療決定に関する平均的判断能力についての統計には適しているであろうが、個人差のある少年の発達および治療状況の多様性には適していないだろう。発達心理学においては、同年齢の子どもの承諾能力は個人差のある知的能力、知的経験、そしてとりわけ社会的背景によって大きく異なるということが出発点となっている。一定の疾患のある場合を除き、発達心理学には年齢との相関性はほとんどない[722]。

　80年代からアメリカの健康心理学で追求された「健康と病気の心的描写」の探究は、どのように「平均人」が健康を理解して概念化するのかを研究する[723]。これによると、こんにち心理学では、異なる社会的グループの健康と病気の表象ははっきりと区別されるということが出発点となっている[724]。また、少年の健康と病気は階層特有的であるのみならず、文化特有的にもまったく異なって概念化されているということも、十分に証明されているとみなされている。そのため、ドイツの少年は病気、医師、病院をより強固に中心に置いた健康概念を有するとされているが、他方でフィリピンの同年代の少年は「身体」と「身体性」の連想を遥かに多く挙げるのであ

---

　722) *Dixon-Woods* および MBJ 1999, S. 778.
　723) *Flick*, psychomed 1998, S. 5 により多くの指摘がある。
　724) *Flick*, psychomed 1998, S. 5 f. により多くの指摘がある。

る[725]。

　慢性疾患に苦しんでいる児童には、身体意識および病識がとりわけ著しく早く発達する。慢性疾患の児童——たとえば、何年もの透析の経験または腫瘍もしくはリウマチの治療——は、病状の悪化、病院状況、そして治療に起因する身体と自由への侵襲によって数多くの経験を積んでいるとされる。そのため、事情によってはすでに6歳の患者が新たな救急治療の手順を、同一の病気にはじめて直面している成人よりも遥かによりはっきりと認識し、概観することができるとされる[726]。精神分析医 Diepold は、脳腫瘍のある9歳の女児患者が、一度目の治療の後に必要であることが明らかになった2度目の手術の後、新たな放射線治療と必要不可欠となった3度目の手術を拒否したと記述している。彼女は明らかに新たな治療は無意味であろうことを「知って」おり、ゆえに目前に迫った死に徹底的に向き合ったというのである。

　Diepold は、その仕事において重病の児童によって得られた自己の経験から、子どもの弁別は不快な事情においても、大人たちが従来考えていたよりも明らかに発達しているということを結論づける[727]。慢性疾患の児童は、治療の要件かさもなくば治療の限界を十分に把握することができるというほどに、明らかに速い成熟の過程を経験したのである。経験に基づくこの学識は、家族構造、親の教育スタイル、そして家族のなかでの尊重次第でまったく異なって用いることができるのは確かであるという。

　かかる要素は発達心理学の従来の研究の端緒の大部分で考慮されていないままであるため、比較的新しい心理学の文献では固定的な発達図式は批判されている。文脈上の、とりわけ精神的な重要性をより深く考察することが求

---

[725] *Schäfer*, in: *Trojan/Sturm* (Hrsg.), Gesundheit fördern statt kontrollieren, S. 84-93.

[726] *Melton*, American Psychologist 1983, S. 99-103, *Alderson/Montgomery*, S. 51 ff. また、*Thurke*, in: *Flick* (Hrsg.), Alltagswissen über Gesundheit und Krankheit, S. 160-176; *Flick*, psychomed 1998, 5-9 などに散見される。

[727] *Diepold*, in; *Dierks/Graf-Baumann/Lenard* (Hrsg.), Therapieverweigerung, S. 43.

められる。というのも、精神的な重要性は年齢よりも遥かに強い程度で児童の成熟に影響を与えるからである。心理学において長らく支配的である「ピアジェの視点（Piaget-Perspektive）」は適切な研究を今日まで挫折させてきたという。比較的新しい調査はすべて、14歳という年齢を平均値として確認したが、病識と答責性のある行為に関しては同じ年齢層のなかでも極めて激しいばらつきを示したのである[728]。

c．一定の年齢による限界づけと規制の内容の多様性との非両立性について

　成熟の進行速度が個人によって異なることとならんで、「治療的侵襲」と理解されるべきものすべての複雑性もまた——16歳にするにせよ18歳にするにせよ——一定の年齢による限界づけの難点となる。問題となっている措置の多様性は歯科医の虫歯治療から脳外科手術にまで及ぶ。その違いは非常に著しいため、すなわち「その後の人生の幸福」にとっての影響は大いに異なりうるため、状況に応じて承諾能力は同じ病気の患者同士でもまったく異なって評価されるべきなのである[729]。

　これらの要素に対して年齢は非常に影響力が弱いと思われるため、年齢のみに即した法的規制は恣意的に感じられるといわれる[730]。年齢は、自己決定の保障にとっても必要な保護の保障にとっても、人為的な障害には一切ならないだろうとされる[731]。

d．一定の年齢による限界づけの提言についての結論

　法的安定性のために16歳または18歳という固定した年齢による限界づけを要求する提言は、65歳以上の者からはつねに運転免許を剥奪するという提言

---

728) *Diepold* 前掲書。
729) このことを指摘するのはとりわけ *Neyen* である。また、*Ulsenheimer*, in: *Dierks/Graf-Baumann/Lenard* (Hrsg.), Therapieverweigerung, S. 76も参照。
730) *Appelbaum/Grisso*, Assessing Competence, S.75 ff. 参照。
731) *Rosato*, Rutgers L. Rev. 1996, S. 1, 5.

とまさしく同じくらいほとんど納得のいかないものである。16歳未満の未成年者は多くの事例で自己決定権を奪われるであろう。逆に、社会的成熟が遅れている16歳以上の少年は、保護されないであろう[732]。残念ながらまさしく後者には、低い教育段階にあって、不安定な生活のなかで成長する社会的に弱者の家庭の出身である数多くの少年が属している。まさにこの患者の場合に医師の介入、とりわけ少年精神病学の介入が、しばしばとくに緊急性の高いものとなりうるのである。16歳という固定された年齢による限界づけから必然的にそうなることなのであるが、承諾無能力の確認を世話法の裁判官留保にかからせて、介入を遅らせる、それどころか介入を挫折させるのであれば、これは恐らく社会的により弱者の家庭の出身である少年への重大な危機および差別となるであろう。

3．医師の扶助原理への立ち戻り

年齢への立ち戻りよりも明確であると思われるのは、未成年者への侵襲を一般的にまたは少なくとも一定の範囲内で、正当化事由である医師の扶助という客観的原則によって根拠づけるという着想である。

a．治療的侵襲一般に関して

医師の扶助原理が決定的であると考えようとするのであれば、適応があり注意深く実施される治療的侵襲は原則的にすべて正当化されるものとみなされるべきであろう。未成年者の人格権は、未成年者が承諾権を持つことによって考慮されうるといわれる。女性法曹協会の提言にはこれに対応する規則が盛り込まれている（草案1628条3項参照[733]）。このような構想にとって有利に働くのは、いわゆる「代諾」が結局のところ自律性原理よりも、子どもの福祉という客観的基準により関わりがある、ということである。

---

732) *Hafen/Hafen*, Harv. Int'l L.J. 1996, S. 449, 462も参照。
733) 付録Bに掲載。

第6章 承諾能力に関する提案とその固有の解決の糸口についての議論 197

　承諾無能力の未成年者の治療の場合の「キーコンセプト」となるのは子どもの福祉の概念であって、代理権の意味における推定的意思ではない[734]。身体的健康のために配慮する場合、親に与えられる裁量の余地は、すでに述べたように、教育の問題の場合よりも明らかに小さい。ここでは親と裁判官は医療専門家の評価に頼らざるを得ないため、緊急かつ適応のある治療をしないことは直ちに民法1666条の意味での配慮権濫用を根拠づける[735]。したがって、結局いずれにしても医師の判断が「最終決定」を意味するならば、治療的侵襲の問題において決定権限を最初から医師に移すのは、さしあたり当然のことと思われる。

　だが、このような規制は基本法6条2項とも、同2条2項1文による承諾能力ある未成年者の自己決定権とも両立しないであろう。女性法曹協会がこのことを断固否定しようとも、子どもへの医師による治療的侵襲に関する医師の本来の権限は親の配慮への侵害を意味するであろう。

　客観的には緊急かつ適応のある医師の介入の場合であっても、親ないし承諾能力のある患者には介入の方法に関してデザインをする余地が残されている。親ないし子どもは医師または病院を選択し、治療の方法を決定する[736]。緊急かつ適応がある場合であっても、入院治療か通院治療か、そして——極めて重大であるが——選択可能な治療方法のいずれをとるのかが決定されなければならない。14歳以上の未成年者に、医師の助言に従うという前提のもとでのみ治療に関する権利を認めようとするのであれば、承諾能力のある患者の自己決定権か親の配慮権のいずれかが著しく侵害される。それゆえ、個々に立証されるべき法定緊急避難の事例と同様に、個々の病気がつねに承諾なしに扶助原理に従って治療されうるとする法的規制は、基本法2条1項および同6条1項において挫折するであろう。

---

734) *Rixen*, MedR 1997, S. 353.
735) *Rixen*, MedR 1997, S. 353, 354参照。
736) *Rixen*, MedR 1997, S. 353 f. も参照。

b．特殊な事例に関して

　一義的に定まらないように思われるのは、親の承諾が推定的承諾の原理に従い不要とみなされうるような場合における基本法6条違反である。これは、患者の守秘利益がとくに大きいという場合がつねにこれにあたるが、〔このような場合〕通常は、親は基礎疾患の知識を有していない。そのため、親が中毒について知っていたならば、中毒症の治療に通常、承諾していたであろう、ということが出発点となり得る。それゆえ、中毒に関する相談するための法定の部分的成人は12歳以上とするのが有意義であって、かつ解釈学的にも根拠づけることができるであろう。一方では、十分な病識と治療の動機を持っているために、自主的に治療を受けようと努める少年には、通常は承諾能力もある、ということが推定されうる。他方では、守秘利益が甚大であるために親の介入が治療を完全に挫折せしめるであろう場合には、親の承諾を断念することが緊急避難の観点から正当化されるものとみなされうる。親の介入が治療を挫折せしめるであろうことが予見可能な場合には、この状況は、より現実的なことだが、親と連絡がとれない状況と同様である。未成年者の明示的な守秘の要求は、ある意味で親の「規範的実現不可能性」をもたらす。それとともにこの場合、そしてまったく同様に婦人科の治療が必要な場合、親の承諾なき治療は推定的承諾の原理に従い正当化されるものとみなされうる[737]。

　想定できるのはたとえば、もし親が知ってしまえば、未成年者の守秘利益が甚大であるために緊急かつ適応のある治療が挫折するであろう場合には、親の承諾は不要であると言明する規定であろう。法的規定においてこの例外構成要件は、未成年者の守秘利益が類型的に治療の利益と衝突するような場合に制限されるべきであろう。したがって、要求されるべきは、14歳以上の未成年者は親の承諾がなくとも中毒に関する相談とその治療、性病の治療、

---

737) これと同じ主張をするのは *Ulsenheimer*, Rechtsfragen der Gynäkologie und Geburtshilfe, S. 90. 同様に、*Seizinger*, Konflikt, S. 135 ff.

避妊薬の処方、そして場合によっては精神鑑定を受けることを可能とするような規定である。

4．承諾能力と侵襲の重大性

　侵襲の重大性という基準を承諾能力の内在的基準そのものにしてしまうならば、これは承諾能力という概念を強く客観化することになる。これは、承諾能力の測定にとって多大な実務上の利点を有する。ここでは、他者に有用な研究をも考慮した侵襲の重大性という基準が取り上げることとする。

a．他者に有用な研究との関連での「相対的な」承諾能力の議論

　この点ではとくに *Helmchen* と *Lauter* によって承諾能力という概念に関する「二重の基準」[738]が議論されている。この基準によれば、治療の負担とリスクが少なければ少ないほど、承諾無能力者を対象とした研究の場合において認識能力に課される要求はより一層小さくなるとされる[739]。その場合、承諾能力のこのような相対的な理解によれば、被験者に（客観的に）ごく僅かな負担しかかけず、ごく僅かなリスクしか含んでいないような実験の場合に、たとえばすでに重度の認知症が進行した段階にある被験者にも、あるいはまさに非常に若い未成年者にも承諾権限があるとされることになる。

　しかし、承諾原理を「柔軟に」形成し、承諾無能力者を使った実験のために役立てようとするこのような尽力は、公共ないし多数派の利益になる場合はつねに要求される承諾能力は低くなるという危険を伴う[740]。個々人には、その者が何を「最低限の負担」と感じるのかを決定することが認められない。それとともに結論において、国家による身体の完全性への侵害に対する個人の拒否権としての自己決定権の権能は放棄されることになる。

---

738) Dürfen Ärzte mit Demenzkranken forschen?, S. 46.
739) Dürfen Ärzte mit Demenzkranken forschen?, S. 46 f.
740) *Vollmann*, Aufklärung und Einwilligung in der Psychiatrie も随所参照。

b．治療行為にかんがみた「相対的承諾能力」

　同じことは、治療行為における承諾権限の内容に関わる根本的な問題に当てはまる。たとえば *Peschel-Gutzeit* のように、侵襲が取るに足らないものである場合には、承諾能力に課される要求は小さなものでなければならないと考える者には、何ゆえ一定の客観的価値決定が患者の主観的評価に優先するに値するのかということを根拠づけるべき義務が依然としてある。侵襲の重大性という基準は、侵襲の強さやリスクの大きさと理解されるとすると、──自己決定権を正しく理解するならば──、承諾能力を構成する基準の一部とはみなされえない。承諾という制度が、自己決定権の表れとして個人にその個人的法益を自身の価値体系に従って評価することを保障すべきであるならば、決定の「合理性」の評価が承諾能力の段階に優先することによって、この主観的に評価する権利が崩壊させられてはならない。

　医療倫理の文献においては、「承諾能力との関係を示すモデル」[741]という意味での客観的基準を手がかりにして承諾能力を評価しようとするこのような試みは、正当にも「隠蔽されたパターナリズム」として批判された[742]。*Beauchamp* と *Childress* は、侵襲の重大性のような規範的基準の意義を巡る議論に鑑み、承諾能力（権限判断（Competence Judgement））と承諾権限（権限それ自体）とを混同することのないよう警告している。これらの概念を理論的段階において切り離すという両人の提言に、すでに先に示したように、本書は従う[743]。

　侵襲の重大性は決定の複雑性を直接高めるであろうし、それによって弁別能力および制御能力への現実の要求が高まるであろう、とする *Amelung* の異議にも疑念がある。これに対して *Beauchamp*、*Childress* らとともに申し

---

[741] *Helmchen/Lauter*, Dürfen Ärzte mit Demenzkranken forschen?, S. 27 ff.; これについては *Vollmann*, Aufklärung und Einwilligung in der Psychiatrie, S. 103 ff. 参照。

[742] *Beauchamp/Childress*, S. 139 f.; Vollmann, S. 103 f.

[743] *Beauchamp/Childress*, S. 139 f.; 同様に、導入として、*Vollmann* 前掲103頁。

立てられるべき異議は、リスクのある決定はリスクの少ない決定に比べて該当者の能力により高い要求を課す、という想定に関して経験的な根拠が一切存在しないということである。逆に、経験的な発達心理学の確かな認識は、些細な侵襲に関するリスクの小さい数多くの決定が、明らかに適応がある場合におけるリスクのある侵襲よりも認識能力により大きな要求を課す、ということについて有利に働く[744]。*Vollmann* も、メリットとリスクは必然的に承諾能力に課される要求と相関関係にあるわけではないと述べている[745]。それゆえリスクはあるが緊急かつ適応がある治療への承諾は、数多くの代替案が問題となるような治療への承諾よりも単純であるというのである[746]。それによると、場合によっては適応は——それは判例用語によれば医的侵襲の「緊急性」であるところ——、承諾能力への一般的な影響の変数になってしまうことになりかねないのである。その理由は、*Amelung* によれば、「当然のことを認識することは、えてしてできない」[747]からである。逆に、法益の危殆化または侵害の強さ、すなわち侵襲の「重大性」は、承諾能力の内在的構成要素としてはみなされえない。侵襲の重大性を客観的な基準として考慮しようとするのであれば、承諾能力の定義の範囲内ではなく承諾権限の問題においてこれを考慮しなければならない。

IV. 結論および承諾権限に固有の着想

　実行可能でありあらゆる患者のために法的安定性を保障する手続きが承諾能力の確認に関して存在するならば、裁判官留保のもとで成人の承諾能力を剥奪し、逆に未成年者には個々の事例で承諾能力の積極的な証明を要求し、この決定は裁判官留保の対象とはならない、という基本的な立法上の決定を

---

744)　*Beauchamp/Childress*, S. 140 f.
745)　*Vollmann*, S. 103.
746)　*Vollmann*, S. 103.
747)　*Amelung*, ZStW 104, S. 525.

おこなうことは避けられない。

　法的安定性に応じた医師の要望は、承諾能力の基準に関して、また同様に具体的事例における承諾能力を確認する権限と要求に関しても、明確な法的基準を要求する。児童と少年にはかかる手続きにおいて自己の健康に関して答責能力と制御能力を証明する現実の機会が与えられなければならない。その際さしあたり必要となるのは、判例法上の制度としての承諾能力の法的な承認と、誰が承諾能力に関する決定を行うのかという問題に関する明確な権限規定である。

1. 未成年者の承諾能力の法的決定とその前提

　さしあたり必要と思われるのは、未成年者は未熟であるという昔からのイメージの伝統に対応するために、未成年者の原則的な承諾能力が考えられる可能性が立法者によって明文化されることである。未成年であることは承諾無能力を根拠づけるものではないことを承認していた1972年の民法草案1626a条のような法的規定は、広く流布した、決定的な基準としての行為能力に対する誤謬に反対するであろう。単なる判例変更については何等の必要性も存しないという考慮には、政府草案からの1626a条の削除についての根拠づけ[748]とは逆に、同意できない。判例が一貫しておらず、しかも承諾能力の根拠づけにおいて不明瞭であるかぎり、未成年者の承諾能力が考えられうる原則的な可能性の承認は、具体的事例における検討の要件も含め、象徴的立法ではなく差し迫った急務なのである。

　医師による専断的治療行為の可罰性の前提に関する規制の需要が存続している以上、民法草案1626条aによって目指されていたような親の配慮権における承諾能力の単なる断片的な規定は、一時的な解決としての意味を持つにすぎないように思われる。1911年の専断的治療行為の犯罪構成要件の規定に関する最初の草案の後、さらに1919年、1922年、1925年、1962年にも草案が、

---

748) BT-Drs. 59/89, S. 229.

そしてそれから再び1972年草案とともに提出されている。立法者は最後の最後、連邦法務省が第6次刑法改正法とともに刑法草案229条を提出したときまで、専断的治療的侵襲の可罰性を法的に規定することに関する意思を奮い立たせることはなかった。よりにもよって承諾に瑕疵がある場合の故意の傷害を理由とした医師の可罰性は脱落してしまっているのであり、法的状況が立法者によって変えられなければならない、という一般的確信があったにもかかわらず、1998年の民法草案1626条は医師界からも拒絶された。医師界は、専断的治療行為の事例における自由刑の幅が5年まで、とくに重大な場合には10年までであることが依然として過大であると感じたのである。委員会における専断的治療行為の犯罪構成要件の草案についての広範な議論を、本稿で辿ることはしない[749]。承諾能力の定義という本稿にとって関心のある問題に関しては、専断的治療行為の可罰性の前提を法的に確定することの根本的な必要性が、刑法草案229条が廃案となった後にも疑問に付されていない、ということを確認すれば十分である。

　承諾の明文規定が傷害罪と殺人罪の改正の枠内で刑法典第10章において必要であるとの確信は、先に言及したように、すでにして1972年第5次刑法改正法に先立つ議論の根底にあった。ここでは草案219条eにおいて未成年者の承諾権限を規格化することが試みられていた。しかし配慮権改正の枠内とは異なり、ここでは刑法における承諾能力の定義が必要とはされていなかった。この概念は法文中で一切言及されていないが、その根拠づけにおいてはさも自明であるかのように、明確な刑法上の承諾概念が出発点とされている。判例の内容記述のみがこの根拠づけを繰り返しており、つまりそこでは「侵襲の根拠と意味を理解し、それに基づいて自己決定するという生来的能力を有する」[750]者が承諾能力を有するとされている。草案219条eは刑法上の承諾能力の法律上の定義にかんがみるばかりではほとんど明らかとならないの

---

749) この点については *Tag* と *Hartmann* の前掲論文を参照。
750) BT-Drs. VI/3434, S. 29.

みならず、その他の点でも可罰的な妊娠中絶の議論へと極めて強く方向づけられるために、治療行為における未成年者の権利についての根本的な議論には大して貢献するものではない。

治療的侵襲への承諾能力の一般的な法律上の定義には、一般に争いのない承諾能力の４つの基準、すなわち病識、起こり得る結果の見通し、利益とリスクの評価と関係づけ、および制御能力を挙げなければならない[751]。Amelungはこの４つを自身の定義の提言においてすでに考慮しており、そのかぎりで彼に賛成しうる。

もっとも、Amelungの提言にあっては第１節における定式化、すなわちとりわけ「承諾無能力者とは、未成年であるがゆえに……の者をいう」[752]という箇所には問題があるように思われる。かかる定式化は未成年であること、精神疾患または心的障害と承諾無能力との間の因果関係を推論させるが、そのような因果関係は存在しない[753]。行為能力、未成年であることおよび承諾能力との間には一切の連関が存在しないのであれば、完全な行為能力の消極的な定義以外の何ものも意味しないような「未成年であること」という概念を、ある定義において援用する一切の理由も存在しないのである。

Amelungによって選択された「精神障害」という概念が「重度の精神障害」に置き換えられようとも、承諾能力の本質は具体的状況における人の「目下の欠陥」として誤って素描されるであろう。承諾能力とは人の属性ではなく出来事であるのならば、このことが定義によって言葉でも表現されるべきであろう。

Amelungにとっては、専門家による診断のない「通常の」成人の自己決定権に忍び寄る空洞化を予防するために、成人の承諾能力の根拠づけの可能

---

751) 承諾能力の運用を容易にするこの４つの基準は、*Appelbaum*、*Grisso*、*Vollmann*（S. 84）そして*Amelung*らの論文に基づいたものである。

752) *Amelung* ZStW 104, S. 552 ff.; 第５章Ｉを参照。

753) この意味においてたとえば *Vollmann*, Aufklärung und Einwilligung in der Psychiatrie, S. 51.

性を精神障害と精神病という排他的な2つの原因に基づいて制限することが重要である。だが、「未成年であること」という概念と、それとともに行為能力の限界づけを承諾能力の定義へと取り入れることには、ほとんど意味がないように思われる。承諾能力が精神障害または精神病にではなく子どもの未成熟に還元されるべきであることを明らかにしたいのであれば、この概念またはこれに類似した概念、たとえば「発達上の未成熟」を定義において援用しなければならない。その場合には成人も世話裁判官によって「子どものような未成熟」を理由に承諾無能力と評価されるであろうということには、不安を誘われることはまずないように思われるが、それは裁判官が発育の遅れた18歳の状態を、同じくらい十分に択一的に精神障害または精神病と特徴づけることができるだろうからである。

　この可能性についてはメリットよりも危険のほうが小さいように思われる。というのも、21歳を「未熟」と表すことは「精神障害」の判断よりもラベリングの度合いが小さいと思われるからである。少年刑法においても、年長少年である被告人を21歳まで、少年裁判所法1条、105条以下に従って少年刑法のもとにおくことには何等の問題もないのであり、ここでは被告人は「その精神的および道徳的成熟に従って少年と同等に扱われるべきである」。

　成人において承諾能力の判断はもっぱら精神障害または心的障害に依拠することが許されると表現したいのであれば、それに応じて定義をたとえば以下のように補わなければならないだろう。

　承諾無能力とは、身体に対する侵襲の射程と個人の人生設計、とくに当該法益の重要性を自己の価値体系において評価し、これを衡量し、適切に行動するために必要な成熟と能力が欠けていることであるが、これは、個々の事例において、そしてあらゆる治療決定に関して改めて医師によって確認されなければならない。

　同じことは未成年者、精神障害者または精神病者が、たしかに必要な弁別を有しているが、その弁別に従って自己決定できる状態にはないような場合に妥当する。

完全行為能力者の場合には、承諾無能力の判断はもっぱら精神障害または心的障害の診断に依拠することができる。

　原則的な承諾権限はとりわけ裁判官留保という手続保障から判明するものであることを考慮するのであれば、成人に忍び寄る成年後見開始の懸念はこのような広い定義においても不当なものであるように思われる。18歳という限界づけを承諾能力の実体法上の定義から援用する場合であっても、実体法上の定義は、それが世話法の適用範囲に触れないでいる間は、事実上存在するものであるままである。

　これを超えた承諾能力そのものの内容に関する定義は、さしあたり一つ一つの決定がもつ異なった複雑性に直面することで、不可能となるであろうが、それは承諾能力の問題がとりわけ状況から定まるのであって、人から定まるわけではないからである。

　したがって、Lipp の提案するように、法的に承諾権限を決定するために、18歳という年齢のような恣意的な基準を援用しようと思わないのであれば、承諾権限の法的規制の意義を——承諾権限を18歳という限界づけから切り離すかは別として——、以下のような手続規定のなかに見いださなければならない。すなわち、非法的であり、第一に臨床上決定することのできる、承諾能力という概念に対応する手続規定である。

2．この基準を確認するための権限

　われわれは未成年者について——成人とは異なり——彼らには通常あらゆる健康決定に関する承諾能力があるとは想定することができない以上、承諾無能力についての強制的な裁判官の決定は除外される。同様に実行不可能と思われるのは、その他の第三者またはオンブズマンらによる規則に従った確認権限である。たしかに、病院のオンブズマンはまだ定着する可能性があるかも知れないであろう。彼らの役目は、病院付牧師のそれと同じように整えられうるであろう。しかし、開業医による治療の場合には、オンブズマンの規則に従った面談指導は実現不可能であろう。いかなる場合にも、未成年者

の治療は極端な方法で官僚主義化されるだろう。それに加えて、子どもまたは親の意思にも反し、親、医師、患者の三者間にどんな摩擦もない場合の「外部の審査」は、治療の受け入れにとって場合によっては差別的と感じられる障害物を意味することになるかも知れない[754]。したがって、承諾能力を確定する際の原則的な権限に関して、直接的な関与者、すなわち患者、親および医師の間で決定されなければならない。

a．患者の権限

実務において、少年に存する治療開始のイニシアティブは、しばしば承諾能力の強力な徴候として評価されうるが、逆に成人による答責性の引き受けにむけて少年が置く信頼は、成熟の欠如のあらわれとなるだろう[755]。重大な要因を治療決定において十分答責的に衡量する自身の能力を少年は過大評価するであろう、という度々耳にする警告に反して、経験的な研究は、承諾無能力の患者は治療決定を自発的に第三者に任せたいと考えるということを指摘する。承諾無能力の患者は、決定することを重荷と感じている成人とまったく同様に責任を逃れ、むしろ医師の助言に従う[756]。

だが、自己の能力の過大評価は、思春期の間は大人の世界に対して反抗するという意思にもその原因がある。そのような場合に少年に決定させようとすれば、それによって無責任で誤った決定を招きかねない。だが、法理論的な根拠から患者自身は自らの承諾能力を確認する権限のある地位としては除外されるのだが、それはこのことが民法181条の法思想によれば許されない「自己契約行為」を意味するものとなるであろう、という理由にもよっている。

---

[754] *Alderson/Montgomery*の随所、また*Appelbaum/Grisso*, Assessing Competence, S. 67 f. 参照。

[755] *Tates/Meeuwesen*, Patient Education and Counseling 2000, S. 151 f; *Diepold*, in: *Dierks/Graf-Baumann/Lenard* (Hrsg.), Therapieverweigerung, S. 39 ff., 45.

[756] *Tates/Meeuwesen*, Patient Education and Counseling 2000, S. 151 f; *Anderson*と*Montgomery*の前掲書では患者と医師へのインタビューから同様の結論に至っている。

b．親 の 権 限

　自己契約行為が原則として許されないことは、親に子どもの承諾能力を検討する権限を認めるという Lüderitz と Kothe の提言の難点にもなる。親に確認の権限を委ねることは、親の承諾権限を認めることに等しい。(自律的な)子どもと親との間の利益衝突は、つねに承諾能力の判断を用いて親に有利となるように決定されてしまうであろう。そのうえ、治療の受け入れが問題になる場合には、とくに慢性疾患の子どもまたは精神病の子どもの親はしばしば固有の、正当な利益を有している。そのため、仕事に就いている親にとっては職場と病院との近さが、その病院で治療を受ける決定要因になり得る。だが、働きづめの親は、開業医の証言および少年援助の代行者の証言によれば、このことが観察されることが珍しくないのだが、一時的に負担を軽減するために喜んで子どもを病院に入院させることもあるかもしれない。そのため、たとえば臓器移植あるいは児童や少年の精神病の治療といった、とりわけ侵襲性が強く、場合によっては長期的に続く治療を目的とした入院の受け入れにあたって、それにしばしば先行するのは、親と子どもの関係のなかに衝突を相当に抱えた局面であり、そこでは激しい利益衝突が起こりうる。子どもの入院治療の必要性を、数多くの親は、とりわけ精神病の場合には、失敗の告白として体験するのである。かかる罪悪感はしばしば、たとえば子どもが入院の受け入れ前に予測される治療の期間について本当のことを告げられないという事態を招く。施設への収容と同じように、入院治療はしばしば刑罰として科されている。その場合に、この「最終手段」が用いられるのであれば、相当数の子どもはいわば懲罰収容所に入れられていると考える。幼年期や青少年期における慢性疾患やとりわけ精神疾患の領域のほかに——稀なことではあるが——身体に関わる小児科でも、親の意思と子どもの意思との衝突は見受けられる[757]。しかしながら、利益衝突が認められるのであれば、

---

　757) たとえば小児性腫瘍学の数多くの事例が叙述されているのは、*Dierks/ Graf-Baumann/Lenard* (Hrsg.), Therapieverweigerung, und *Rixen* MedR 1997, S. 331-353.

決定権限をもつ者が、承諾能力を評価する権限をもつことによって自ら決定する親である、などということはありえないだろう。

c．医師の権限

　承諾無能力ないしは承諾能力の確認は、未成年患者と親のいずれが承諾を与える権利を有するのかを決するものである以上、直接利益の抗弁に入り込まずに患者に承諾能力があるか否かについて決定する権限をもちうるのは医師のみである。医師は診断、予後、そして可能な代替的治療について包括的な知識を有しており、同時に未成年患者が成人の患者と同じくらい当該事情を理解していたか否かを、患者との説明のための話し合いにおいて最も容易に判断できる。たしかに、医師は、その助言に未成年者が従う場合には、承諾能力がより早く肯定されることによって、自らの助言に添った決定を得るという自己の利益を拡大することができるであろう。だが、この利益は結局のところ「弱いパターナリズム」[758]の一形態として回避されるべきではない。というのもすでに説明の種類と方法を通じて患者の意思は何らかの方向へと導かれうるからである。成人の場合には裁判官の責務であるところの検討の権限を医師に委ねることは、確認の手続きにとって実践可能な標準が示されるかぎり、実務においてより実現可能でもあろうし、医師と患者にも期待可能であろう。承諾能力の検討の責務が原則的には医師に認められるのであれば、その場合、統一的であり事実的な基準によって方向づけられている明瞭な承諾能力の確認を可能とする医療水準が形成される可能性がある。隠蔽されたパターナリズムの危険に対処するため、そして、医師に法的安定性を提供するために必要であるのは、当該水準を確定するための指針である。

　学説では適切にも、結局のところ、医師による承諾能力の確認の際、医師に判断の余地を認めることは、医師に決定の権限を認め、そして、自己決定権ないしは親の配慮といった原理を、医療上の扶助原理によって完全に排除

---

758) *Vollmann*, S. 99 ff.

してしまうであろうと警告されていた[759]。だが、この「隠蔽されたパターナリズム」の危険は、医師の決定を同業者によって作り上げられた標準に従わせることによって対処可能である。加えて、専門的な標準によって方向づけられた確認の手続きには、裁判官による再審査の可能性が与えられなければならない。

3．承諾能力の標準

学説では激しく指摘されたが[760]、「隠蔽されたパターナリズム」の危険は、承諾のために必要な能力に課される要求が極度に高すぎる場合にも生ずるが、その場合にこの能力は承諾能力を算定するための高度に発達した手段を用いて、未成年者に「通常の」成人よりも遥かに高い要求を課す。*Appelbaum*と*Grisso*は、承諾能力を算定するための手段を何年も開発・テストしたことで承諾能力の運用方法の明確化の領域でのパイオニアとされている人物であるが、2人は1995年にマッカーサー能力アセスメントツール（Mac Arthur Competence Test; 以下、MacCat）を開発した[761]。これは医学的、理論的に確立され、方法に関しては高度に細分化された、自己決定能力を測定するための手段であるとみなされており、その実施には患者一人あたり最低でも30分を要する。*Appelbaum*と*Grisso*はこの検査につき、精神的・肉体的な病気をかかえている患者と健康な成人の被験者という異なった管理下にあるグループに対照実験を行った。結論として両人が確認したのは、方法上かつ理論上しっかりと確立された、承諾能力に関して要求される能力の検査によって、健康な成人を含んだすべてのグループにおいて、自己決定能力なしと評

---

759) *Zenz*, StA 1973, S. 257-260; *Britner/La Fleur/Whitehead.*, Chi L Sch Roundtable 1998, S. 35, 39; *Vollmann*, S. 101.
760) *Schöne-Seifert*, S. 572; *Kind*, Zeitschrift für Medizinische Ethik 2001, S. 363 f.
761) *Appelbaum/Grisso*, Assessing Competence to Consent to treatment; *Dies*, Law Human Behav 1995, S. 149-174 und Am J Psychiat 1995, S. 1033-1037; これについて、*Vollmann*, S. 92 ff. und 101.

価された人が高い割合を占めるに至ったということである[762]。それゆえ、 *Appelbaum* と *Grisso* 自身が、彼らの測定器は慎重に用い、患者に要求されての実施は控えるよう勧告している[763]。それ以来、類似の結論に至った別の意見[764]によっても、極めて細分化された未成年者の能力を検査するための手段には警鐘が鳴らされている[765]。心理学の学説における多数意見は、患者の希望を「現実に自律的」であると認定するための閾値は任意に高く設定されてはならないことを指摘するが、それはさもなくば患者の大部分が自己決定権を奪われることになるであろうからである[766]。したがって、平均的な成人患者の能力と利益を超えるような、自律的な行為の観念的な構想というものは一切追求されてはならない[767]。*Alderson* と *Montgomery* はイギリスにおける研究をもとに以下のように定式化している。「観念化された承諾の基準は非現実的でありかつ若者を差別するものである。」したがって、平均的知能を有する成人の能力が承諾能力の基準でなければならないのであって、自由な行為の抽象化された観念であってはならないのである。

4．確認の方式

穏当な標準を用いて、高度に細分化された測定器の使用も調整されなければならない。そして、実用可能性の根拠からのみならず、精神病者および未成年者を精神的に健康な成人患者と平等に取り扱う規範的な考慮からも、承

---

762) *Grisso/Appelbaum*, Law Human Behav 1995, S. 149-174 und Am J Psychiat 1995, S. 1033-1037; これについて、*Vollmann*, S. 92 ff. und 101.

763) *Grisso/Appelbaum*, Law Human Behav 1995, S. 149-174 und Am J Psychiat 1995, S. 1033-1037.

764) *Vollmann*, S. 92 ff.

765) *Appelbaum*、前掲。

766) *Vollmann*, S. 36 und 82; *Beauchamp/Childress*, S. 123; *Kind*, Zeitschrift für Medizinische Ethik 2001, S. 363 ff.

767) *Beauchamp/Childress*, S. 123; *Dworking G.* (1988) The theory and Practice of Autonomy, 1988; *Vollmann*, S. 37には合衆国の医療倫理の学説についての指摘がある。

諾能力確定の医療水準は過度に厳格であってはならない。そのため、承諾能力測定のための細分化された検査を用いるのは、承諾能力ないしはその欠如にもっともな疑いがある場合にかぎられなければならないが、それはさもなくば Appelbaum と Grisso が示したように成人に対する不平等な取り扱いが生じるであろうからである。Appelbaum および Grisso と同じ帰結に至るのはジョン・ホプキンス大学医学部の精神科医らであり、彼らは承諾能力測定のための独自の検査であるホプキンス能力アセスメントテスト（Hopkins Comopetency Assessment Test；以下 HCAT）[768]――これは MacCat と類似したものである――を開発した。このわずか10分で終わる検査は、精神病の治療についての、および、さまざまな表現方法で書かれる患者の処分を記述する可能性についての、文書による簡潔な説明からなるものである。これに続く空欄のある文書で、この文章の理解が試される。

実証研究において、この方式と臨床での機能テストとが対比され、両方の結論は（二重盲検法で）ベテランの精神科医によって、別々で集中的な（24時間）承諾能力の調査結果を手がかりに比較された。その際、HCAT は信用できる手段であると同時に特殊性に関して鋭敏であることが証明された。それにもかかわらず、Janofsky およびその他の者も、この検査は主治医のための補助手段としてのみ理解されるべきであると指摘する。曰く、この検査は通常のケースにおける成人患者においては不要であり、単に標準を展開することにのみ用いられなければならない。この標準が医師の決定に置き換わることが決してあってはならないであろう[769]。

したがって、承諾能力検査のための HCAT あるいは MacCat のようなこうした測定器の重要な機能は、承諾能力の認定に関する原則的な推定を含んだ専門的な標準を展開することにあり得る。たとえば Tates や Meuwiesen らがそうしたように、単に取るに足らない侵襲が問題となるような（たとえ

---

768) *Janofsky/McCarthy/Jolstein*, Hosp Com Psychiat 1992, S. 132-136; これについては、*Vollmann*, Aufklärung und Einwiligung in der Psychiatrie, S. 90 ff.を参照。

769) *Janofsky/McCarthy/Jolstein*, Hosp Com Psychiat 1992, S. 132-136.

ば風邪の治療）未成年者における承諾能力についての研究を実施するならば、承諾能力の原則的な推定に関して、同じ測定器が小児集中治療室に投入される場合とは異なる年齢による限界づけを得ることになるであろう。承諾能力を獲得する平均年齢に及ぼす一定の病状の影響について、より多くの説明をすることができるようになるならば、指針においては承諾能力確定のための専門的な注意基準が立てられうるであろう[770]。軽度の鬱病の診断が重度の統合失調症の診断とは著しく異なった方法で承諾無能力と相関するように[771]、病気の種類と平均的に要求される年齢との間の重大な関係が証明されうることが、未成年者の場合にも期待されるべきである。*Alderson* と *Montgomery* が、たとえば慢性的な股関節疾患の患者は、通常12歳以上であればすでに極めて詳しい病識を有していると観察するとき、この経験は承諾能力があるというための原則的な推定として治療指針へと同時に取り入れられうるであろう。認識不能な根拠が患者の承諾能力に不利に働く場合には、この指針は、12歳以上の患者の承諾能力はより詳細な検査がなくとも推定されうるということを推奨することになるであろう。

　侵襲の重大性とリスクもまた、（詳しい話し合いまたは MacCat のような要求の多いテストを用いることによる）承諾能力の検査が必要であることを示すものと思われる。簡単な話し合いから精神鑑定に至るまで、承諾能力を確認するための方式の選択は、侵襲の重大性とリスクのような規範的観点を顧慮しうる場面である[772]。その場合、侵襲ないしはリスクの重大性という規範的基準を用いて調整される「スライド制標準」は、承諾能力確認の方式に表れるが、その実質的基準のなかには表れていない。それとともに *Bockelmann* の見解が取り上げられるが、*Bockelmann* は侵襲の「重大性」と「急迫性」を承諾能力確定の方法との関連において議論し、また以下のことを述べてい

---

770) *Vollmann*, S.101参照。これより先に法的安定性の根拠から論じたものとして、*Lesch*, NJW 1989, S. 2309-2313.
771) *Appelbaum/Grisso*、前掲。
772) *Beachamp/Childress* で同様のことが述べられている。また、*Vollmann*, S.107.

る。すなわち、医師は「いうまでもなく……正確な精神鑑定を行ってあげる必要は一切なく、通常は患者との関係においては医師の経験で承諾能力を評価すれば足り」、侵襲がささいであればあるほど承諾能力についての判断は一層早急に下されうるということである。

もっとも、法的安定性のために、そしてまた僅少性の判断の際に恣意と隠蔽されたパターナリズムを防ぐためには、僅少性という概念、そしてたとえば重大な侵襲の際に採られるべき方法も、より詳しく具体化されるべきである。このことは、裁判所ではなく医師の専門団体の責務として理解するのがより賢明である。

かかる「穏当なパターナリズム」は、専門団体が重大な侵襲に関する原則的事例を挙げている指針が、個々の事例の事情がなおざりにされてしまうことなく、承諾能力の確定を委託された医師のための法的安定性を著しく高めるであろうという事実があるからには、是認できるように思われる。指針は患者にとっても、標準の推定に不利となるような根拠を開示し、証明するように強制する重要な監視手段である。指針は透明性を大いにもたらすものであり、そして「忍び寄る」パターナリズムを妨げうるものである[773]。それに加えて、重大な侵襲の原則的事例を一覧化する専門団体の指針は、これ以上の法定の部分的成人における規制過多を防ぎ、同時に新しく、事情によってはリスクの乏しい治療方法に応ずるために必要な柔軟性を与える。

そのため婦人科の指針においては、たとえば避妊薬の処方を希望する患者の承諾能力は、処方によるリスクがわずかな場合には、通常、患者が12歳未満であるまたはその承諾能力に明らかな疑いがある場合にのみ検査されるべきであるということになりえよう。

具体的な治療状況における児童と少年の承諾能力についての経験的な研究があればより容易に、年齢による限界づけが承諾能力検査の標準のための基

---

[773] イギリス法委員会（Helmchen 参照）ないしアメリカ小児委員会の未成年の治療に関する「方針」を参照のこと。

準値に用いられうる。年齢による限界づけまたは標準を探すことは、*Meisel* によれば[774]、神聖な聖杯探し同然であり、個々の専門分野における異なった要求に基づいて意味があるともいえない。研究不足は合衆国でもドイツでもイギリスでも明らかであった。「イギリス法律委員会」は、制度上政府から独立した専門団体であるが、現行の精神病法を評価し、改正準備をするため、1995年に発足した。この法律委員会もイギリスの法的状況について、承諾能力を評価するための実務手引きが作成されるべきであるとの結論に達した[775]。

それによれば、将来的には、*Vollmann* も要求するように[776]、一定の病状と未成年者の承諾能力の間の連関についての研究がますます実施されることが期待されうる。用いることのできるかかる相関関係についてより詳細なデータが存在するならば、個々の専門団体は標準を展開することができる。それとともに、承諾能力についての個別の事例での決定は合理化、明瞭化されうるであろうし、あらゆる側面について法的安定性が高められるであろう。他方でこれは、承諾能力のある未成年患者に自身の自己決定権が——損害賠償法上の結論への恐れによって形成された現在の実務とは異なり——よりいっそう認められるという結論を伴うものである。

5．特殊な事例——治療的実験の場合における承諾能力の確定

治療する医師が重大な自己の利益を一切追求しない治療行為におけるのとは異なり、治療的実験や学術的実験の場合には医師または研究リーダーに承諾能力を検査する権限を認めることが問題となる。現在、制定法と実務がなおもそのことを前提にしているとしても[777]、潜在的な被験者の承諾能力に

---

774) A history and theory of informed consent, S. 55.
775) *Hope/Furford*, Zur Rechtsflage in England und Wales, in: *Koch/Reiter-Theil/Helmchen* (Hrsg.), Informed Consent in Psychiatry.
776) *Vollmann*, S. 95 und S. 106.
777) この点について最も詳細である GCP (CPMP/ICH/135/95) を参照。これによ

ついて判定することはここでは医師の義務ではない。治療の意図に知識を獲得する意図が伴うや否や、医師は被験者を獲得する直接的な利益をもつが、これは激しい利害衝突を表すものである。ここでは被験者の承諾能力は無関係な立場、たとえば倫理委員会によって検査されなければならない。被験者を獲得するために承諾権限への規範的な要求を低下させることに「スライド制標準」が使われる危険は大きい。それゆえ、被験者に利益があるかが疑わしい場合には、被験者の承諾能力はいかなる場合にも細分化された心理学の検査方法の助けを借りて検査されるべきであろう。疑わしく思われるのは、高齢の、とりわけ認知症の患者への他者に有用な研究上の侵襲のために、「承諾無能力の閾値を相対的に高く」設定するという *Vollmann* と *Helmchen* の記述した対処の方法であり、それによっておそらく考えられているのは、理解能力、すなわち関係づけと選択をする能力への要求が極めて低く見積もられるということである。これは検査のリスクが「最小限」とみなされるべきであるということによって根拠づけられる[778]。このように理解された「スライド制標準」、あるいは、すでに承諾のために必要な能力への要求を平均化している「インフォームド・コンセントと関係するモデル」[779]は、研究の際の自己決定権の顧慮には不向きである。その他の点では、治療的実験の被験者が治療の研究的性格をしばしば理解していないか、あるいはこれを排除する傾向にある(いわゆる治療法の誤解)[780]、というのが一般に知られた現象である。不確かなリスク変動を伴う決定もとくに複雑であるため、研究上の侵襲の場合の理解能力への要求はとくに高くなければならない。これはICH(日米EU医薬品規制調和国際会議)におけるGCP、すなわちEUの国際的に統

ると、Punkt 4.8.1に従い、調査リーダーまたは調査リーダーから権限を与えられた者が承諾を得なければならない。

778) *Vollmann*, S. 87.
779) *Helmchen/Kanowski/Koch*, Forschung mit dementen Kranken: Forschungsbedarf und Einwilligungsproblematik, MedR 1989, S. 83-98も参照。
780) President's Commission in: NBAC Bd. I.

一された「医薬品の臨床試験の実施の基準」(Good Clinical Practice) において納得のゆく形でいいかえられている[781]。当該要綱の4.8.10の箇所では、説明のための話し合いにおいて必ず言及されなければならない18の項目が一覧化されている。そこでは、研究目的 (Punkt b.) および無作為抽出をも含めた計画 (c.およびd.) についての説明とならんで、GCPはたとえば、損害補償規定ならびに誰がカルテのアクセス権をもつのかという問題を含めて、代替的治療についての説明 (i.) およびリスクが現実化した場合に行いうる治療ないしは代替的治療についての説明 (j.) を要求する。だがEUのこうした基準には、「ベルリン年齢研究」について Vollmann が書いたように、認知症の高齢被験者の理解能力を証明するために単に研究リーダーや機関の名前、学術的性格、研究参加の自由意思性しか要求しない者は不向きである[782]。研究が有している研究的性格を現実に理解しているというためには、むしろ極めて高い理解能力が要求されなければならない。

　さらに、研究に関与している医師が承諾能力を確定することに疑いが生じた場合に、承諾能力の詳細な検討が裁判所で専門家の意見聴取のもとで行われる、ということは考えうるだろう。

6．医師の決定についての裁判所による検査

　その実施については実務上の大きな問題があるにもかかわらず、民法1904条は強制的な決定を被世話人のために予定しているが、これを1例とする危険な措置についての裁判所による強制的な決定は、規範的な理由、たとえば、未成年者の健康に関する扶養が機能しうるという規範的理由から拒絶されるべきである。Vollmann は、侵襲の利益とリスクを評価する者が医師であることから、確定方法の選択におけるコストと利益の関係を考慮することにも「隠蔽されたパターナリズム」の危険が内在するが、これは自己決定権の表

---

781) CPMP/ICH/135/95は、Fieden および Sichmüller の添付1aにて参照可能。
782) *Vollmann*, S. 88.

れとして患者の単独権限にすべきであると指摘した[783]。この危険には、専門団体の指針を作成することで対処可能である。というのも、指針が検査の際には恣意から保護しかつ透明性に資するからである。だが、それに加えて必要であるのは、親と子どものための任意の監視可能性である。医師が、子どもの自己決定権または逆に児童もしくは少年を彼ら自身から保護する必要性を擁護することによって、子どもの代弁者としての役割に従い要求にこたえるならば[784]、未成年者自身や親にも医師の決定を独立した裁判所で検査させる手続が開かれなければならない。たしかに、親には医師に対する非公式の法的手段として他の医師を訪ね新たな決定を得る可能性があり、少年も医師を選択する権利を宣言することができる。

　だが、この非公式の「自助権」[785]とならんで、法的手段も開かれなければならない。子どもの承諾能力についての医師の決定に関する裁判上の検査は、家庭の自律性には干渉せず、民法1666条に従った「国家的監督者」を拡張するものとはみなされえない。重要なのは子どもの自己決定権ないしは親の配慮を、医師との外的関係において手続法的に守ることである。それゆえ *Reuter*[786]と *Belling*[787]には、医師の、規格化されているとしてもやはり非公式である承諾能力確定の手続とならんで、親と同様に患者のための任意の裁判上の検査の可能性が開かれるという点で賛成すべきである。その際、侵襲の前の裁判上の決定は、一時的な法的保護という方法においてももたらされうる。解釈論としては、承諾能力についての裁判上の決定に関する法律上の根拠として *Reuter* が特別扱いしている子の宗教教育に関する法律7条の類推も、そこから生じる親または少年に対する権利の貫徹も、優先される価値があるように思われる。立法論としては、非訟事件手続法において明文の

---

783) *Vollmann*, S. 103.
784) これはすでに1970年に *Seagull* と *Meltin* が前掲書で主張していたことである。
785) *Gernhuber/Coester-Waltjen*, § 57 IX.
786) AcP 192 (1992) S. 108-160.
787) FuR 1990, S. 68, 77 f.

規定が要求されるべきである。その際、侵襲が子どもの身体もしくは精神の完全性に対する重大な危険または生命の危険を根拠づけるならば、裁判上の決定の申し立ては許容することが望ましい。ここでも侵襲の重大性は民法1904条1項と同じように考慮されるべきであろう。

7．患者が承諾無能力である場合の代諾の権限

医師または裁判所によって患者の承諾能力の欠缺が確定された場合、民法1626条1項に従って親が承諾しなければならない。親の配慮は基本法6条に従い親に保障されているため、それに従うことで14歳以上の未成年者であれば自主的にあらゆる医師による治療を受けることができるような規定[788]は、憲法的観点からすると問題がある。こうした規定は、すでに証明されたとおり、承諾なき治療についての医師の権限同然である。だが、こうした規定は法律上の緊急避難が許容し、要求している場合にかぎり許されうる。女性法曹協会は、対応する法規定を草案1628条3項における親の配慮の新規則についての提言のなかで予定していた。そこでの文言は以下のとおりである。「重大な健康被害の排除または予防のための医的侵襲が切迫している場合、親に承諾を求めることが未成年者にとっての重大な不利益に結び付いているであろうならば、その年齢に関係なく未成年の子どもの承諾で足りる」。だが、このような法規定は宣言的性格を有しているであろう。すなわち、親に承諾を求めることが、子どもにとっての重大な不利益に結び付いている場合または治療の可能性が潰える場合にはつねに、医師による健康の危険の排除は緊急避難の観点（34条StGB）に従い正当化されるであろう。

個々の事例において確定されるべき法律上の緊急かつ避難の事例を超えて、疾病をつねに承諾なしに扶助原理に応じて治療しうることを認める法規定は、――類型的に存在する守秘利益の上述した数少ない事例は別として

---

788) So Abs. 2 des E § 1628 des Juristinnenbundes, in: Neues elterliches Sorgerecht, S. 14.

——基本法2条1項と同6条1項において挫折する。カナダの幾つかの州とオランダ、そして公的な健康に関する扶養を行っているすべての国家において現実化したような、国家による強力な健康管理という保健政策的考慮は、ドイツ憲法の基準に従えばおそらくありえない。歴史的に根拠づけられた、基本法における家庭の自律性の非常に激しい強調が遺憾に思われることもあろう[789]。だが、国家が承諾能力のある少年ないしは親のかわりに公的な健康に関する扶養を行うによって少年の健康に対する答責性を引き受けることを認める法規定は、基本法6条ないしは民法1666条とは両立しえないであろう[790]。

8．代諾の基準

親は医師による子どもの治療へ承諾を与えるにあたり原則的に子どもの福祉に拘束されている。緊急かつ適応のある治療を拒絶する裁量の余地はこの場合存在しない。それとともに内容に関して親の承諾は医師の扶助原理によって、通常、非常に強い影響を受けている[791]。民法1666条の意味での配慮権濫用は、家族法の学説[792]における一般的見解および判例[793]によれば、適応のある治療的侵襲の場合には、教育、養育その他の「精神的福祉」に関係する決定の問題の場合よりも速やかに限界に達する[794]。だが、このことは親がつねに医師の助言に従わなければならないということを意味するものではない。1626条以下によれば、身体的健康のみならず精神的、心的健康も

---

789) *Salgo*, Der Anwalt des Kindes 関係各所参照。
790) *Salgo*, Der Anwalt des Kindes 関係各所参照。
791) たとえば、*Palandt-Diederichsen*, § 1626, Rn. 16 f.
792) *Gernhuber/Coester-Waltjen*, § 57 Zur Unvertretbarkeit der Einwilligung in ein rein fremdnütziges Experiment; Eberbach, FamRZ 1982, S. 454.
793) BGHZ 29, 33; BayOblG 76, 43（手術と輸血への承諾拒否）; KG Berlin, NJW RR, 1990, 716（医師による偽薬投与に従う場合の無分別性）; KG Berlin, FamRZ 1972, 646（明らかに発達障害である10歳の者への精神病検査の拒否）.
794) 判例について詳細は第3章参照。

子どもの福祉の一部であるとされているため、親は医師との関係では身体的健康と心的健康を比較衡量するという自らの決定において自由である。親は、たとえば当該病院が家から近いため子どもに頻繁に見舞いに行けるのであれば、ほとんど評判の良くない病院を選ぶことができる[795]。そのため、シュトゥットガルト上級地方裁判所は、親がある医師の能力を疑問視し専門性の劣る医師を選んだという事案で、配慮権濫用を適切にも否定したのである[796]。医師の選択や、たとえば入院治療か通院治療かといった代替的治療方法のなかでの決定および治療方法の選択は、緊急かつ適応のない治療の日時についての選択とまったく同様に、親に依然として委ねられている[797]。

その際、子どもとの内的関係において親には一切自由裁量はなく、民法1626条2項に従って子どもの意思を尊重することが義務づけられる。子どもの福祉の等級的な構成要素たる身体的健康と心的健康はほとんど分離不可能であり、数多くの領域で重なり合う[798]。そのため、たとえば児童虐待の場合にはそれによって身体的健康が害されるとき、身体的健康ばかりかつねに心的健康も著しく侵害されるといえるのである。だが、身体的健康と精神的健康とが矛盾することも考えられる。それがたとえば――まさに上述の例において――親の家から遠く離れた専門病院での入院が家族や友人の定期的な見舞いを挫折させるであろう場合に当てはまる。子どもが親の選んだ医師に好感を抱かず、あるいはある治療方法にとりわけ負担を感じるということはありえよう。たとえば、子どもにとって不可欠の自由な活動時間や友人との関わりといった場所がなくなってしまうために、子どもが体育の授業への参加の禁止をとりわけ負担に感じるということが考えられる。このような場合には徹底すれば、スポーツ活動の維持に有利となるように従来の治療方法を選択するということが考えられるであろう。

---

795) *Palandt-Diederichsen*, §1626, Rn. 16参照。
796) FamRZ 1966, S. 256.
797) *Palandt-Diederichsen*, §1666, Rn. 25参照。
798) *Gernhuber/Coester-Waltjen*, §57.

ロストック大学児童少年精神科の患者への無記名のインタビューで、ある10歳の少年は、もし友人に別れを告げる機会をその少年に与えるために時宜を得て告知がなされたとしたら、入院の受け入れには反対しなかったであろうと説明した。こうした承諾無能力者の意思は、正当にもしばしば「生来的な意思」であるとされるが、これは承諾無能力の子どもによっても形成されうるものであり、基本法2条1項と1条1項に従い一般的な人格権と人間の尊厳の範囲内で保護される。それゆえ、成人で承諾無能力の患者の世話人が1901条2項に従ってその患者の「希望」を福祉の一部として顧慮しなければならないのとまったく同様に、親は子どもの意思を民法1626条2項に従って顧慮し、身体的健康と衡量しなければならない。

　子どもの意思は個別的にはどのくらい顧慮されなければならないのかについては、家族法の学説では解明されておらず、法的にほとんど制御不能であろう。そのかぎりでは、子どもの福祉を決定する範囲内で子どもの意思を評価する際の解釈権は親に残されている。民法1626条2項は、どの程度に子どもの意思が重視されるべきなのかは規定していないが、子どもの意思が親によって概して考慮されるということは十分に規定している。

　どの程度に第三者、とりわけ医師は、承諾能力のない子どもの生来的な意思を尊重しなければならないのかは、医事法の学説においては「拒否権」というキーワードのもとに議論される。この問題は次章で取り扱う。

V．第6章のまとめ

　中毒に関する相談や中毒治療、HIV検査、性病の治療そして避妊薬の処方のように類型的なものとして、つまり少年の守秘利益によって作り出された衝突として現れる特段の状況に鑑み、法定の部分的成人を治療の受け入れに関して創設することには納得がゆく。だが、ここでも少年の守秘利益の保護は不十分にしか実現されえないのである。なぜなら、それは少年の日常家事処理権でさえも、報酬債務者たる親が治療の受け入れを知ることを妨げる

ことはできないであろうからである。

　治療行為に関しては一般に、年齢によって量られる部分的成人が問題となることはない。一方では児童や少年によって個人差のある発達が、そして他方では治療行為という概念に含まれるものすべての多様性が、柔軟かつ個々の事例へとかなり強く方向づけられた解決を要求する。これによっても、決定的な基準である個人の「承諾能力」が優先される価値をもつことには変わりがない。

　未成年者の法的地位の改善は、承諾能力測定の改善によってなされなければならない。承諾能力を確定する権限があるのは――治療的実験や学術的実験は別として――医師である。承諾能力の法的定義によって医師に明らかにされなければならないのは、承諾能力は行為能力とは異なるものであって、あらゆる個々の事例において検査されなければならないということである。これについては通常の場合であればベテランの医師の評価で十分である。承諾能力を把握するために発展を遂げている心理学的検査方法のメリットは、この検査方法を用いることでたとえば婦人科学や歯科学といった個々の分野のための基準が展開されうるということにある。しかし、個々の事例でこの検査方法を用いることは実行不可能でありかつ理論的にも誤りであると評価されなければならない。というのも、原則的に少年の承諾能力には成人の承諾能力よりも厳格な要求が課されてはならないからである。だが、承諾能力の評価にあたって相対的に広い裁量を医師に認めると同時に承諾能力の基準の定義と専門的な標準によって行為を指図するこうした法的状況は、承諾能力のある少年が自らの自己決定権を行使することが事実上も許されるという事態を招きうるだろう。

　承諾能力のない児童または少年の人格は、インフォームド・コンセントの制度によるのとは別様に保護されなければならない。そのかぎりでどのような手段が利用できるかは以下の2章で研究される。

　　　　　　　　　　　　　　　　　　　　　　　　　　（秋山紘範）

第7章
未成年患者の拒否成年および拒否権

　最近、比較的新しい文献においては、さまざまな文脈で、承諾権限と承諾能力のほかに、承諾能力のない者の「拒否権」と「拒否成年」が議論されている。

　Steffen は、すでに1978年には、第52回ドイツ法曹大会の講演で、未成年者の「拒否」という言葉を用いていた。しかしながら、*Steffen* は、その講演ではまだ、行為能力と区別される承諾能力の部分的成人について意見を述べており、それゆえ、承諾能力以外のことについて意見を述べるものではなかった[799]。

　比較的新しい医事法の文献では、「拒否」に承諾とは区別される意義が認められるようになってきているように思われる。*Amelung* は「医学的介入という限界領域における限定承諾能力者の拒否権」という言葉を用いている[800]。*Laufs* と *Ulsenheimer* は、その医師法の教科書の欄外脚注で「拒否能力」を「承諾能力」と区別している[801]。*Taupitz* も、第63回ドイツ法曹大会の所見で「承諾能力のない者の拒否権」に言及している[802]。

　すべての著者にとって発端となる患者の拒否権の問題においては、承諾能力のない者がその希望を抱いている場合にも、この希望には法的意義が認められるのか、そしてそれはどの程度なのかということが重要であるように思

---

799) *Steffen*, Verhandlungen des 52. DJT（1978）Ⅰ.8.
800) *Amelung*, Vetorechte, 関係各所参照。
801) *Laufs*, Arztrecht, S. 115, Fn. 128. *Ulsenheimer*, Arztstrafrecht, Rn. 110, *ders.*, in: *Dierks/Graf-Baumann/Lenard*（Hrsg.）, Therapieverweigerung, S. 66, 88; wie *Ulsenheimer* auch *Koch*, in: Lexikon Medizin, Ethik, Recht, S. 604.
802) *Taupitz*, Gutachten A zum 63. DJT, S. 75.

われる。この結果次第では、拒否権とは、承諾能力のない患者が、適応のある侵襲を主観的に強制されたものと感じ、繰り返し拒絶の意思を述べているという理由だけで、その患者はその侵襲を受忍する必要がないことを意味し得ることになろう。

しかしながら、医事法の文献においては、拒否権の根拠および法的性格についても、その前提あるいは射程についても、意見の一致がみられていないように思われる[803]。

I. Amelungの法制度としての拒否権

まず第1に、私が見たところでは、Amelungは拒否権を医事法の文脈における法制度として検討した[804]。Amelungが形成した拒否権という概念は、以下のように観念され、議論されるべきである。

1. Amelungの構想

Amelungの出発点となるテーゼは、「医事法には、拒否権という統一的な法制度が存在する」、という仮定にある。Amelungの拒否権は、法制度として、「代理人の強制権限に制約を加える」という統一的な目的から考えられている[805]。Amelungがこの結論に達したのは、特別法上是認された限定承諾能力者の拒絶権限または同意要件を概観してのことである[806]。

Amelungは、さしあたり、去勢法3条3項1号を、実定法上是認された拒否権の例示の1つと考えている[807]。断種のための民事法上の法的基礎を含んでいる民法1905条のほかに、去勢法が男性の断種を公法によって規制し

---

803) 同様に、*Taupitz,* Gutachten A zum 63. DJT, S. 77.
804) Vetorechte, 関係各所参照。
805) Vetorechte, S. 19.
806) Vetorechte, S. 7 ff.
807) 去勢法3条は以下のとおりである。すなわち、

ている。去勢は、去勢法2条にしたがえば、該当者が25歳に達した場合にのみ許容される。さらに、医学的、犯罪学的な適応がある場合にも、該当者の任意の承諾が必要である。その際、去勢法3条1項は、治療行為の原則にしたがい、当該侵襲の理由、意義、そして副作用について、選択可能な他の治療方法および該当者の個人情報上の利益について説明をうけた後での承諾だけが認められることを規定している。承諾能力のない者のときには、去勢法3条4項によれば、去勢は原則として、その世話人の承諾があっても、去勢が該当者の優越的利益に寄与することになる場合にのみ許容される。すなわち、生命に危険のある病気の予防、治癒あるいは緩和のためである。これらの特別な場合にのみ、該当者自身の同意は不要である。それゆえ、たとえば、常習性犯罪者の去勢は他者のためになるという動機があるとして、犯罪学的適応を認めることは、承諾能力のない者においては原則として考えられない。

1項：該当者が去勢の理由、意義、そして、副作用について、考慮される別の治療の可能性ならびに該当者が承諾するために意義があるとすることが認識可能なそれ以外の事情について、前もって説明を受けていなかった場合には、当該承諾は無効である。
2項：該当者が承諾時に裁判所の指示で施設内に拘禁されていることを理由に、該当者の承諾は無効になることはない。
3項：該当者が去勢の理由と意義を完全に理解し、これにしたがって自己の意思を決定できないときには、去勢は以下の場合にのみ許容される。すなわち、
1号：該当者がその容体に応じた方法で説明を受け、少なくとも、去勢がどのような直接的結果をもたらすのかを理解した後で、該当者が去勢について合意した場合
2号：該当者が、当該事柄が任務の範囲に含まれている世話人を扶養しており、この世話人が1項の意味で説明を受けた後で、治療へ承諾している場合……
4項：該当者が去勢の直接的な結果を理解できないときには、医師による去勢は医学の知識にしたがって指示され、該当者の生命の危険のある病気を予防するため、治癒するため、あるいは緩和するために行われる場合には、3項2号の要件のもとで許容される。2条1項3号は適用しない。法律上の文言は補遺に印刷した。

いまや、他者に有用な強制断種の禁止というこの原則については、去勢法3条3項が例外をなしている。去勢法3条3項は、おおよその去勢の直接的な結果を観念すればただちに到達しているものとされる「低レベルの承諾能力」（Einwilligungsfähigkeit minderer Qualität und Güte）のようなものを確立させる。この承諾能力は、それ自体のほかに、世話人の承諾もある場合には、主として、公共の利益において実施されることになる去勢を正当化するには十分であろう。そのかぎりで、去勢法3条3項1号は、一貫して、世話人の承諾のほかに該当者の承諾の要件という言葉ではなく、合意という言葉を用いている。しかしながら、このような合意を与え得るのは誰でもよいわけではなく、「合意能力のある」者のみであるというべきである。

　去勢法において予定された合意能力は、承諾能力と比較して、該当者の認識能力および意思能力が低いことを前提としているが、同時に、単なる希望形成能力以上のものを要求している。すなわち、3条3項1号においては、該当者はその容体に応じた方法で説明を受け、「少なくとも、去勢がどのような直接的な結果をもたらすかを理解した」ことが要求されている。

　それゆえ、合意能力は、たとえば、アメリカ国家委員会がBelmont報告[808]で、限定承諾能力者の、他者に有用な研究に同意する能力（「同意」（assent）能力）として定義したものと合致する[809]。承諾無能力者の合意というこの要

---

808) Belmont報告は、アメリカ国立衛生研究所（NIH）の国家委員会によって公布された、公費で助成されるヒト研究の許容性に関する指導要項である。

809)「同意（Assent）」および「反対していないこと（lack of objektion）」はアメリカの文献では、とりわけ、限定承諾能力者の研究への参加との関連で議論されている。生命倫理条約（Bioethikkonvention）17条5項と同じように、国家委員会の「Belmont報告」も、NBACの報告も限定承諾能力者の研究に関する態度決定において、限定承諾能力者に研究への参加を拒絶する権利を認めようとする。Belmont報告によれば、最小限の危険がある研究への参加を正当化するためには、「低レベルの承諾」としての「同意」で足りるとされる。「同意（Assent）」（ドイツ語のZustimmungと同義である）はBelmont報告では以下のように定義されている。すなわち、「同意」とは、「理解し、判断する能力が病気または収容によって若干障害を受けているが、いまだ機能を果たすことはできる」者

件を——論者はこの要件を「同意」[810]という英米の概念に依拠して、*Taupitz* とともに、「説明を受けた後の是認」[811]として特徴づけ得るだろう——*Amelung* は法律上是認された承諾能力のない者の拒否権と考えている。

　同様に、*Amelung* は民法1905条1項2号の規定を「拒否権」として特徴づけている[812]。民法1905条1項2号は、被世話人（男女ともに）の断種の民事法上の許容性要件を規制している。それによれば、妊娠によって、該当者の生命または健康上の危険という具体的な危険が根拠づけられる場合にのみ、承諾能力のない成人の断種は許容される。断種は世話人の承諾のみならず、後見裁判所の同意を必要とし、どのような場合であれ、断種が「被世話人の意思と」矛盾しないときにのみ許容される（民法1905条1項1号）。したがって、要求されるのは抵抗していないことであり、英米の専門用語でいえば、「反対していないこと」である。民法1905条は、被世話人に、このような「わかりやすい意思」を形成できる認識能力を要求していない。被世話人が断種を拒絶するためには、「どのような拒絶あるいは抵抗の仕方」でも十分である[813]。

　Amelung は、実定法上保障された「拒否権」の第3の例示として、薬事法40条4項3文、41条3号を援用している。治療行為への承諾に関する判例と矛盾して、立法者は未成年者が他者に有用でもある医薬品研究（治療的実験）へ参加するためには、つねに、配慮権者の承諾を要求している[814]。当該未成年者がすでに承諾能力をもっているならば、配慮権者の承諾も重畳的に治療的実験の要件となる。*Amelung* は侵襲のための2つの有効な承諾という

　　によって与えられた許可である。これと異なるのは、承諾能力のない者の研究に関して、単なる「同意」では不十分と考える国家生命倫理諮問委員会（National Bioethics Advisory Council NBAC）の態度決定である。NBAC-Report Band Ⅰ, S. 28 m. w. N. 参照。
810) この概念については、前注参照。
811) Gutachten A zum 63. DJT, S. 75.
812) 法律上の文言は補遺に印刷した。
813) BT-Drucks 11/4528, S. 143.
814) §§ 40, 41 AMG 参照。一部は付録に示した。

この要件を英米の専門用語にしたがって「共同の承諾」(Co-Consent) と呼んでいる。「共同の承諾」すなわち、2人の承諾能力者の任意の承諾という要件に基づいて、*Amelung* は承諾能力のある未成年者には医薬品審査の文脈において、「拒否権」が与えられることを結論づけている[815]。

　最後に、*Amelung* は、諸州の施設収容法の個別規範も拒否権に含めている。これにしたがえば、施設収容が実施される原因としての病気（契機となる病気）の強制治療は許容されるが、当然、これは非常に狭い範囲においてのみ許容されるにすぎない。

　たとえば、潜在的に人格を変更する措置としての、過激な戦術上の脳手術（精神外科）のように、被収容者の生命、健康あるいは人格構造に危険のある侵襲は除外される。このような措置は、人間の尊厳の保障に基づいて、該当者の承諾によってのみ許容されるものと考えられている。この点について、*Volckart* らは、電気けいれん療法の場合と同じように、この種の措置は、ここでは基本法1条1項、2条2項の本質的内容が関係するとみなされる以上、該当者の承諾があっても許容されないと考えている[816]。同様に、長引く健康障害あるいは重大なリスクという危険を必然的に伴う手術は、承諾能力のある該当者の承諾によってのみ許容し得ることになる[817]。このことを*Amelung* は被収容者の拒否権と考えている。

　結局、*Amelung* は、世話人に（被世話人との内的関係において）被世話人の希望を顧慮することを要求している民法1901条2項を拒否権と考えている。

---

815) Vetorechte, S. 14 f.; 同様に、*Belling*, FuR 1990, S. 10, 71。*Belling* はこの関連では「共同決定権」(「Mitentscheidungsrecht」) という言葉を用いている。

816) *Wolfslast*, Deutsche Krankenpflegezeitschrift, 1989, S. 241, m. w. N.; *Schreiber*, in: Ethik der Wissenschaften, Bd. 8 参照。

817) *Amelung* は、例示として、die §§ 8 Abs. 3 BWUBG; 13 Abs. 3 BayUnterbrG; 30 Abs. 3 BerlPsychKG; 30 Abs. 2 BremPsychKG; 35 Abs. 2 HambPsychKG; 17 Abs. 5 PsychKGLSA; 23 Abs. 2 Meckl.-Vorp. PsychG; 26 Abs. 2 Nds PsychKG; 26 Abs. 2 NWPsychKG; 13 Abs. 1 SaarlPsychKG を挙げている。

同様に、親の配慮権において民法1901条2項に相当する規範、すなわち、親がその親の立場から判断するところでも子どもの意思を顧慮することを規定している民法1626条2項は、以上のような「明文で書かれていない拒否権」を含んでいるというのである。

2．*Amelung*の拒否権概念の議論

承諾能力のない者の「生来的な意思」に基づいて、承諾能力のない者の拒否権の本質および根拠を明確化するために、まずさしあたり、「生来的な意思」という概念が*Amelung*によって、そして、その他の場所でも[818]用いられているので、この概念が検討されるべきである。

原則として、「意思」という概念は正しくは自律的行為を指すものである。法律上自律的とみなされる者の意思は、つねに、生来的な意思であり、「生来的な意思」であるとの原則的な自律性の推定に基づいて、法的に拘束力がある[819]。これと異なるのは、たとえば、行為能力について何か特別なことが法律上定められている場合のみである。それゆえ、承諾能力も──行為能力との限界づけにおいて──「生来的な意思」あるいは「生来的な認識能力および判断能力」と特徴づけられることも珍しくはない[820]。

しかしながら、治療行為の枠内における拒否権との関連で、「生来的な意思」[821]または「承諾無能力者の意思」[822]もしくは「合理的な意思」[823]の対概

---

818) たとえば、*Taupitz*, Gutachten A zum 63. DJT, S. 75 f.、*Lipp*, Freiheit ならびに Fürsorge の関係各所参照。

819) 上述第3章を参照。

820) *Sch/Sch-Lenckner* zu § 223; *ders.*, in: *Eser/Hirsch*, Sterilisation und Schwangerschaftsabbruch. Stuttgart 1980; Wissenschaftlicher Beirat zur Behandlung bösartiger Erkrankungen bei Kindern und Jugendlichen, DÄ 1991, C-2028; 承諾能力のない者の研究に関する ZEKO の態度決定。

821) *Amelung*, Vetorechte, 関係各所参照；*Palandt-Diederichsen*, vor § 1896参照。

822) *Taupitz*, S. A 75参照。

823) *Moritz*, S. 244.

念としての「感情的な意思」という言葉が用いられる場合、以上のように理解された意思とは異なるものが考えられていることは明らかである。Taupitz が Amelung と Lipp に依拠して、「承諾能力が欠けていることは、同時に、その意思が顧慮されないことを意味するものではない」[824]と定式化していることから、その「意思」が意味し得るのは承諾無能力者の好き嫌いのみである。（自律的な）意思の表現としての承諾能力と好き嫌いとは区別されなければならない。

しかしながら、承諾能力者の任意の意思と承諾能力のない者の単なる希望との区別がなされるべきであるとすれば、承諾能力のない者のこのような好みを「意思」として特徴づけることは、少なくとも、誤解を生じさせるもののように思われる。

それゆえ、以下では、意思という概念は承諾能力者について説明するときのために留保しておくことにする。「意思」との限界づけにおいて、承諾能力がないため、まだ意思として評価され得ないこの好みは、世話法の専門用語と一致させて（民法1901条2項参照）、「希望」と呼ばれる。

さらに、Amelung の意思概念の適用とならんで問題があるように思われるのは、援用された現行法の規定、すなわち、承諾無能力者の同意要件あるいは拒絶権限を含んでいる規定すべてを同様に「拒否権」として特徴づけ、「同意」、「反対」、そして「反対していないこと」を同様に「拒否」と翻訳していることである。以下で示されるように、これらの規範は、承諾能力者の希望に認められる法的な意味において区別される。それに応じて、立法者の「希望形成能力」への要求も異なる。援用された規定は統一的な目的に基づいていない。それゆえ、これらの規定は区別することなく拒否権という概念のもとに包摂されるべきではないだろう。

公法上正当化され、犯罪学的な適応に基づいている、去勢法2条2項の意味での去勢は、公共のため、すなわち、他者のためになるという動機づけが

---

[824] Gutachten A zum 63. DJT, S. 75.

なされる。危険と評価された者は、公共に特別な犠牲をもたらす。犯罪学的適応に基づく去勢は、とりわけ、公共の安全への欲求に裨益し、このことから正当化される[825]。去勢法３条４項の一般規定によれば、医学的適応のある場合にのみ、該当者の承諾なく、該当者のために、すなわち、該当者の直接的な個人的利益のために去勢を実施することが許される。

いまや、例外的場合には「低レベルの承諾能力」で足りるとする去勢法３条３項１号は——Amelung がそのなかに別の拒否権を認識しているのだが——、この規定が、犯罪学的な、すなわち他者に有用な適応を単なる同意、すなわち該当者の「同意（assent）」によって正当化されていると評価していることで、この適応に基づく国家の去勢権限を拡大している。該当者の個人的利益においてのみ実施されるわけではない侵襲の正当化事由としての該当者の同意に認められる機能は、ここでは、どのようなタイプの「希望」でも、該当者の希望形成能力の性質がどのようなものでも、それらに必ずしも正当化効力が認められ得るわけではないことを前提としている。むしろ、他者に有用な侵襲の正当性は、単なる「インフォームド・コンセントの欠点」[826]として説明することによって多少説得的に根拠づけられ得るように、「若干制限つきの」希望、すなわち、低レベルの承諾という種類が存在しなければならない。

去勢法３条２項における同意要件とは完全に異なる目的を持っているのは、薬事法40条４項４号、41条３号およびこれを模した医薬品法17条４項４号、18条２号が予定する「共同の承諾」である。去勢法の規定によれば、承諾無能力者の単なる希望は他人のためになるという動機をもった侵襲を正当化し得ることになるので、承諾無能力者の行為可能性が拡大される一方で、薬物研究または医薬品研究のための規範は反対の目的をもつ。すなわち、承

---

825) BT Drucks. 11/4528.
826) たとえば、Taupitz は、承諾無能力者の研究のための侵襲を該当者の直接的な利益なしで正当化しようとする試みとの関連で、im Gutachten A für den 63. DJT, S. 79.

諾能力者の行為可能性が制限される。承諾能力があるにもかかわらず、未成年者には、この領域における自己決定権が与えられない。

　Taupitz は自己決定権へのこのような侵害のための適切な根拠づけが必要であることを指摘したが、彼自身は当該研究を、承諾能力のある未成年者の行為可能性の制限を正当化する「特別な状況」と考えている[827]。*Taupitz* と同じように、すでに以前に *Amelung* は、単に、共同のコンセンサス（Co-Konsenses）の根拠、すなわち、２人の承諾能力者の承諾を要求する根拠が非常に理解されにくいことを認めていた[828]。*Amelung* は、承諾能力があるにもかかわらず、未成年者には単独の決定権が与えられない理由は、当該被験者が選択する状況ではその患者の福祉がとくに危殆化されることにあるという推定を援用している。ここでは、研究医でも患者へ与え得るとくに大きなプレッシャーのもとでは、未成年者は自分に「自己決定能力があること」を「一人で」も「認めさせることができる［だろう］」かどうかが疑わしいという[829]。施設収容の場合と同じように、ここでは、第三者の協力によって、未成年者が「有害と呼べるくらい言いなりになってしまうこと」が防がれるというのである[830]。

　最近では「治療上の誤解」という現象、すなわち、被験者は、研究医を協力者としてのその役割においてのみ認めているにすぎないことを明言している傾向があるという現象を裏づけた調査に鑑みて[831]、薬事法40条、41条における共同の承諾のための *Amelung* の説明は実感として理解し得るものである。もちろん、研究医による影響を受けやすいという特別な危険に対して

---

827) Gutachten A für den 63. DJT, S. 64; *ders*. ferner in : *Lippert*（Hrsg.）, Forschung am Menschen 参照。
828) Vetorechte, S. 26.
829) Vetorechte, S. 26.
830) この解釈にしたがって、*Taupitz*, in Gutachten A zum 63. DJT, S. 63 ff.
831) いわゆる「治療上の誤解」（「therapeutical misconception」）について、*Moreno*, in: NBAC-Report, Band Ⅱ 参照。

は、成人も抵抗力があるわけではない。しかしながら、まさに未成年者は非常に影響を受けやすいことが前提とされなければならないとすれば、研究への参加の法律上の規制は未成年者の参加を完全に禁じることにするのがおそらく首尾一貫しているだろう。これは、未成年者が、たとえば、生体の提供との関連で移植法において選択された方法と一致することになる。

まず、薬事法40条、41条における現在の法律上の規制は、未成年者の拒否権が顧慮されるように、なお改正されなければならないだろう。ヨーロッパ生命倫理条約の17条1項後段にしたがって、未成年者に拒絶権限を認めることが推奨され得るだろう。研究への参加に対する拒絶的な態度は、治療的実験にせよ学術的実験にせよ、すべての児童あるいは少年において、その年齢や成熟度に関係なく、法的に顧慮されるものとして説明されなければならない。子どもの希望を顧慮しないことは、薬事法96条19号にしたがって可罰的または薬事法97条1項にしたがって秩序違反になるべきだろう。

解釈論としては、薬事法40条4項2号、41条3号、医薬品法17条、18条に基づいて、承諾能力のある未成年者の、医学的研究への参加のための自己決定権は否認されている。同時に、未成年者の身体に関する自己決定権が一般的に制限されている。二重の承諾という要件は、ここでは、未成年者の自己決定権を制限する効果をもち、同時に、他者に有用な侵襲を行う正当化事由として裨益することになるとともに、承諾能力のない者の行為可能性を拡大している去勢法3条3項1号の同意要件とは、完全に異なる機能を有する。

承諾無能力者の断種においては、民法1905条の自己危殆化に基づいて、少なくとも、立法者が表明した意図によれば、もっぱら該当者の福祉のために実施される医的侵襲が問題になる[832]。同時に、断種の理由として、「答責され得ない妊娠からの障害者の保護」が議論されるとしても[833]、当該被世話人の保護は、たとえば「まだ生まれていない生命」の保護を意味しているわ

---

832) BT-Drucks. 11/4528, S. 73 ff. 参照。
833) 公衆衛生制度に関する第38回会議における本制度の担当大臣および議員の議論が Hamm OLG で援用されている。FamRZ 1983, 310参照。

けではない。現行法によれば、「障害者の子どもが治療できない重大な健康障害に罹患しており、このことが障害者の〔母親および被世話人の〕福祉を侵害することになるということを認めるために、緊急を要するとの事由がプラスに働く」場合にのみ、被世話人の断種を実施することが許される[834]。障害をもつ高度の蓋然性がある子どもの利益になるように断種を認めようとする提案は、立法手続きにおいて「明確に却下」された。資料において書いてあるように、承諾無能力の被世話人の断種は、「被世話人自身の福祉のためであることだけを考慮」に入れ得るとされる[835]。

民法1905条によれば[836]、被世話人は、承諾能力のない場合にも、断種を拒否する権利を持っている。ここで、被世話人の拒絶的態度には、他人に定義づけられた被世話人の福祉よりも優先権が認められる。このことは、「強制断種」の絶対的禁止を意味する。

重大な障害という特別な場合においては、妊娠は該当する女性の生命の危険あるいは重大な健康上の危険に至り得ることが前提とされなければならない以上、世話法が通過したことによってただちに、この強制断種の絶対的禁止は「問題がない」とはいえないものとして特徴づけられた。それにもかかわらず、強制として推奨される断種は、このような例外的場合においても許容されないだろう。結局、強制断種が許容されないのは、明白ではないとしても、おそらく、国家社会主義の支配が続いていた当時の大量の強制断種の経験に基づいてのことであろう[837]。

断種にあってもこれを拒絶する権利の根拠として、人間の尊厳および人格権が援用される[838]。同時に、ここでは、承諾無能力者の正当化権限の拡大が問題になるわけではなく、人間の尊厳の原則に基づく扶助原理の制限が問

---

834) BT-Drucks. 11/4528, S. 73, Hervorhebung von Verf.
835) BT-Drucks. 11/4528.
836) 法律上の文言は付録に示した。
837) BT-Drucks. 11/4528.
838) *Dürig*, in: Maunz/Dürig (Hrsg.), GG, Art. 2 Ⅱ, Rn. 30 ff.

題になっている。該当者の断種が主観的に強制として体験されるとすぐに、人間の尊厳の原則が侵害されたとみなされる。この希望の性質または断種に反対する意思を形成する能力への何らかの要求がここでなされる必要はないし、なされてもいない[839]。

　民法1901条2項および1626条2項の規定は、少なくとも、世話人または身上配慮権をもつ親に、福祉を決定するにあたっては、該当者の希望も考慮することを義務づけている[840]。世話法に関する資料が示しているかぎりでは、身体的健康だけではなく、心的な健康状態も被世話人の「福祉」を決定するものとされる。その際、世話法においては、「該当者の希望の一般的優先権」という言葉すら用いられている[841]。民法1901条2項1文は、世話法全体を形成する「世話法上の命令」と考えられるとされる[842]。当該希望は、代諾を与えるために顧慮される基準として説明される。

　この希望は、*Diederichsen* が認めているように、医学的侵襲における認識能力とは異なるものである。しかしながら、この希望は、「生来的な断種の意思能力」とも異なって理解されなければならない[843]。被世話人または未成年者の、希望を顧慮されるこの権利は、この権利を不文の拒否権と特徴づけている *Amelung* によれば、世話人または配慮権者に対してのみ妥当することになる。このように制限的なものとして理解される拒否権は、すべての第三者に対して効果をもつ、たとえば、民法1905条において明文化されている、希望を顧慮する絶対的な義務とは、対外的効果が欠けることにおいて区別される。

---

839) BT-Drucks 11/4528 参照。
840) この点については、*Frost*, Arztrechtliche Probleme, S. 20 ff.
841) *Palandt-Diederichsen* § 1901, Rn. 7 ; sowie *Palandt-Diederichsen* Einf. v. § 1896, Rn. 5.; *Wienand*, Betreuungsrecht, S. 12; BT-Drucks. 11/4528, S. 53 ff.
842) *Frost*, Arztrechtliche Probleme, S. 22.
843) *Palandt-Diederichsen*, Einf v § 1896, Rn. 5.

3. I.の結論とまとめ

要約すれば、*Amelung*の拒否権概念は輪郭がはっきりしていないことが非難されなければならない。拒否権の例示として*Amelung*に援用された規範のさまざまな目的およびこのような拒絶権限または同意権限を行使するそれぞれの機能に鑑みると、統一的な概念形成は問題があるように思われる。*Amelung*自身がその検討の最後で、自分が患者または被験者の「生来的な意思」の重要性のために「拒否権」として特徴づけた規範は、統一的な根拠に帰せられ得ないことを認めている[844]。*Amelung*が援用した「拒否権」にはそれぞれの「根拠」があるといわれる。その際、*Amelung*は、拒否権の根拠として、「尊厳による留保」(「Würde-Vorbehalte」) と「理性による留保」(「Vernunft-Vorbehalte」) とを区別している。*Amelung*が第一のグループに分類しているのは、断種および去勢に妥当する規範である。というのも、憲法上の基準として、国家社会主義の経験にしたがえば、強制断種および強制去勢は人間の尊厳の侵害とみなされなければならないからである。*Amelung*が「理性による留保」に分類しているのは、薬事法の規定である。「該当者が現実に有する理性を顧慮すること」は「共同の承諾」の要件の根拠とされる。このことによって述べられていることは、より詳細には解説されないし、ここで未成年者の自己決定権は制限されるという事実に鑑みればほとんど説得的でない。その場合に、*Amelung*は、その分析において薬事法40条4項3文、41条3号をより詳細に考察するならば、該当者の拒否権という言葉とその法定代理人の拒否権という言葉とはほぼ同じように用いられ得るとも付言している。*Taupitz*はこの考慮を第63回ドイツ法曹大会の所見のなかで取り上げており、薬事法または医薬品法の二重の同意の要件との関連で、そのかぎりでは説得的に親の拒否権という言葉を用いている[845]。

---

844) Vetorechte, S. 27 ff.
845) Gutachten A zum 63. DJT, S. 63.

Amelungが援用した「拒否権」のすべては、「代理人の強制権限に制約を加える」という共通の意義によって、特徴づけられることになる、というAmelungの出発点となるテーゼは維持できないと証明された以上、拒否権の概念の意義の枠をより狭く理解することが必要であるように思われる。去勢法3条の同意要件（「「同意」」）も、生命倫理条約17条1項後段5号の同意要件（「反対していないこと」）も、同意の機能の明確化のために、より適切に、「承諾無能力者の、他者に有用な侵襲を正当化する能力またはこれを拒否する能力」として特徴づけられることになろう。薬事法40条、41条または医薬品法17条、18条の規制は、未成年者の「承諾権限の制限」として、あるいは、Taupitzのように具体的に「配慮権者の拒否権」として特徴づけられ得る。治療行為の枠内で未成年者の人格を保護する権利を吟味するために、承諾無能力者の正当化権限もヒトの研究の枠内での親の拒否権も、これ以上は吟味され得ない。以下では、承諾能力がないにもかかわらず、治療的侵襲を拒否する権利が考察されることになる。すなわち、限定承諾能力者の拒絶権限（「反対」）である。この点のためにのみ、拒否権という概念があるといえよう。

Ⅱ. Laufs、Ulsenheimer、そしてKochの拒否権

　Laufs[846]とUlsenheimer[847]、Koch[848]とTaupitz[849]も、拒否権という概念を上述の意味で理解しているように思われる。ここで、この概念は適応のある治療的侵襲を拒否する、承諾能力のない者の権限を示している。

　Ulsenheimer、Laufs、そして、Kochは、単に付随的なものにすぎないと

---

846) Arztrecht, Rn. 222.
847) *Laufs*, S. 115, Fn. 128; *Ulsenheimer*, Arztstrafrecht, Rn. 110; ders., in: Dierks/Graf-Baumann/Lenard（Hrsg.）, Therapieverweigerung, S. 66, 88.
848) In: *Eser*（Hrsg.）, Lexikon Medizin, Ethik, Recht, S. 603 und in: Dierks/Graf-Baumann/Lenard（Hrsg.）, Therapieverweigerung, S. 88.
849) Gutachten A zum 63. DJT, S. 75 ff.

はいっても、未成年者の「拒否能力」をその承諾能力と区別している。*Laufs* は脚注で、「未成年者の拒否能力は承諾能力より広い範囲まで及んでいる〔とされる〕」と述べている[850]。*Laufs* を援用して、*Ulsenheimer* は、そして *Ulsenheimer* と同じように、*Koch* も、「医学的に適応があるが、危険を予防するための緊急の治療措置ではない」場合には、年齢ごとの承諾能力に先行する「拒否能力」の段階が承認されなければならないというように、未成年者の「拒否能力」を理解している[851]。*Laufs* が別の箇所で定式化しているように、拒否成年は承諾能力よりも早い段階で使用されているという[852]。それゆえ、自身の決定権限があるところ以上にまでおよび得る侵襲は控えられるべきであるという[853]。*Ulsenheimer* も、拒否権の本質および根拠について詳しくは説明していない。

Ⅲ. *Taupitz* の拒否権

承諾能力のない者の拒否権に関する詳しい論述は、――*Amelung* の検討を除けば――医事法の文献においては、*Taupitz* のドイツ法曹大会の所見で見られ得るのみである。そこでは、未成年者の拒否能力に関する現象が、現行法の個別規定をもとにして説明されている。その際、ある措置に反対する能力の年齢制限を、このような行為へ承諾する年齢制限よりも低く予定する規定がピックアップされている。

Taupitz は、たとえば、子の宗教教育に関する法律5条2文によれば、すでに12歳の者は宗派を変更することに対して反論することができるが、14歳

---

850) Arztrecht, S. 115, Fn. 128.
851) *Ulsenheimer*, Arztstrafrecht, Rn. 110; *ders.*, in: *Dierks/Graf-Baumann/Lenard* (Hrsg.), Therapieverweigerung, S. 66, 88; Ebenso *Koch*, in: Lexikon Medizin, Ethik, Recht, S. 604.
852) *Laufs/Uhlenbruck*（Hrsg.), Handbuch des Arztrechts, § 139, Rn. 31.
853) *Ulsenheimer*, Arztstrafrecht, Rn. 110.

になるまで、すなわち、積極的な信教の自由をもつまで、つまり、一人で積極的に宗派を選択することができるまで待たなければならないことを強調している[854]。臓器移植法2条2項における規制も、類似した構成になっている。14歳以上の未成年者は、すでに死後の臓器提供に対する反対を表明することができるが、16歳に達してはじめてこのような行為への承諾を表明することができる。最後に、拒否権のその他の例示として Taupitz が挙げているのは、すでに言及されたヨーロッパ会議の生体臨床医学に関する人権条約(「生命倫理条約」)の17条1項後段5号である。すなわち、この規定によれば、承諾無能力の者はすべて——その年齢および成熟度とは無関係に——当該研究に裨益することになる侵襲への参加を拒否する権利をもっている。

　Taupitz は自身にとっては原則的な以下のような区別を、現行(医事)法のいくつかの特別規定における拒絶権限および承諾権限が瓦解する共通の根拠と考えている。すなわち、この区別は該当者によって強制と感じられる侵襲と、——侵襲の意義を認識する必要のない——該当者によって、簡単に受忍されるそれ以外の侵襲との間にあるという[855]。Taupitz が述べているところによれば、「法的に重要な区別は、あることが人の生来的な意思なしで生じているか、人の生来的な意思に反して生じているかに」あるというのである[856]。

　「尊厳による留保」[857]という Amelung の記述と関連して、Taupitz は、「良心の自由の表現としての」措置が「著しく一身専属的な性質」であるところでは、該当者の反対している希望が法的に重要であることに賛成している。しかも、このような拒否権は、「人間の尊厳との特別な関連性」(「besondere Menschenwürderelevanz」)のある侵襲のみに制限されることになろう。しか

---

854) Taupitz, Gutachten A zum 63. DJT, S. 75 und Lipp Freiheit und Fürsorge, S. 30 ff. 参照。
855) たとえば、Taupitz の特徴づけは、Gutachten A zum 63. DJT, S. 75.
856) Gutachten A zum 63. DJT, S. 76, 原文での強調。
857) Amelung, Vetorechte, S. 21 f; Taupitz, Gutachten A zum 63. DJT, S. 76.

しながら、Taupitz はヒトの研究、断種、去勢、そして、宗派の信条のみに「人間の尊厳との特別な関連性」を認めるつもりである。Taupitz は、人間に対する治療的侵襲をこれに含めていない。たしかに、ここでは、望まれない治療的侵襲に対する未成年者の拒否権は、民法1626条2項1文から生じるかどうかが議論されているが、結局のところ、これは拒絶される。その際、Taupitz は、民事法上の少数説、最近では、とりわけ、Lipp によって主張された見解に依拠している。そして、この見解によれば、親の配慮は無制限に、子どもの成年まで続くものとされる[858]。このことから、Taupitz は、親に民法1626条2項において課される、子どもの意思を成長に応じて考慮する義務は、法律上定められた子どもの部分的成人が尊重されなければならないということ以上のものを意味し得ないと結論づけている。治療行為の領域において決定的な部分的成人として、承諾能力のみが考慮されるという。このことから、Taupitz は、その場合に、残念ながらその思考過程を示すことなく、治療行為の領域では、承諾能力および拒否能力が共に脱落しなければならないとの説明を結論づけている。Taupitz がこの結論を「医師による治療的侵襲には人間の尊厳との特別な関連性」が欠けることから導いていることは明らかである[859]。はじめに Taupitz によって強調された区別、すなわち、該当者の意思を欠いた、一身専属的な権利への侵襲と、その意思に反したこのような侵襲との一般的な（法的）区別は、それにしたがえば、ここでは、結局のところ——承諾能力のない者への治療的侵襲にとって——意味をもたないように思われる。

　Taupitz はそのかわりに、治療的侵襲であることに鑑みて、「承諾能力のない者の自己決定権を守る別の（続行）可能性」を援用している。すなわち、このような可能性は承諾能力のない者に拒否権のみを認めることだけではなく、承諾能力のない者にも「(「インフォームド・コンセントの「欠点」の一種と

---

858) 上述4章および5章参照のこと。
859) *Taupitz*, Gutachten A für den 63. DJT, S. 77.

して」)「説明後の是認」を意味する「インフォームド・アセント」を要求することにもあるという。承諾無能力者の拒否権は、承諾能力のない患者が当該侵襲を是認してほしいという要求にしたがう気のない状況と、どの程度区別されることになるのかは説明されていない。Taupitz は結局、追加的な有効性要件が「当該侵襲の許容性に関して相当に確実性を失する」だろうという根拠づけによって、「インフォームド・アセント」に関する考察を自ら退けているのである。それ以外の点については、「少なくとも」、法定代理人が「承諾能力のない者の利益になるように承諾を与え」たことで足りるとしなければならないという[860]。

Ⅳ. 治療的侵襲に対する承諾能力のない未成年者の拒否権の根拠および前提に関する私見

再び強調されているといわれている拒否権という概念によって、以下では、(もっぱら) 承諾能力のない者の、治療的侵襲に反対する希望の法的拘束力が述べられる。以下では、この拒否権にはどのような前提があるかが、拒否権の根拠から推論されることになる。治療的侵襲に向けられた観点からは、拒否権の本質および射程を医学的介入に関する特別法のなかに求めないことが賢明であるように思われる。たとえば、断種および医学的研究に関する法律上の規定は、人間蔑視の思想から医学的知識および医学的技能を濫用した経験のあるドイツの過去に部分的に強く影響された固有の目的をもっている。類似のことが、1921年の子の宗教教育に関する法律における部分的成人および拒否権に妥当する。いわゆる現世での人生において、同時に基本法の適用領域において重大な該当者の不利益を計算に入れずに、宗派の選択は変更可能である。それゆえ、拒否権の本質の探求は、治療的侵襲に対する患者の権利および承諾能力の本質から記述されるべきである。

---

860) *Taupitz*, Gutachten A für den 63. DJT, S. 79.

1. 拒否権の根拠を確定する出発点

　承諾能力に関する原則を前提として、拒否能力は承諾能力よりも「広い範囲まで及んでいる」、または、拒否能力はすでに承諾能力よりも早い年齢で使われていると、*Laufs* と *Ulsenheimer* が述べていることは、さしあたり、驚かざるを得ない。緊急適応のある侵襲の場合には、それ以外の侵襲の場合よりも、未成年者の承諾能力への要求を低く設定している判例を思い起こしてみよう[861]。*Amelung* はこのことを、当然のことを弁別すること、すなわち治療が必要であることを弁別することは比較的容易であると説明している[862]。これを背景にすれば、未成年者に、よりにもよって、必要な治療へ承諾を与えることよりも先に治療を拒否する権限が与えられているというのであれば驚くべきことである。

　治療的侵襲への承諾能力に関する一般原則によれば、未成年患者が適応のある医療措置を拒絶する能力への要求は、むしろ、より高く設定されなければならないとすれば、拒否能力は「承諾能力よりも広い範囲まで及ぶ」との記述が、未成年者は、適応のある場合の病気の治療を完全に拒絶する権限をもつことになる、というように理解される必要はないだろう。むしろ、さしあたり、拒否能力という言葉は、一定の事情によっては一定の種類の治療に対する拒否権が未成年者に認められ得るかぎりでのみ、用いられ得る。

　それゆえ、治療的侵襲に対する拒否権は、一定の治療形態に対する拒否権として、あるいは、選択権としても理解されなければならない。限定承諾能力であることから、自身では、治療的侵襲に関するすべての判断の責任を負うことのできない者が、限定承諾能力の可能性の枠内で、自由に選択できることに変わりはない。それゆえ、限定承諾能力者の人格性の尊重は、限定承諾能力者に共同決定権を認めることを意味する。このように、拒否権を「選

---

861) すでに BGHZ 29, 33及び BGHSt 12, 379, 383. この点については、第3章で言及したのでこちらを参照のこと。

862) この点については、すでに第5章で言及したので、こちらを参照のこと。

択権」[863]として理解することは、「危険を予防するための」早期治療は「緊急性がない」という、拒否権が用いられる状況を示す*Ulsenheimer*が援用した例示をもとにして、適切に説明され得る。拒否権との関連では、成年に達するまで問題なく延期され得る治療のことが述べられている[864]。

この記述は、連邦通常裁判所が判断した有名な「Annerose事件」を想起させる[865]。本件では、ある医師が、17歳の女性患者Anneroseの盲腸を適応がないにもかかわらず切除した。その際、合併症になり、当該患者は死亡した。医師は当該侵襲を必要ではないが、もっぱら「適切」であると思っていた。医師は、切除するのと同じくらい容易に待つことが可能であったにもかかわらず、盲腸を純粋に万一の場合に備えて切除したのである[866]。

*Popper*が未成年者の拒否権の本質を説明しようと用いているアメリカの判例に由来する事件も同様のものだった[867]。すなわち、ニューヨーク上訴裁判所が1955年に判断しなければならなかった「Seiferth事件」というケースでは、口唇裂の状態で生まれた14歳の少年が手術を拒否した。拒絶している根拠を示すために、少年は自然療法に対する自己の宗教的信条および信仰を援用した。たしかに、口唇裂の治療の必要性は疑問の余地がなかったが、同時に、そのかぎりでは急を要する必要がないということで、意見の一致もみられた。本件でも、真に選択可能な行為（echte Handlungsalternative）は手術の延期にあった。

14歳の者は当時ニューヨークの現行法によれば、承諾能力があるとはみなされえなかったにもかかわらず、この少年の当該侵襲に対する拒否はニューヨーク上訴裁判所によって認められた。承諾能力のない者の反対している意思が認められ得る根拠づけについては、以下のように述べられている。すな

---

863) アメリカの文献ではNBAC-Report Bd. I , S. 27 m. w. N. を参照。
864) Arztstrafrecht, Rn. 110.
865) BGHSt 12, 379.
866) BGHSt 12, 379 ff.
867) DePaul Law Review 1998, S. 819- 835.

わち、

「少年の真摯で畏縮した敵対心に反して、今、形成外科手術を受けるように強制する場合に犠牲になり得るものよりも、少年がこの手術を受けるという決定をくだす可能性のある数年間の延期を認めるほうが失われるものは少ないだろう。」

「Annerose事件」における連邦通常裁判所の理由づけも同じように述べている。たしかに、本件では、手術の適応症はまったくなかったし、さらに、患者の承諾は説明を受けていないので有効ではなかった。そして、このことだけで、すでに、医師のとった方法の違法性を根拠づけるためには十分であったといえる。しかしながら、本件で、連邦通常裁判所は、追加的に、緊急適応のない侵襲は、患者に被害を与えることなく、成年に達するまで、先延ばしされえたということも指摘している。法的判断は、必要な治療と必要でない治療との法的区別を前提としなければならないという[868]。

2. 拒否権の根拠

子どもの拒否権を根拠づけることになる既述の状況は、計画された侵襲が目下のところ緊急適応がなく、当該侵襲がリスクなく延期され得ることによって特徴づけられる。当然、このことは、「Annerose事件」における盲腸の切除に妥当し、しかも、該当者は明らかに負担とは思わず、その治療が延期しえた口唇裂の事件の形成外科上の侵襲にも妥当する[869]。危険なく、該当者にとっての負担なく延期され得る侵襲の場合には、直ちに外科的な、あるいは、通常行われている侵襲に対して、一次的に侵襲治療を施さないことが真に選択可能な行為となる。真に選択可能な行為に関わる問題なのであるが、それは、真に選択可能な行為に特有であるような[870]、治療を施さな

---

868) BGHSt 12, 379, 382.
869) この事件において治療に賛同している親の配慮権への侵害も「最高の利益」の基準にしたがって許容されるかどうかの問題に鑑みて、この事件は *Belling*（S. 11）にも言及されている。

いことによって必然的に生じる負担は、手術のリスクと危険に対して重要ではないからである[871]。その際、たとえば、口唇裂のような病気が一般にいって、負担に含められるかどうかを顧慮することは妥当ではない。むしろ、どの程度まで子どもが身体的侵害を負担と考えるかが追求されるべきである。

　子どもの身体的健康にとって客観的に利益になるとして、選択可能な他の治療のうち1つも消去され得ず、このように選択可能な他の治療が複数対立している場合にはつねに、一方の方法を選ぶか、他方の方法を選ぶかの合理的な理由が述べられ得ないことはごく一般的なことである。その場合、児童、あるいは、少年が選択可能な他の治療のうち1つ——たとえば、入院治療——を拒絶しているとすれば、すでに専断の禁止から、子どもの希望に沿わねばならないことになる。

　このような等価値の選択可能な他の治療があることは珍しくない。(専門)医師それぞれの資格が同価値であることはよくある。ここでは、子どもに医師の選択を委ねない実質的な理由は存在しない。ここでは、「人間の尊厳との単純な関連性」との区別が難しいと思われるが、何となくありそうな「人間の尊厳との特別な関連性」に基づいてではなく、拒否権は、まさに、多くの場合には、「何となくありそうな『合理性』が始めから乏しい」という事実から生じるものである[872]。

　それゆえ、拒否能力は承諾能力よりも広い範囲まで及ぶという *Laufs* と *Ulsenheimer* の仮定も、承諾無能力の患者がしかるべき場合においては、すでに共同決定権をもち得るかぎりで、正しいことが確証される。しかしながら、その際、すでに、承諾能力を備える前提としての年齢に達したことは重要ではない。該当者によって、強制として体験された措置は、どのような場合でも回避されなければならない。

---

870) この点については、*Rothärmel/Fegert*, Z. Kinder-Jugendpsychiatr. 2000, S. 275-284参照。

871) *Rothärmel/Fegert*, Z. Kinder-Jugendpsychiatr. 2000, S. 275-284参照。

872) *Taupitz*, Gutachten A zum 63. DJT, S. 76.

このようにして、人間の尊厳が援用される必要なく、研究に参加することへの子どもの拒否権も説明され得る。すなわち、研究が完成しないかぎり、従来の治療方法は治療的実験と同価値の、その他の選択肢として考えられなければならない。承諾無能力の子どもが研究への参加を拒絶する場合、その子どもには、従来の治療か参加か、どちらかを選ぶ権利がある。というのも、従来の治療が真に選択可能な行為であるからである。これに反して、研究への参加に対するこの拒否権は、適応のある治療全般を拒絶する権限を付与するものではない。

Taupitz は、単に他者に有用なだけの研究、すなわち、学術的実験に反対する被験者の意思を「拒否権」として特徴づけているが、そのように特徴づけられた義務は、――他者に有用な去勢を正当化する必要性についての説明にしたがって――承諾能力者の部分的正当化能力を認めることであると考えられ得るだろう。

3．拒否権の法定化および詳細

子どもが強制として体験する、必要ではない措置を拒絶する子どもの権利は、直接的には、すでに、親の承諾権限に関して前述したように[873]、民法1626条2項1文および1631条2項に依拠され得る。

親が子どもの意思を顧慮する必要性はますます増大している。というのも、身体的健康ばかりではなく、心的健康も子どもの福祉の一部だからである。すでに、民法1626条2項の法案において、「幼児の意思を顧慮しないということはあってはならない」ことになっている[874]。このことから推論され得るのは、――*Taupitz* の仮定に反して――民法1626条2項1文の意味内容は、すでに承諾能力のある子どもの希望は顧慮されるべきであるということで終わりではないということである。むしろ、すでに記録上の立法者は、子ども

---

873) 上述第5章参照。
874) BT-Drucks. 7/2060, S. 33, weitere Nachweise bei *Moritz*, S. 239.

の希望の尊重には、心理的にも、倫理的にも、そして法的にも固有の価値が認められることを前提としているように思われる。

上記で述べたように、世話法のモデルによれば、希望よりも適切に特徴づけられ得る子どもの「意思」を、医師の推奨の内容とともに考慮することは、民法1626条2項1文によれば、子どもの福祉を決めるよう要請された配慮権者の本来の任務である[875]。民法1631条2項に言葉を選んで要約されているように、法律上の教育的理想像によれば、子どもの心的健康は、子どもの身体的健康と並列しており、それゆえ、子どもの福祉の同等の構成部分である[876]。民法1746条1項における養子縁組をするにあたっての子どもの希望の著しい強調は、そのかぎりで、単に、幼児期における心的負担および心的侵害という重大な結果に関する確立した心理学的認識および教育学的認識を表したものにすぎない。

心理学では、大人が子どもに固有の希望を尊重することは、子どもに、関与し、監督する気にさせること、そして、同時に、子どもの心的健康状態の改善に寄与することが前提とされている[877]。発達精神科医の*Diepold*は、治療するかどうかの決定への参加によって、経験として、自己像および病気像が形成されること[878]を認めている。その際、治療状況への適応および不安の解消は、家族による説明の質および情緒的サポートと相互作用することになる[879]。それゆえ、医学倫理学者*Vollman*は、患者の独立の（共同）決定を「それ自体で」倫理的価値があるといっている[880]。

---

875) *Belling*, FuR 1990, S. 68, 71 ff.
876) *Moritz*, S. 240.
877) *Abramson/Seligman/Teasdale*, Journal of Abnormal Psychology 1987, S. 49-74.
878) *Melton*, Journal of Clinical Child Psychology 1978, S. 200-202; *ders.*, Professional Psychology 1981, S. 246-252.
879) *Diepold*, in: *Dierks/Graf-Baumann/Lenard* (Hrsg.), Therapieverweigerung, S. 42 f.
880) Aufklärung und Einwilligung in der Psychiatrie, S. 42 ff.

心理学上も根拠づけ可能な、この倫理的な基本的仮定は、現在、Rostock/Weißenau 大学の児童精神病棟および少年精神病棟に入院している未成年患者に関する研究において検討されている[881]。そこでは、患者らは、どの範囲まで自分たちが1人で、あるいは他人との共同で、入院することまたは入院治療を決定したかが質問される。どの範囲まで、このことが治療の満足感に影響したかも調査されている。

6歳から18歳の間の50人の子どものなかから無作為に抽出した検査結果の最初の分析によって、子どもたちは、自分の一身専属的な利益を決定する際に共同して決定する場合には、自分が人格的に尊重されていると感じるという仮定が真実であることが実証されている。子どもたちが共同決定に関心をもつのは、子どもたちが1人でも治療を決定することを要求している場合だけにかぎらないことがはっきりと浮かび上がっている。むしろ、結局、当該決定の責任は親に残ることになっても、この参加の欲求はあり続けるように思われる。以下では、当該試験的研究の結果から抜粋して、以上のことが具体的に説明されることになる。

Rostock で質問された5歳から18歳までの患者のうち、その半数は、自分の治療上の決定に関与したまたはそれどころか1人で決定したことを報告した。そのうち、79.4% は、入院および治療を決定する過程に関与したことが自分にとっては重要だったと述べた。たとえば、10歳の患者は、入院を決定するにあたって自身が関与することを重要であるまたは重要ではないと思っ

---

[881] 当該研究は、Prof. Dr. jur. *Wolfslast*, Universität Gießen, と Prof. Dr. med. *Fegert*, Universität Ulm の主導の下、Diplompsychologinne *Dippold* と *Wiethoff*, Universität Rostock の協力を得て行われている。この研究は VW 財団の「権利と態度」(「Recht und Verhalten」) という一連の研究の枠内で助成された。計画の目標およびその手段に関する詳細な記載は、*Haft/Hof/Wesche* (Hrsg.), Bausteine zu einer Verhaltenstheorie des Rechts. で見られる。最初に得られたデータを自由に使用させてくれたことに対して、とりわけ、学位心理学者 *Dippold* と *Wiethoff* に心から感謝したい。さらに、その結果は第7章および第8章にて言及する。

たかという質問について、以下のように説明している。すなわち、

「はい、とても大事だと思います。子どもであっても少年であっても、その人生を勝手に決めることはできないと思います。たとえ受け入れられなくても、少なくとも尋ねられなければならないと思います。」

治療上の決定に参加しなかったと述べた上記の患者のうち56%の児童および少年は、もし自分が共同決定してもよかったとすれば、自分にとって、治療上の決定に参加したことは重要であっただろうと説明した。子どもの32%は関与を重視しなかっただろうと述べ、残りの12%はどちらでもなかった。入院および入院治療の前に、十分に情報を提供されていて、聞いて知っていたといえる者のなかに、幼い子どももいた。収容された日にはじめて、間近に迫っている入院のことを知った12歳の少年は、十分に聞かされて知っていたといえるかどうか、そして、このことを一般的に重要だと思ったかという質問に対して、以下のように答えている。すなわち、

「はい、とても大事だと思います。お父さんとお母さんが僕の知らないところで何かを計画していましたが、僕はそのことを知りませんでした。そして、つぎの日に、今から行きなさいといわれましたが、そのとき、僕は友達にお別れをいうこともできませんでした。」

可能な治療形態のうち、同様の成功の見込みとリスクのある選択可能な他の治療のうち、客観的に決定可能な身体的健康からは決定が方向づけされ得ないときには、子どもの心的健康に基づいて、その子どもに決定権限を与えることが正当化されるというテーゼは、腫瘍学での未成年患者への質問によっても真実であることが確認されている。なお、この質問については法的事実上の観点において、児童精神科医であり、少年精神科医である *Diepold* が報告している[882]。そこでは、質問を受けた子どもの33%のみが、自分が原則的に、治療に関する決定を1人で行う年齢に達していると思っていたと

---

882) *Diepold*, in: *Dierks/Graf-Baumann/Lenard* (Hrsg.), Therapieverweigerung, S. 44参照。前述の研究だが、残念ながら、公表されている場所が示されていない。

述べたとされる一方で、72％は、自分が、1人で、予後のはっきりしない癌の治療法を拒否できる権利を要求したと説明されている[883]。小児科医 *Rylance* が1995年の国中に流行したインフルエンザの最中に「中等学校」（11歳から15歳までの513人）で実施したイギリスの研究は、類似の結果を示した。すなわち、質問を受けた11歳から15歳までの85％は、自分自身がインフルエンザの予防接種について1人で決定することができるまでに成長していると思っていた。児童および少年がこのような決定を1人で行えると考えていた年齢は、平均して、12歳8か月くらいであった。

　心理学的観点でも、教育学的観点でも、強制からの子どもの保護および子どもの希望の尊重は目下の心的健康ならびに人格形成を促進するということが保障されているように思われる。このことは、子どもの権利にとって、民法1626条、1631条2項も規定しているように、客観的な身体的健康ばかりではなく、心的健康状態も、したがって、強制のないことを求める子どもの希望も尊重されなければならないことを意味する。

　必要ではない強制を回避する一般的な法的義務のほかに、治療行為と関連して承諾無能力の子どもの希望を尊重する義務のこれ以外の根拠としては、直接的にも、身体的健康を維持する義務が援用される[884]。治療行為の際には、身体的健康のことを考えてただちに、一方の治療か他方の治療かに関する子どもの希望は是非とも尊重されなければならないとされることは、心理学的、医学的な動機をもった研究の認識から結論づけられる。ここでは、患者が一定の措置を積極的に選んだならば、その場合には治療上の決定が強制された患者よりも、明確に、治療を受忍し、これを継続するよう動機づけられるだろうということが、確立した認識としても考えられている。治療チームと患者との関係が良好であればあるほど、そして、両者が決定に相互的に関与していればいるほど、医学で一般に用いられる概念を使えば、それだけしっか

---

883) Nach *Diepold*, in: *Dierks/Graf-Baumann/Lenard*（Hrsg.）, Therapieverweigerung, S. 44.

884) *Winnick*, J. Hous. L. Rev. 1991, 15, S. 46-53.

りと「法令遵守」されているということになる。単に成人における研究のみによって、本人による治療の監督が治療結果に積極的な影響を及ぼすことが証明されえたわけではない[885]。子どもにおける研究でも、この仮定は明らかに真実であることが証明された。すなわち、子どもは一定の治療方法を選択する自由がある場合には、あるいは、もし治療が我慢できないと思えば、この治療を中止することができることが子どもに対して確かに保障されている場合には、子どもは明確により動機づけられ、より適応能力があると記述されている。本人による選択によって、成功する治療計画を前提としているとされる目標設定と同様に、自己強化効果および監督効果が促進されるという。それゆえ、人格権の観点ばかりでなく、身体的健康の観点からも、子どもの希望を受け入れることは、規範的根拠から妥当なのである[886]。

4．拒否権の前提および射程

親が決定するにあたり、子どもの希望を共に考慮する必要のあることが前提とされる場合、問題はどの程度このことが行われている必要があるか、すなわち、個別のケースにおいて、どの程度まで拒否権が及ぶのかということに行き着く。拒否権の射程に関する問題の狙いは、この区別がそもそもなされ得るかぎりで、身体の完全性の客観的保護が心的健康の表現としての希望とどのような関係にあるのかを説明することである。身体の完全性の可能なかぎりでの維持が、子どもの希望よりもつねに優先するものとして考えられる場合、当該子どもの希望の顧慮は、すでに前述された、客観的に完全に同価値の治療方法があるケースにおいてのみ問題になるにすぎない。治療の延期によって、(後の)侵襲のリスクおよび負担が高められない場合にのみ、治療の延期は客観的に完全に同価値の治療方法に含まれるだろう。

これとは逆に、心的健康が、身体の完全性の保護を劣後させることに働く

---

885) *Kee*, Brit. Med. J. 1996, S. 958, 960; früher schon *Janzen/Love*, Psychol Report 1977, S. 931, 933 f.

886) 同様に *Popper*, DePaul L. Rev. 819, S. 827.

とすれば、治療の時間的な延期は、後の侵襲がよりリスクのある負担あるいはより多くの負担と結びついている場合にも問題になるだろう。たとえば、手術を受けたくないという子どもの希望は、それが受け入れられ得るとしても、この伝統的な治療の成功の見込みがより小さい場合にのみ受け入れられるにすぎないだろう。

a．家族法上の福祉と「意思」との関係

　子どもの希望を含めて客観的に健康にいいことを正しく衡量することに関する問題においては、家族法上も、教育学的にも、従来よりつねに、子どもの福祉と「意思」の可能なかぎりでの尊重に関する、議論の多い問題が関わってくる[887]。立法者は、子どもの福祉を記述するにあたって、この関係を規定することを意識的に留保した。子どもの意思を顧慮する義務はどの程度あるのかについては、従来、法律上、単に、1631条 a の教育の選択および職業の選択のような個別の、細部に関する問題によってのみ確定されるにすぎなかった。民法1631条 2 項は、身体的健康に対しても心的健康に対しても義務づけられるものとして家庭教育の理想像を具体化しているとされるのがごく一般的である。医療措置に関しては、「福祉」と「意思」との関係についての法律上の基準が欠けている。しかしながら、民法1631条の暴力を用いないで教育を行う義務からも、このタイプの暴力が回避可能である場合には、子どもが強制として体験する医学的治療から、子どもは守られなければならないことが結論づけられ得る。希望または心的健康および身体的健康との関係についての、先行している法律上の具体化は、家族法上の文献でも、どうにも決着がついていないように思われる[888]。

　　887）歴史的発展における争いについては、*Zitelmann*, Kindeswohl und Kindeswille, 関係各所参照。
　　888）家族法の文献については、*Belling*, FuR 1990, S. 68, 71 m. w. N. 参照。

b．世話法における福祉と「意思」との関係

　立法者は、民法1626条以下におけるよりも明確に、世話法において、被世話人の福祉との関係で、被世話人の希望の意義について意見を述べていた。ここでは、民法1901条2項にしたがって、「被世話人の意思」が一般的に「優先」する。まずさしあたり、立法過程では、被世話人の意思なしでの治療あるいはこれに反する治療としての強制治療を——民法1905条における断種に関する規定と同様に——完全に禁止することが検討された。しかしながら、その場合には、強制治療が絶対的に禁止されると、被世話人が、病気が原因で緊急適応のある侵襲に承諾できないところでは、是認しえないほどに保護のない状態に置かれるだろうという認識がすぐに定着した。それゆえ、正確には、被世話人の福祉との両立可能性の限界においては、もっぱら原則的に意思を優先させるほうを取ることとされたのである[889]。世話人は該当者の希望が被世話人の福祉と矛盾しないかぎりで、該当者の希望を尊重しなければならない。この文は、このことが（身体的）健康に抵触しないかぎりは（たとえば、2つの完全に同価値の治療方法のうちいずれかの選択）、被世話人の意思が考慮されるべきであるというようにも解釈され得るにもかかわらず、世話法上の文献における、おそらく支配的な見解は、「原則として、当該意思の優先は治療行為の場合にも妥当する」こと、すなわち、該当者の希望にしたがって、成功の見込みの小さいほうの方法を選択することも許されることを前提としている[890]。文献の一部は、意思の優先をさらに発展的に理解している。たとえば、*Holzauer* によれば、被世話人の希望は、これが、「平均して合理的に行動する何人にも承認されない」といえる場合にのみ、顧慮されないとされる[891]。さらに、*Kern* は、「著しく不合理な、かつ害のある希望」に対してしか被世話人の客観的福祉の優先権を認めないとまでしてい

---

889) BT-Drucks. 11/4528参照。
890) *Bauer/Hasselbeck*, in: *Wienand* (Hrsg.), Das Betreuungsrecht, S. 281 m. w. N. 参照。
891) *Erman-Holzauer*, § 1901, Rn. 9.

る[892]。少なくとも、限界において、身体的健康が心的健康よりも完全に劣後され得るとすることに意見の一致がみられるように思われる[893]。

c．拒否権の射程に関する原則的なこと

　世話法におけるこの立法上の評価は、制限つきでのみ、自分の希望を顧慮してもらう子どもの権利にとって訴える力をもつ。というのも、人生の終わりにさしかかっている年配者に比べて、まだ人生の長い若者は身体の機能に非常に強く依存しているからである。さらに、健康の侵害は若者に一生涯にわたって、負担をかける。加えて、被世話人はすでにもう自分の意思を表明できていた。この意思をしっている世話人は、どの程度まで当該希望がその意思に矛盾するものではないかを親より容易に評価できる。結局、世話人は民法1908条ｂにしたがって、司法コントロール下に置かれるが、親は基本法６条２項にしたがって、家庭の自治の保護を受け、民法1666条の意味での親の配慮が明白に濫用された場合にのみ、国家的介入および矯正が許容されることを考慮することが妥当である。

　したがって、未成年者の治療行為の場合には、被世話人の治療の決定の場合よりも、子どもの希望に反しても、身体的健康により重要性が認められる必要があることが原則として前提とされなければならない。しかしながら、同時に、国家の監督者的任務を遂行する枠内での裁判所の監督が開始するよりも前に、世話人に比べて、親に対して、明白により広い範囲の裁量の余地が与えられる。それゆえ、親は、たしかに、優先的に子どもの身体的健康を庇護しなければならないが、残りの点では、子どもの福祉を決定するにあたって広範囲にわたり制約がない。したがって、親においても、成功の見込みの高い治療よりも、子どもの心的健康状態に優先権を認める可能性がある。それゆえ、親が子どもの身体的健康をその心的健康に若干劣後させたケースに

---

892) MedR 1993, S. 245.
893) *Palandt-Diederichsen*, a. a. O.

おいて、連邦通常裁判所が配慮権の濫用を否定したのは正当である。子どもが専門医を気に入らず、信頼できないと感じていたことから、その親はこの医師による治療を断念していたのである。同様に、文献で要求されているように、子どもが不安で負担がかかると感じる入院治療が断念される場合は、心的健康に利益になることを考えれば身体的健康における許容し得る制約と考えられる。というのも、家にいながらの通院治療は、たとえより多くの費用が要されても、そして、より長い治療期間が予想されえても、試され得るからである[894]。

d．拒否権を認めるための類型化可能な事例の議論について

　相当に著しい基本権侵害にかわって、望まれた目的達成のためにほぼ同様に適した措置が自由に用いられるところでのみ、児童および少年の希望の重要性にとって類型化可能な事例形成が確認され得るように思われる。このことは、一般的には、たとえば、自由を剥奪する措置、あるいは、故郷から離れた入院収容に妥当する。*Amelung* および *Taupitz* によって記述された尊厳による留保にとっては、不可逆的な去勢および断種の場合にも、基本権侵害の程度はかなり強い[895]。研究の枠内での治療的実験を拒絶し、そのかわりに、標準的治療を選択する権利も、すでに述べているように、拒否権の類型化可能な例示として理解され得る。すでに言及しているように、文献では、妊娠中絶の論争を拒否権の類型化可能な例示として考えることも提案されている。その際、文献において、子どもを望まずに臨月まで懐胎することに反対して、あるいは、妊娠を中絶することに賛同して述べられる論証は、部分的には、ここでは、治療行為において拒否権を是認することに賛同して引用される論証と類似している。そこで、妊娠中絶の不明確な倫理的評価に基づいて、決定するための客観的な基準は存在し得ないといわれている。それゆ

---

894) *Appleyard*, Journal of Medical Ethics 1998, S. 293, 294.

895) *Amelung*, Vetorechte 参照。

え、その決定は未成年者にも委ねられ得るとされている[896]。合衆国の最高裁判所の判例も、この論証に傾いている。合衆国の最高裁判所は、堕胎の問題に関して、治療行為と比較して、「成熟した未成年者の法理」を明確に区別して、修正した。多くの場合には、当裁判所は、未成年者が法廷で自分は成熟していると立証可能であることが手続法上保障されているとすれば、未成年者の、憲法上保障された「プライバシーの権利」は確かに原則的に十分保護されていると判断した。しかも、妊娠中絶の問題の場合には、当該決定の時間的プレッシャーやその不可逆的結果に基づいて、未成年者の意見に非常に高い重要性が認められなければならないという[897]。そこでは、未熟な少女（「未熟な未成年者」）は、当該堕胎が自分の福祉、すなわち「最高の利益」になるか、自分の不利益になるかを自ら示すことができることが明確に強調されている[898]。

妊娠の中絶あるいは継続を決定することに鑑みて一般的な拒否権を議論することは、ほとんど意義がないように思われる。治療行為の場合と異なって、妊娠中絶の場合には、継続か中絶か選択肢が２つしかない。しかしながら、一方の選択肢、あるいは、他方の選択肢に対する拒否権は、当該侵襲の延期も含めた選択可能な他の行為が欠けているので、つねに承諾権限と等しい。妊娠中絶の場合には、共同決定の可能性は存在せず、もっぱら完全な自己決定のみが存在する。妊娠の一身専属性および人間の尊厳との関連性も、妊娠中絶の一身専属性および人間の尊厳との関連性も共に考慮されるならば、未成年者の承諾能力は規範的根拠から、一般的に非常に早く認められる必要が

---

896) *Herring*, Children's abortion rights, Medical Law Review 1997, S. 257-268.
897) Bellotti vs. Baird, 433 U. S. 622, 647-48（1979）; Planned Parenthood vs. Casey, 505 U. S: 833, 399-900（1992）.
898) Planned Parenthood vs. Casey, 505 U. S: 833, 399-900（1992）. とりわけ、*Rosato*, Rutgers Law Review 1996, S. 1 -102.; *Herring*, Medical Law Review 1997, S. 257-268 ; *Katz*, The pregnant child's right to self-determination, Alb. L. Rev. 1999, S. 1119-1166 参照。 さらに、ドイツの文献からは、比較法研究を行っている *Belling* u. a., Das Selbstbestimmungsrecht Minderjähriger.

あるだろう。そのかぎりでは、前記4章および5章で妊娠中絶への承諾に関して述べられたことが参照される。

アメリカの Rosato は、妊娠中絶に関する最高裁判所の判例に依拠して、不可逆的な病気の場合における延命治療措置に対する未成年者の一般的拒否権を要求している。Rosato は、治療の中止に賛成するか反対するかの決定、すなわち、自身の死の事情を決定する権利は非常に一身専属性が強いので、この決定はつねに該当者自身によってのみなされ得ることを論証している[899]。

実際に、引き続いての治療の意義が疑わしい場合、未成年者には、一般的な原則にしたがって、拒否権が認められなければならない。生命維持措置の客観的な利益が認識できない場合には、その治療の中止は同等の、その他の選択肢の一つと考えられなければならない。そのため、ここでは、未成年者に、治療を拒否する権利も認められる。Rosato が死の「人間の尊厳との関連性」から結論づけているように、命に関わる病気の場合において治療を拒否する権利は一般的であるように思われるが、命に関わる病気の場合であっても、是認し得る負担があるものの、成功の見込みが非常に高い種々の方法が問題になり得る以上、是認し得ない[900]。概して、考えられる事例形成が多様であるために、言及された領域において一般化して述べることは承諾能力を考慮して一般化して述べる場合と同様に問題が多いものと思われる。

5. 拒否権の対外的効果について

普遍的に妥当するように福祉と希望との関係を記述することよりも問題が多いのは、これと密接に結び付いた、拒否権が対外的効果をもつのかどうかに関する問題である。それは、拒否権は単に親と（対内的関係において）対峙するだけにすぎないのか、あるいは、たとえば医師のような第三者も、前述

---

[899] Rosato, Rutgers Law Review 1996, S. 1 -102.
[900] Wissenschaftlicher Beirat zur Behandlung bösartiger Erkrankungen bei Kindern, DÄ C - 2028 参照。

されたケースにおいて、子どもの希望に法的に拘束されるのかということである。拒否権に対外的効果があるならば、医師が患者について、この患者が同等とみられる他の方法のことを考えてこの侵襲を拒絶していることがわかった場合には、親の承諾は医的侵襲を正当化しないことになる。

　未成年者の拒否権に関する対外的効果の法律上の指摘は、さしあたり単純制定法では見いだせなかった。それゆえ、以下では、どの程度まで、国際条約から、拒否権の第三者効果という意味で民法1626条2項を解釈する義務が生じるかが考察されることになる (1.-3.)。そのあとで、拒否権の対外的効果に関する世話法上の議論が未成年者の権利に裨益し得るかが議論される(4.)。

a．生物学的および医学的手続の適用に鑑みた基本権の保護と人間の尊厳に関する条約の規定（生命倫理条約）

　治療行為の枠内での拒否権の、考えられる対外的効果は、生物学的および医学的手続、すなわち、すでに言及された、いわゆるヨーロッパ「生命倫理条約」の適用に鑑みた基本権の保護と人間の尊厳に関する条約から導き出し得るといわれる。

aa．ドイツ法にとっての当該条約の重要性

　連邦共和国は今日まで生命倫理条約に署名していない。しかしながら、その躊躇は、人間の尊厳を保護する個別規定があまりにも広範囲なものと考えられることに起因しているとはいえないことは明らかである。むしろ、逆に、さらに議論の必要があると考えられるのは、個別規定、とりわけ、直接的な個人的利益のない、承諾能力のない者 (17条2項) の研究に関する個別規定、ならびに、胎児 (18条) の研究に関する個別規定が十分に個々人を保護しているかどうかである[901]。しかしながら、わが国で、ドイツ法は個々人の基

---

　　901) 非常に豊富な文献のなかから、*Taupitz* (Hrsg.), Das Menschenrechtsübereinkommen zur Biomedizin des Europarates, Berlin/Heidelberg 2001と *Wolfslast*, KritV 1998, S. 74 ff. 参照。

本権の厳格な保護を予定すべきとの要求がなされる場合、当該条約において予定している、承諾原則の具体化の考察は、ドイツ法の解釈にとっても啓発的であるように思われる。予告されているように、連邦共和国が将来条約に署名するとしても、民法1626条2項のような国内規定が生命倫理条約の観点からも説明されなければならないだろう。

bb. 生命倫理条約における拒否権

　生命倫理条約は、たとえば、予防的な遺伝子診断（12条）、ヒトゲノムへの治療上の侵襲（13条）、ならびに、臓器提供および組織提供（19、20条）のような新しいバイオテクノロジーの方法を使用するにあたって、基本権を尊重するための、ヨーロッパ全土で拘束力のある最低基準を定めている。しかしながら、特別規定が各則にある研究上の侵襲（15条以下）のみならず、たとえば、ヒト胚への介入のような生体臨床医学的方法の純粋な治療上の使用全般も規制の対象となっている。条約の1章から3章までは、人間の尊厳を適切に保護するための一般的要件を予定しており、これらはあらゆる医学的治療行為に、いわば総則として妥当する。たとえば、3章にあるデータ保護の権利はこれに含まれる。

　2章では、5条で、人に対する医学的措置のすべてに関する承諾要件が定められている。インフォームド・コンセントの原則は、普遍的に拘束力があると説明されている。そこでは、明文で、人はすべての侵襲へ任意の承諾を与えなければならない、そして、その承諾よりも、とりわけ、当該侵襲の結果とリスクに関する説明が先行している必要があると書かれている。

　未成年者の治療のために、6条では、親の代諾が国内法に沿うように要求されている。そこでは2文で、明文で、未成年者の意見は、その者が成熟するのに応じて、それだけますます顧慮されなければならないと書かれている[902]。ドイツ民法1626条2項が親の配慮一般のために制定している基準は、

902）条約の公式の条文は、イギリス版とフランス版しかない。6条2項はイギリ

ここでは明確に医的侵襲に適用される。

　このような共同決定権の対外的効果の問題、あるいは、拒否権の対外的効果の問題も、生命倫理条約では明らかには解答されていない。このことについて、注釈を見ても何も読み取れない。親の代諾を規制する項における、未成年者の意思を徐々に考慮していく義務の体系的地位から、ここでは、親以外の者が義務づけられることにはなってはならないことが結論づけられなければならない。他者に有用な研究における、承諾無能力者への侵襲の適法性を規制する、本条約17条1項後段5号の正当化権限という特別規定は、5条の拒否権の対外的効果がないとする、さらなる体系的な根拠である。そこでは、承諾無能力者への研究上の侵襲の適法性要件として、親の承諾という要件のほかに、被験者自身が反抗していないことが挙げられている。誰もが、とりわけ、研究医が研究上の侵襲のこの有効性要件を顧慮する必要がある。*Amelung*の広い概念的意味でのこの「拒否権」——ここで言及された専門用語にしたがって、承諾無能力者の正当化権限という言葉が用いられなければならないだろう——には、疑いなく対外的効果が認められる。というのも、該当者の、反対している意思を顧慮しない研究はすべて、本条約17条2項にしたがって違法だからである。仮に本条約17条2項に抵抗の対外的効果が明文で書かれているとすれば、このことは、5条2文の一般的な意思顧慮義務の対外的効果に対する体系的論拠として妥当しなければならない。17条2項の抵抗権限の目的もこのことに合致する。それゆえ、さしあたり、ヨーロッパ生命倫理条約からは、治療行為の枠内での承諾無能力者の拒否権の対外的効果は読み取り得ないことが確認されなければならない。

　　　ス版では以下のように書いてある。すなわち、
（1文）法によれば、未成年者は治療処置に承諾することができない場合には、当該治療処置はその代理人あるいは法によって認められた当局あるいは個人あるいは法人の許可によって実行されることが許されるのみである。
（2文）未成年者の意見はその年齢と成熟度に応じて、ますます決定的要因として考慮されることになる。

b．児童の権利に関する条約の子どもの拒否権

　1989年の児童の権利に関する条約は未成年者の参加権に関する国際的議論を開始し[903]、ドイツ[904]および最終的にはアメリカ[905]も含めた約200カ国がそれに批准した。

　1924年のジェノヴァ宣言[906]および1959年の児童の権利に関する条約[907]のような昔の国際的な子どもの権利条約は、搾取、飢餓および栄養不足、教養不足、そして、不適切な医学的処置からの子どもの保護に制限されていた一方で、児童の権利に関する条約は、ここではじめて、子どもを保護する義務ばかりではなく、子どもの自己決定権ならびに特別な自由権も保障されているかぎりで、新しい領域に足を踏み入れている。この子どもの自由に関する基本権には、意思表明の自由および情報入手の自由が含まれる（13条）[908]。本条約12条1項によれば、子どもには、子どもが個人的になすすべての決定について、子どもが自身の意思をもつことができるようになるとすぐに、自分の意見を表明する権利が認められている[909]。子どもの福祉を決定するにあたっては、子どもの意思をその年齢および成熟度に応じて、適切に顧慮す

---

903) 児童の権利に関する条約を G. A. Res. 44/25, U. N. GAOR, 44th Sess., Supp. No. 49, S. 166., U. N. Doc A/44/736（1989）は、以下では「国連児童の権利条約」として特徴づける。

904) 条文は FamRZ 1992, S. 235に印刷されている。批准するための根拠づけについては、BT-Drucks. 12/1535.

905) アメリカは、最終的に児童の権利に関する条約に署名することに同意した。Chi. Trib., Feb. 12, 1995, S. 22.

906) U. N. Dep. of Public Information, Convention of the Rights of the Child. U. N. Doc. DPI/1101, U. N. Sales No. e. 91. Ⅰ. 51（1991）.

907) Resolution 1386（ⅩⅣ）.

908) *Appleyard* Journal of Medical Ethics 1998, 293-294; *Hafen/Hafen*, Harv. Int'l L. J. 1996, S. 449参照。

909) 条約の12条1項は以下のように書かれている。すなわち、
　　契約の当事者は、自身の意見をもつことができる子どもに、その子どものみに関わる事柄においてはこの意見を述べる権利を保障し、適切かつその年齢および成熟度に応じてその子どもの意見を顧慮する。

ることが要求されている。

　その際、公的な注釈によれば、子どもの自律は、親権からも保護されることになる。このことは、参加権の一般的拘束性、すなわち、参加権の対外的効果があるとする根拠となる[910]。12条によって保障された参加権および審問権は、一方では、裁判所の審問権および官庁の審問権（12条2項）、ならびに、民法1626条2項に完全にしたがって、子どもの福祉に方向づけられた、配慮権者の決定の枠内における子どもの意思の顧慮と関係している。

　しかしながら、同時に、本条約3条は、一般規定として、親の権利は国内法によって制限されるべきではないこと、それゆえ、家庭の自治は対外的には、すなわち、第三者としての医師に対しても、介入を受けないとしている。

　以上のことによれば、児童の権利に関する条約の本質的な意味内容は、子どもの希望が顧慮されることをアピールすることにある。このアピールは、とりわけ、本条約の基準を補充するよう要請された国家の立法機関に対して向けられている。適切にも、文献では、児童の権利に関する条約から、親ではなく国家に対して一般的に責任を押しつけていると読みとること、あるいは、誰にも責任が負わされない状態を生じさせることがないよう警鐘が鳴らされている[911]。文献によれば、児童の権利に関する条約も、対外的効果のある、子どもの参加権は国内法秩序においてはじめて創設される必要があるというように理解されなければならない。

c．職業倫理法上の宣言およびヨーロッパの指導要綱における拒否権

　限定承諾能力の患者も含めた範囲の、世界的に拘束力のある基準を求めて努力する中で、世界医師会も世界精神医学会も宣言、すなわち、職業倫理的推奨を公布した[912]。

---

910) Vereinte Nationen 1994/95, Katalog der Publikationen, S. 64参照。
911) *Hafen/Hafen*, Harv. Int' l L. J. 1996, S. 449, 456 ff.
912) この職業倫理上の文書の意義および歴史については、*Laufs*, in: *Laufs/Uhlenbruck* (Hrsg.), Handbuch des Arztrechts, Einleitung.

ヒトを研究するための、世界的に拘束力のある規則を定めているヘルシンキ／東京宣言[913]は、承諾無能力の患者をまだ最も広範囲に研究から除外している一方で、EUの「小児集団における医薬品の臨床試験に関する手引書」[914]は、小児を対象とする医薬品研究の倫理的な基本原則の1.1.のところで、子どもにはつねにその承諾能力と無関係に、研究への参加を拒絶する権利があることに言及している。それゆえに、その手引書によれば、子どもには、――生命倫理条約17条1項後段5号の基準にしたがって――研究への参加に対する拒否権がある。ここでも、親の承諾という要件のほかに、子どもの希望を顧慮することが挙げられており、本手引書の倫理的な原則が研究者を義務づけることになるので、本手引書はすべての人に子どもの希望を顧慮するよう要求している。もっとも、この義務は法的義務ではなく、単に倫理的義務にすぎないと理解されていることを顧慮することが妥当である。それゆえ、ここでも、法的な対外的効果という言葉は用いられていない。

世界精神医学会のハワイ宣言（1977年）は、1983年にウィーンで修正され、最後は1996年にマドリードで修正されて、ヘルシンキ／東京宣言に対応する、治療行為に関する原則を定めている[915]。本宣言は、国際的な拘束力を要求する、最初の職業倫理法上の文書として、治療行為の枠内での限定承諾能力の患者を含めた範囲をテーマに扱っている。ここでは、4のところで、承諾無能力の精神病者を治療するための倫理的な基本原則として、治療の差し控えが当該患者あるいはその周囲の者を生命の危険にさらすことになる場合以外には、患者の意思に反した治療は実施されてはならないことが明文で挙げられている[916]。ここでは、その「意思」は承諾能力者の意思のことではなく、

---

913) *Deutsch*, Medizinrecht の補遺に印刷されている。

914) CPMP/EWP/462/95. *Feiden*, Arzneimittelprüfrichtlinien と *Sickmüller* in Anlage 10に印刷されている。

915) これについて基本的には、*Laufs*, in: *Laufs/Uhlenbruck* (Hrsg.), Handbuch des Arztrechts, Einleitung.

916) 宣言の4のところは、以下のように書かれている。すなわち、

その体系からわかるように、承諾能力のない者の希望のことである。マドリード宣言での精神医学のこの自己拘束は、医師のための模範職業規則（MBOÄ）2条によれば、国内法内部でも拘束力がある。もっとも、制定法の地位はこのような推奨と等しいものではないし、このような推奨はつねに制定法の地位よりも低く置かれる[917]。それゆえ、マドリード宣言の意義は、とりわけ、医師は患者の強制治療を要求してはならないし、このような強制治療は通常、職業倫理と矛盾すると公言することにある。

d．世話法における患者の拒否権（民法1901条2項3文、3項1文）

すでに言及しているように、世話法においても、民法典1901条2項2文にしたがって、該当者の希望がその福祉の一部として標準的に顧慮されなければならない。世話法の文献でも、世話人のほかに、第三者は被世話人の意思を顧慮する必要があるかどうかが議論されている。

立法資料によれば、「被世話人の希望には、世話人との直接的な関係以外でも、法的な意義がある」とされている。しかしながら、この対外的効果は、さらに注釈が加えられているように、明文でこれに言及している規定に制限されている。ここでは、すでに何度も言及されている民法1905条が模範的に援用される[918]。希望顧慮義務の一般的な対外的効果は、1901条によれば、この特別規範から根拠づけられ得ない。そのかぎりでは、世話に関する事前

「患者が精神障害のために適切な判断力を発揮できなくなっている、かつ／または、これを発揮できないときは、精神科医はその家族に相談すべきであり、患者の人間の尊厳および法律上の権利を守ろうと適切に努めるのであれば、法律上の顧問に相談すべきである。治療の差し控えが患者の生命、かつ／または、患者の周囲の者の生命を危険にさらさないかぎり、患者の意思に反する治療はなされるべきではない。治療はつねに患者の最高の利益にならなければならない。」

Der Nervenarzt 5/98, S. 454-455に印刷されている。

917) BGHSt 37, 382, 386; *Eser*, in: Gedächtnisschrift für Horst Schröder, S. 191 ff.
918) BT-Drucks. 11/4528, S. 53.

指示（民法1897条4項）および健康に関する事柄における代理人の選任（1896条2項2文）に関する規定は、第三者に対する該当者の意思表明の拘束力についての最終的な特別規定として妥当しなければならない。

　世話法上の文献では、意思の留保を――マドリード宣言の4のところと類似して――法的にも医師に対する対外的関係において妥当させること、そして、それに応じて世話人の判断の余地を制限することが提案された[919]。医師が被世話人の希望を確認する義務を根拠づけることに関して、支配的見解が試みているような期待可能性の考慮は、たしかに、被害を補償する可能性が対内的関係にある財産上の配慮の領域では妥当し得るだろうが、永続的な健康侵害が補償できない身上配慮の領域では妥当し得ないことが反論として挙げられる[920]。医学的措置の枠内では、医師は世話人より「第三者」とはいえないとされ、医師は被世話人の希望の判断を専門的に評価できる唯一の者であるとされ、最後に、医師は説明のための話し合いを行い、同時に、計画された侵襲に対する被世話人の、直接的な情緒的反応をみる者でもあるとされる。結局、世話人は、医学的治療の問題において、まさしく事実上医師の推奨を尊重しており、そのため、医師は実際上世話人の決定に影響を及ぼすことが標準的であるとされているのである[921]。

　それに反して、世話法上の文献における完全に支配的な見解が、被世話人の希望を顧慮する義務を世話人との内的関係に制限していることは適切である[922]。根拠づけのために、法的安定性が援用されることが完全に有力となっており、かつ、正当である[923]。実際に、医師にとって、通例、世話人が期待可能なものの枠内で該当者の希望を顧慮していたかどうかを検討すること

---

[919] *Mayer*, Medizinische Maßnahmen an Betreuten, S. 100 ff.
[920] *Mayer*, Medizinische Maßnahmen an Betreuten, S. 101.
[921] *Mayer*, Medizinische Maßnahmen an Betreuten, S. 102.
[922] *Forst*, Arztrechtliche Probleme des neuen Betreuungsrechts, S. 63 ff. m. w. N. zum betreuungsrechtlichen Schrifttum.
[923] *Erman-Holzauer* § 1901, Rn. 25; *Schwab*, FamRZ 1992, S. 493.

は可能ではなく、期待することもできないように思われる[924]。医師の側からの世話人の監督は、その他の信頼関係のある共同作業を侵害することになるだろう。世話人の以上のような監督は、民法1908条ｂにしたがって裁判所の義務となっている以上、医師の監督義務については必要もない。

　反対意見は、第63回ドイツ法曹大会で新しく提起された、医師に対する患者の事前指示の拘束力に関する議論によって支持されえたといわれている。ドイツの立法者は、多くのアメリカの州とは異なって、患者の事前指示の拘束力の問題をこれまでまだ規制してこなかった。連邦通常裁判所刑事部はKempten 判決[925]で、予後の見込みがないとする基準のほかに職業倫理を参照している。1998年の連邦医師会の臨死介助の指導要綱においては、職業倫理によれば、「患者の事前指示が具体的な治療状況に関連しており、患者が事前指示に重要性を認めないという事情が認識できないかぎりは」、患者の事前指示が医師に対しても「拘束力がある」というように回答されている[926]。マドリード宣言においてすでにはっきりと浮かび上がってきているように、代理人の承諾があっても、患者の意思に反していることが認識できるならば、医師において自ら治療を拒絶するよう義務づける傾向にあるように思われる。

　Taupitz はドイツ法曹大会の所見のなかで、医師に対する患者の事前指示の拘束力を法律上承認することを要求している。法曹大会は決定でこの要求に従った。しかしながら、立法者が患者の事前指示の拘束力を明文で確定していないかぎり、この事前指示は対外的関係における世話人の法的な代理権を制限しない。

　医師は、世話人が患者の希望を顧慮し、これをその裁量的決定へとともに

---

[924] *Zimmermann/Damrau*, § 1901 Rdn. 4; Münch. -Komm. -*Schwab* § 1901, Rn. 13, § 1902, Rn. 11.

[925] BGHSt 40, 257=NJW 1995, 204.

[926] NJW 1998, S. 3406 f.; 同様に、患者の事前指示の取扱いに関する連邦医師会の指導要綱については、DÄ 1999, A-2720.

組み入れたことを、たとえば、世話人がそもそも患者の事前指示を知ることを拒否しているというようなそれとは逆のことが明らかではないかぎり、信頼してよいといわなければならない。

e．拒否権に関する結論および私見

　世話法における拒否権の対外的効果を支持するために援用される根拠は、すでに上記で示された、世話と親の配慮との法的な構想の間における区別を理由として、未成年者の治療に転用されることはない。子どもの福祉に関する親の配慮は、傾向として、被世話人との密接な関係が乏しい、被世話人と世話人あるいは世話社団との連帯よりも、ずっと「生来的な」連帯にあたると考えられる。それゆえ、ここでは、世話人の権限の制限は、基本法6条2項とは無関係に、すでに、親の配慮の制限よりも至極当然のことのように思われる[927]。成人において潜在的に存在する承諾能力は裁判所の決定によってのみ否認され得るが、その承諾能力を確定するさまざまな権限も、被世話人の希望の対外的効果に関する考慮を未成年者へ転用することの反論として挙げられる。ここでは、前述したように、仮に承諾能力がないことを判断する権利が医師にのみ認められるのであれば、このことは、侵襲それ自体の内容と範囲を決定する権限が医師ではなく、身上配慮権者にあることによってのみ正当化され得る。それゆえ、直接的な利益の紛争は生じない。

　したがって、原則的に、医師は、親が民法1626条2項の基準にしたがって、子どもの希望を何らかの方法で顧慮したと信頼することが許される。それゆえ、原則的には、医師に対する子どもの希望の対外的効果は、最終的には基本法6条2項の保障に基づいて、第三者に対して及ばない[928]。しかしながら、この信頼の保護は、それが必要ではないところにその限界を見いだす。このことから、同時に示され得るように、裁判の対象となり得る審問権を根拠づ

---

927) 同様に *Spickoff*, NJW 2000, S. 2298, 2300.
928) 同様に *Belling*, FuR 1990, S. 68, 71.

けるの拒否権の間接的な対外的効果が引き出される。

f．審問権に関する拒否権について

　子どもの意思の顧慮が行われなかったこと、あるいは、それが行われえなかったことを医師が確実にわかっているところでは、この信頼の原則の限界が認められなければならない。このことは、たとえば、親が承諾を与える前に、子どもが親との話し合いで意見を述べる機会がなかったことが認識できる場合には妥当する。たしかに、親は、福祉および希望の重要性を自己の裁量で判断し得るが、希望を聞くことを拒否してはならないところ、先のような場合には、親は民法1626条2項に抵触していることが認識できる。

　1626条2項は福祉を決定する枠内で子どもの希望の重要性を判断する問題について、親に広い裁量の余地を認めている。しかしながら、子どもの希望がそもそも聞かれ、そして、考慮されるかどうかの問題は、親の裁量には含まれない。そのかぎりでは、前述したように、民法1626条以下は明確に、希望も福祉の一部であることを定めている。まだ希望をもつことができない乳児においてのみ、その希望を顧慮する義務が脱落する。

　以上のことから、希望をそもそも考慮に入れる義務は、親の裁量の限界として考えられなければならない[929]。法律が希望も子どもの福祉の一部であり、そのことから子どもの福祉が引き出されることを強制的に定めているとすれば、親が子どもの希望をそもそも考慮に入れないのであれば、換言すると裁量放棄となる。このことは、親にはたとえ決定するにあたって、希望を顧慮せずにおく権利があるとしても、親は少なくとも子どものいうことに耳を傾けなければならないことを意味する。

　しかしながら、同時に、親に対する子どもの審問権は裁判の対象になり得ることになる。親の顧慮はその裁量外にあるが、親の義務として、その顧慮は代諾の有効性要件のために、そして、以下のような方法で裁判上審理可能

---

929) とりわけ、上述第6章参照。

になる。医師が——子どもへの審問が欠けていることを知っていて——承諾能力の成立に瑕疵があることを知っている場合には、有効な承諾と認めることができない。それゆえ、子どもへの審問が行われないかぎり、医師は侵襲が正当化されていると考えてはならない。その場合には、許容構成要件の錯誤が否定される。

　子どもが治療を受ける必要があるにもかかわらず、親が子どもへの審問を拒否している場合、後見裁判所が仲介を要請されることもある。裁判所が承諾を補充する訴訟においては、子どもへの強制的な審問が要求されなければならないだろう。親子法改正によって、強制的な審問から離れて、任意の審問が行われるようになったことは残念である[930]。

　それとならび、医師はすでに開始された治療に基づいて子どもの福祉に対する保障人となるのではなく、同時に、刑法223条、13条によれば、後見裁判所に仲介を要請するよう義務づけられるかぎり、その職業の自由および治療の自由の枠内で、親および子どもに別の医師のところへ行くよう指示し、治療を拒絶することは、強制を用いることをその個人的な良心と両立し得ないすべての医師の自由裁量に任されている。

V. 第7章のまとめ

　適応のある医的侵襲を拒絶することを、すでに承諾能力を備える前から未成年者に許容する拒否能力に関するテーゼは根拠づけ可能ではない。始めから、患者はその能力と成熟度に基づいて、考えられ得る決定すべてに、すなわち、適応のある侵襲の拒絶にも自ら解答できるかどうかという基準の上で査定される承諾能力は、この種の治療を拒否するために標準的であるままである。

　それにもかかわらず、承諾能力のない未成年者は、精神的に成熟している

---

930) *Salgo*, Der Anwalt des Kindes, 関係各所参照。

かとは無関係に、一定の状況において、拒否権をもち得る。この拒否権は、客観的に考察すると、選択可能な治療方法それぞれのリスクと成功の見込みが同程度であるとすれば、選択可能な治療方法のうちいずれでも選択することを許容する。この選択権は、客観的な成功の見込みが欠けるとすれば、扶助による強制は過度である、という単純な原則に基づいている。民法1626条、1631条の子どもの福祉という概念の具体化から、子どもの個人的な選択権の独立した価値が単純制定法上生じる。ときには、治療しないことも真に選択可能な方法である場合もあるので、拒否権は個別の場合には、完全に治療を拒否する権利も根拠づけ得る。それ以外では、治療行為における子どもの「拒否権」は、承諾を与える際に親が子どもの福祉に拘束されるという単に親にとって不都合なものであるという以上には考えられ得ない。それゆえ、「個人的選択」[931]という英米の専門用語に依拠して、「個人的選択権」という言葉を用いることは妥当である。

この穏当な記述は、「拒否権」が第三者、とりわけ、医師を拘束しないことにおいても根拠づけられる。医師は、基本法上保障された家庭の自治に基づいて、希望と身体的健康との間の親の比較衡量を受け入れなければならない。医師は原則的に親が子どもの希望を顧慮したことを信頼してよい。

子どもが親に審問を受けていなかったことを医師が確実性をもってわかっているところでは、この信頼の保護は消失する。このことから、親に対して裁判の対象となり得る子どもの審問権が生じる。児童の権利に関する条約の13条が予定しているように、意見表明権は損害賠償法上保障されている。というのも、子どもへの事前の審問なしで述べられた親の承諾が有効でないことが認識できるからである。

(島田美小妃)

---

931) *Dresser*, Research involving Persons with Mental Disabilities, in: MBAC-Report Vol. II, S. 5 ff., 7.

第8章
承諾能力なき患者の説明請求権

Ⅰ. 問題点についての概説

　承諾能力のある患者は、1度ないし複数回の医師との話し合いにおいて、医師から、包括的に情報を与えられたり、助言を受けたりする権利を有している。判例、学説における従来の見解によると、このような権利は、限定承諾能力の患者には否定されることになり、承諾能力を欠くことは、説明義務にとっての「例外的構成要件」とみなされている[932]。このため、*Roßner* も、ごく最近刊行された博士学位論文において、「患者が治療に対して有効な同意を与えることができない場合、このことは、……医師を、患者に対する説明義務から解放することになる。」と説明している[933]。また、同様の主張はほかにもある。すなわち、「判断能力なき者には、説明される必要はない。……〔判断能力を欠くことが判明する場合、〕患者にかわって、誰に対して説明がなされるべきかという問題が生じることになる。」と[934]。
　したがって、承諾能力なき者の治療の場合においては、正当化される承諾は法定代理人から得られなければならないという事実から、ただ代理人に対してのみ説明がなされなければならないといったことが、あっさりと結論づけられるのである[935]。このような法律家によって発せられた通告は、医学

---

932) *Roßner*, Begrenzung der Aufklärungspflicht（1999）, S. 75.
933) *Roßner*, a. a. O.
934) *Hollmann*, NJW 1973, S. 1395（原文では強調なし）.
935) *Roßner*, Begrenzung der Aufklärungspflicht, S.75参照。同様に、*Hollmann*, NJW 1973, S. 1395. さらに、*Staak/Uhlenbruck*, MedR 1984, S. 177, 183. ここで

文献にも認めることができるのである。つまり、そこでも、「説明のための話し合いにとって前提となるのは、患者の弁別能力・判断能力である。」とされているのである[936]。

英国系アメリカ法に目をやると、家族法学者の*Popper*は、患者の説明に対する権利は、変更できない基本権（根本的な権利）であると述べている。そして、彼は、「アメリカ法において基本権とみなされる権利が、18歳未満のほとんどの者にとって無に帰してしまうことに関して、説明を与えることができるのであろうか。」との問いを立てている[937]。

*Popper*は、アメリカが、いまだ児童の権利に関する条約に署名していなかった時期に、すでにこのような問いを立てていたのである[938]。彼は、この説明請求権という問題を扱うに際して、「根本的な権利」は誰に対しても認められるとするアメリカの憲法理論に注意を喚起している。遅くとも、国際的な連携による児童の権利に関する条約の可決とともに、なぜ限定承諾能力者に対して説明請求権が否定されるのかという問題が、世界的に、そしてドイツ法においても同様に、生じているのである[939]。

児童の権利に関する条約では、子どもの情報を求める権利や、子どもが自身に関わるあらゆる事柄において意見表明を行う権利が、12条において、成熟や年齢とは無関係にあらゆる子どもの「根本的な権利」として[940]、定め

は、薬事法40条、41条における治療的実験の規定との関係で、「未成年者は、承諾能力がある場合にのみ、説明請求権を享受する者となる」とされている。

936) *Stephan/Bosch/Tscherne*, Der Ortopäde 2000, S. 281-297.
937) 原文はつぎのようなものである。 „It is therefore worth inquiring ", „why a right so basic in the United States legal system fades away to nothingness for most people ages seventeen and under ", *Popper*, De Paul L. Rev 1998, S. 819, 821.
938) これについては、第6章C，Ⅳ 2 参照。
939) Abgedruckt in: FamRZ 1992, S.235;Begründung zur Ratifikation in: BT-Drucks. 12/1535.
940) *Appleyard*, Journal of Medical Ethics 1998, S. 293-294. 児童の権利に関する条約については第6章。

られているのである[941]。医師による治療的侵襲が異論の余地なく、一身専属的な事柄であると評価される以上、診断や医師による治療に関する適切な情報を子どもが求める権利は、児童の権利に関する条約12条１項から帰結することになるのである。

　ドイツの法学文献においては、*Deutsch* や *Ulsenheimer* が、最初に、承諾能力なき者の説明請求権を主題として扱っている。*Deutsch* は、「同意を与えることと説明は、つねに同時平行的に行われるものではない」ことを指摘している。このことから、たしかに、就学が可能な程度の成熟以後の比較的幼い子どもは、いまだ同意能力を有していないが、それにもかかわらず、自分の身に何が起こるのかについて知る権利ならば有しているであろう、とされる。そして、このようなことは、——*Deutsch* によれば人格権の起源であるが——子どもの「人格権の発露」であるとされている[942]。「発展しつつある子どもの人格権に対する尊重を特徴とする交流」を未成年患者と行うことを医師に要求する *Ulsenheimer* も、同様の見解である[943]。また、いまや *Laufs* も、インフォームド・コンセント原理を通じて不十分な人格の保護を埋め合わせることになる、子どもの情報説明請求権が実行される必要性を強調している[944]。*Taupitz* も、*Ulsenheimer* に倣って、承諾能力なき患者にも説明を行うことを筋の通ったものとみなしている。その際、*Taupitz* は、この法的権利の解釈上の定着と実行という *Laufs* が提示した問題をはじめて追

---

941) 児童の権利に関する条約12条１は、つぎのようなものである：締約国は、自己の意見を形成する能力のある児童がその児童に影響を及ぼすすべての事項について自由に自己の意見を表明する権利を確保する。この場合において、児童の意見は、その児童の年齢および成熟度に従って相応に考慮されるものとする。

942) Medizinrecht, Rn. 445.

943) *Ulsenheimer*, in: ders. (Hrsg.), Rechtliche Probleme in Gynäkologie und Geburtshilfe, S. 69.

944) NJW 2000, S. 1757, 1760,in Anschluss an *Rothärmel/Wolfslast/Fegert*, MedR 1999, S. 293, 297.

求している[945]。

　比較的近時の医事法の文献において、子どもの説明請求権に対して、ますます注意が払われるようになっているとしても、かかる請求権の根拠、射程、法的性格は、いまだ多くが不明瞭であるように思われる。*Deutsch* や *Ulsenheimer* は、「二重の説明」を、おそらくはむしろ、医師の倫理的義務として位置づけ、また、少なくとも説明義務違反の場合に制裁を示していないのに対して、*Lauf*s や *Taupitz* は、法的義務として、説明義務を履行する行動が必要であるとみなしているのである。

　承諾能力なき者の説明請求権についての法的性格と解釈上の定着という問題を追求することに入る前に、まず、説明請求権の根拠と目的を明らかにすることが必要であるように思われる。これに関しては、医師の説明義務の一般的な理由づけを調査し（Ⅱ）、検討する（Ⅲ）ことにする。その後（Ⅳ）では、承諾能力なき者に対する説明義務の法的性質が調査されることになり、さらに、この（Ⅳ）では、未成年者の情報提供への欲求についての法的事実を調べ、これに基づき、説明義務の不作為に単純制定法上、制裁を加える必要性も含めた調査がなされることになる。（Ⅴ）では、二重の説明義務の解釈上の定着の可能性が考察されることになる。

Ⅱ．承諾能力に依拠した権利としての説明請求権に関する伝統的な根拠と機能

　承諾権限を保持していることが、説明請求権の前提条件であるとされることが一般に認められている理由としては、一方では、インフォームド・コンセント法理の発達と受容に、さらには、医師責任法において説明が果たす機能にあると推測されなければならないであろう。

---

945) Gutachten A zum 63. DJT, S. 79 参照。

1. インフォームド・コンセント法理における説明請求権の一般的な根拠

Jay Katz とその助手がインフォームド・コンセント法理の根源を求めて見つけ出したところでは、「インフォームド・コンセント」概念は、カリフォルニア州上訴裁判所の「Salgo 事件」判決 (Salgo vs. Leland Stanford Jr. University Board of Trustees) における1957年の判断のなかにはじめて現れている。この判決では、原告の外科医 Salgo は、「暴行法」(暴力行使) にしたがい身体の完全性に対する正当化されない侵襲を理由に有罪とされている。この外科医は、血管造影法によって生じる永続的な麻痺の稀なリスクについて患者に説明していなかった。この判決理由のなかで Bray 裁判官によってはじめて述べられた、承諾の有効要件としての説明という考え方は、Katz があとづけているように、(アメリカの訴訟において慣例でないともいえない、裁判所の友の文書として示された) アメリカ外科学会の公開文書に由来しているように思われる。この文書において、「インフォームド・コンセント」概念が、公然とはじめて現れているのである[946]。Bray 裁判官は、判決において、インフォームド・コンセント法理の内容を以下のように記述している。

「……医師は、提案した治療に対する患者による知的な同意の基盤を形成するのに必要な事実を、なんであれ与えないならば、患者に対する義務に違反している。」と[947]。

---

946) アメリカ外科学会の弁護人による「amicus Brief」に関する *Katz* および助手の調査, J Am Coll Surg 1998, S. 466f. 参照。

947) Salgo vs. Leland Stanford Jr.University Board of Trustees, 317 P.2d 170, (1957). Nachfolgend der Kansas Surpreme Court in Natanson vs.Kline, 350 P.2d. 1093 (1960) sowie der Federal Supreme Court in Canterbury vs. Spence,464 F.2d 772 (21972). アングロアメリカ法のインフォームド・コンセント法理の展開に関して包括的なものとして、*Katz*, The Silent World of Doctor and Patient, 関係各所参照；概論としては同じく *Katz*, Reflectiions on Informed Consent: 40 Years After it's Birth, J Am Coll Surg 1998, 466-474.

少し前の1954年に、ドイツ連邦通常裁判所は、最初の「電気ショック療法に関する判決」[948]において、「説明を受けた後での承諾」という同じ原則をドイツの法秩序の構成要素とし、本質的に同様の意味を与えていた。つまり、患者の有効な承諾は、その承諾が侵襲の種類と結果に関する適切な表象に基づいていることを前提としているということである[949]。

　包括的な情報提供を患者が求める権利というインフォームド・コンセント・ドグマにおける根底は、判例、学説によって、自由な承諾、「知的な同意」[950]の有効性の前提条件とみなされている[951]。このことは、ドイツにおける不法行為法と同様に、英米の暴行法にも妥当するのである。裁判官 *Hirsch* と *Niebler* と *Steinberger* が、医師の損害賠償訴訟の立証問題についての連邦憲法裁判所の基本判決において説明しているように、「治療的侵襲の場合の説明義務という法的概念」は、「民事の不法行為構成要件および刑事の犯罪構成要件のもとでの承諾という法制度の分野において、判例、学説によって展開され、かつ継続的に形成されたのである。」[952]。

　このようなインフォームド・コンセント概念においては、説明は、自由な決定にとって必要な知識の基礎を伝えなければならないため、機能上は、正当化する承諾、身体に関する自己決定へと向けられているのである[953]。このことに対応して、「説明によって、患者の決定を具現化する。」ということが語られるのである[954]。

---

948) NJW 1956, S. 1106；これについては、すでに第2章Ⅱ。
949) 判決の主旨bおよびc参照。
950) 上述のBray裁判官の判決理由参照。
951) 判例および学説の展開については、*Eberhard Schmidt*, Gutachten für den 44.DJT und *Deutsch*, VersR 1981, S. 293, 296 sowie ders., Medizinrecht,Rn. 103.
952) BverfGE 52, 131, 171.
953) *Giesen*, Arzthaftungsrecht, Rn. 203. アングロアメリカ法におけるインフォームド・コンセント法理の基礎となった判断であるCanterbury vs. Spence, 464 F.2d 772, 779-80 (D. C. Cir. 1972)：「患者の自己決定権は、患者が賢明な選択を可能にする程度の情報を持っている場合にのみ、効果的に行使され得る…」。
954) *Taupiz*, Gutachten A zum 63. DJT, S. 28.

この場合の論証の方向は、詳細には、以下のような内容となる。身体の不可侵性は、個々人の自由権である。「基本法2条2項1文は、まず第一に、人間の身体的、心的完全性の領域において自由の保護を保障しているが、このことは、特別な健康の保護にかぎられるわけではない。」[955]。それゆえ、身体の不可侵性について自由にできる権利は、人間の自由に根ざしているのである。侵襲に関する決定は、自律性の要請に応じるために、すなわち、有効であるために、自発的に、つまりは、欺罔、脅迫、強制なしに下されたものでなければならない。だが、患者が、自己の決定にとって重要な諸事情を知らない場合、欺罔が存在することになる[956]。*Bockelmann* は、つぎのように述べている。「〔承諾が〕錯誤なしに成立している場合にのみ、承諾は、自由な自己決定の行動であると思われる。……このことから、医師の説明義務が帰結することになる。」[957]と。また、*Giesen* は、つぎのように説明している。「患者は、計画された侵襲の賛否につき、これと結びついたリスクが患者にとって評価可能である場合にのみ、自己決定を下すことができる。さらに、このために、存在するリスクが現実に発生する蓋然性について明確であることも不可欠である。」[958]と。

したがって、説明を受けた後に、患者は、理想的には、治療中の身体上の制限を含む侵襲による負担、発生する可能性がある望ましくない侵襲による付随結果、その発生の蓋然性、治療しないことによる不利益のような衡量すべき事実を認識するのである。こうして、患者は、このような知識に基づいて、合理的な考慮のもとで自己の自由な意見を形成することができ、侵襲に対して同意したり、拒否したりすることができるのである[959]。

---

955) BverfG E 52, 裁判官 Hirsch、Nieber、Steinberger の少数意見は、171, 174（裁判所による強調はなし）。
956) BverfGE 52, abw. Votum 131, 171, 176（裁判所による強調はなし）.
957) *Bockelmann*, Strafrecht des Arztes, S. 57; ders., Hessisches Ärzteblatt 1977, H 3; ebenso: *Eser*, Anästhesiologie und Intensivmedizin 1979, S.211-219.
958) BGH JZ 1993, 312 in: JZ 1993, S.315,318（判例評釈）.
959) BGH NJW 1971, 1887 ; NJW 1980, 633, 635 ; NJW 1981, 633 ; NJW 1986, 780 ;

2. 財産保護制度としてのインフォームド・コンセント

　法制度としての「情報開示に基づく承諾」の意義は、患者の医師に対する損害賠償訴訟において、説明請求権を金銭上の損害賠償請求権と結びつけることにある。傷害を理由とする訴えが、説明が欠けることによる無効な承諾に依拠する可能性があってはじめて、説明請求権は、「患者の鋭い刀」となるのである。医師の大部分は、説明義務違反の場合に賠償責任を負うことに対して、とりわけ、80年代において、激しい拒絶反応を示していた。知識の飛躍的な増大もしくは医学におけるエビデンスの基礎に関わる、リスクに関する包括的な説明の範囲について、とくに、判例が厳格な要求を行ったことは、不満をもたらした[960]。法律学の文献においては、損害賠償の訴えが患者にとって有利な立証義務を求めて通常は説明義務違反に（も）依拠している、という傾向は、たとえ説明に関する判例の避けられない作用であるとしても、あまり望ましくないものとみなされていたし、また、そうみなされているのである。

　医師たちは、この権利との不快な出会いに対して、嘆かれることの多い「防御的医療」をもって応じてきたし、また、その場合にときには、説明のための話し合いをリスク統計を読み上げることへと堕落させてきたのである。一部の見解は、「治療上の特権」という観念によって、この誤ったコントロールに抵抗を試みていた。だが反対に、この観念は、輪郭のはっきりしない安易な但書として価値が認められなかったのである[961]。

　連邦通常裁判所は、80年代の半ば以来、厳格な説明に関する判例を修正し、説明の不備を濫用的に援用することを許されないものとみなしていた。その

　　Giesen, JZ 1981, S. 282, 284 ; *Deutsch*, Medizinrecht, Rn.111 ; *Kern/Laufs*, Die ärztliche Aufklärungspflicht, S. 53 参照。

960) たとえば、*Weissauer*, in: ders. (Hrsg.), Entwicklungen des Arzthaftungsrechts 参照。

961) 第1章参照。

際、連邦通常裁判所は、とりわけ保護目的の関連で解釈にとりかかっている[962]。80年代半ばに、このように態度を和らげた後、情勢は、より緩和されているとみなされているが、もちろん、説明義務の範囲は、まだ批判されているのである[963]。

説明の有意義な法的機能は、医学的な視点では、(責任を負う) リスクを患者のほうへと転嫁するという役割にとどまっているのである。裁判所によって無理やり押しつけられた異物であると医師たちがしばしば感じる、インフォームド・コンセントの単なる見かけ上の受け入れは、患者による書面での説明の確認を形式的に求めるということをあちこちで生じさせているのである。そして、説明のための話し合いの質自体のその裏がさぐられるということはほとんどなかったのである[964]。*Alderson*と*Montgomery*は、このようなことから、——この点に関して対比可能な、いやむしろより患者に有利ではない——イングランドとウェールズの説明に関する判例にかんがみて、インフォームド・コンセント原則は、患者の自己決定権を保護する機能ではなく、医師の財産を保護する機能を有していると推察している。すなわち、公共政策研究所の課題において作成された専門家所見のなかでの両著者の説明では、「同意の法的機能は、医師を保護することである。」とされているのである[965]。

ドイツ法に関しても、こうした見方は有効なものといえる。この点では、制度上、経済上の諸条件および医師の伝統的な自己認識とならんで、法律学も共同責任を負っている。長い間、法律学は、説明のための話し合いにおける知識伝達にもっぱら関心をよせてきたのである[966]。いまだに、説明義務

---

962) BGH JR 89, 286, 290 ; NJW 91, 2346f.
963) BGH NJW 1984, 1397, 1399 ; BGH NJW 1985, 1399 ; *Steffen/Dressler*, Rn. 453, sowie *Taupitz*, Gutachten A zum 63. DJT, S. 31f. ; ders., NJW 1986, S. 2851, 2859 参照。
964) *Togoni/Geraci*, Controlled Clinical Trials 1997, S. 621-627.
965) *Alderson/Montgomery*, Health Care Choices, S. 28.
966) たとえば、*Braddock* The American Journal of Medicine 1998, S. 354, 355 ;

に関する医事法の議論は、リスクの説明にあたってのパーセントの言明を巡る戦いに集中しているのである[967]。ここにあっては、患者の人格権との関係での説明の機能や、とりわけ、時期、状況設定、内容、情報伝達のテクニックといったような、医師、患者間の有益な説明のための話し合いにとって必要な基準は、かなり影が薄いものとなっているのである[968]。

III. 患者に対する説明の機能──従来の説明の検討と私見

ここで主張されている見解によると、説明請求権の機能は、承諾に関する知識の伝達に尽きるものではない。むしろ、それは、第2のより重要な機能、つまりは人格の尊敬へと直接向けられ、これによって、承諾能力なき患者にも奉仕することになる機能をもつものである。

こうした仮定を説明するために、まず、つづく（1．）で医療倫理学的観点から、インフォームド・コンセント・ドグマに関する旧来の理解に対する異議を提示する諸見解を概観し、その後、（III．2．およびIV．1．）において、法的観点からの批判を示すことにする。子どもの説明を求める法的権利に対する、予想される異議に関しては、（IV．2．）と（IV．3．）のもとで取り上げられ、これに対する反論が試みられることになる。

1．医療倫理学における、説明の機能に関する従来の理解に対する批判

比較的近時の医療倫理学の議論においては、医師は包括的かつ中立的に説明しなければならないが、決定自体は完全に患者に委ねられなければならな

Katz, J Am Coll Surg 1998, S. 468；*Vollmann*, S. 75 参照。
967) *Vollmann*, S. 40 und 78；*Katz*, J Am Coll Surg 1998, S. 466 ff. 参照。
968) *Tognoni/Geraci*, Controlled Clinical Trials 1997, S. 622 参照。

いとする、これまでに述べられた承諾の理解は、さまざまな観点から批判を受けている。理想的な医師・患者関係を描くことにとっては、基本的に不十分なものとみなされているのである[969]。

a．「医師・患者関係のエンジニアリングモデル」に対する批判

患者が申し分なく決定に到達するために、伝えられる情報量を過大に評価することに対して、学説は、すでに早くから反論を加えていた。しかしながら、早い時期になされた批判においては、第1に、連邦通常裁判所の傷害法理に対して反駁することが重要なものとなっていた。ここにあっては、患者の信義誠実に対する義務が拠りどころとして求められたのである。

すなわち、「患者が、ある種のロボットであるように、つまりは、承諾を与えるか拒否するかという結論を純粋な計算上の結論として得るために、説明資料、合併症の確率についての統計、予後のパーセンテージ、病状などを用いて、ただプログラム化すればよいロボットであるように、扱われている。」とされているのである。

Geilen は、1963年に、連邦通常裁判所の判例を批判している[970]。Geilen自身の提案と同じように、医師・患者関係を共同決定モデルとして構成する[971]提案は、その当時、いまだ反開放的、反民主的なものとして、また、隠蔽されたパターナリズムとして拒否されていたのである。しかし、判例に対する以前の批判が「健康は至上の法」という古い判例を再興しようとしているとの嫌疑をかけられているかぎりでは、このような拒否は、適切になされたのであった[972]。「説明されているということはそれほど重要ではなく、

---

969) *Appelbaum/Grisso*, N Engl J Med 1988, 1635-8.; *Roth/Lidz/Meisel*, International Journal of Law and Psychiatry 1982, S. 29ff.; *Vollmann*, S. 39.
970) *Geilen*, S. 93；患者の信義誠実義務については、*Steffen*, Verhandlungen des 52. DT (1978), I.8 ff. も参照。
971) *Szanz/Hollender*, Arch Intern Med 1956, S. 585-592.
972) *Geilen*, S. 94 ff. 参照。

どのように説明されているかが重要なのである」とする見解に従った者は[973]、まずもって、ようやく獲得された患者の自己決定権自体を疑わしいものにするという危険を冒していたのである。

患者の自己決定権の優先が広く受け入れられた後[974]、比較的近時においては、知識の伝達を過度に強調することや、孤立して単独で決定する患者というイメージに対して、疑念が新たに示されている[975]。このような自主的な患者というイメージは、多くの場合において、人格の尊重に適合しないように見えるのである[976]。とりわけ、カント的ではない倫理の視点から、アリストテレス的徳倫理から成長した「徳倫理」から、また、なんといっても、個人の自由権のかわりに扶助関係を強力に前面に押し出すような、いわゆる「ケアの倫理」から、機械的なものとしての、つまりは「医師・患者関係のエンジニアリングモデル」としてのインフォームド・コンセント・ドグマは、批判を受けているのである[977]。決定プロセスに関与することのない単なる情報伝達者やサービス提供者といった医師の役割は、多数の見解に基づくと、「説明を受けた」患者の要求をも無視することになる[978]。とりわけ、慢性疾

---

973) *Geilen*, S. 93.

974) たとえば、ドイツ医師のための模範職業規則（MBOÄ）§8 の職業上の基準参照。

975) インフォームド・コンセントに対する批判の歴史については、*Meisel*, JAMA 1999, S. 2521-2526参照。多様な観点からのインフォームド・コンセントモデルに対する比較的近時の批判に関する概観を提供するものとして、Dziewas et al., Ethik Med 2002, S. 151-159.

976) *Pellegrino/Thomasa*, For the patients' good. The restauration of beneficence in health care, 関係各所参照；Veatch, Abandoning Informed Consent, HAst Cent Report 1995, S. 5-12.

977) *Miller*, Autonomy and the refusal of lifesaving treatment, Hast Cent Rep 1972, 5-7；*Jennings/Callahan/Caplan*, Hast Cent Rep 1988, S. 1-16；*Emanuel/Emanuel*, J Am Med Assoc 1992, S. 2221-2226；*Brody*, The healer's power, New Haven, London 1992 wie auch *Katz*, Am Coll Surg 1998, S. 468；Togoni/Geraci, Controlled Clinical Trials 1997, S. 621-627.

患の患者は、——アンケート調査によって示されていることだが——自分たちに付き添う医師に、医学的な専門知識を伝えるだけでなく、共同の決定プロセスのなかで助言や援助を行うことを期待していたのである。「共有される最終決定」が称揚されていることになる[979]。緊急の医療上の介入の場合にも、説明のための話し合いの実務についての新たな研究によると、患者の一部は、治療に賛成するか否かの決定において、医師の個人的な確信による影響を非常に強く受けているし、また、そうであることを望んでいることが示されているのである[980]。おそらくもっとも著名なケアの倫理の闘士である *Susan Woolf* の主張、すなわち、「医師から個人的な態度表明を含む助言をもらうことは、通常、それどころかつねに、患者の利益となる」という主張は[981]、この大雑把から、簡単に信用されるということはないであろう。だが、すでに個々の患者が個人的な助言を望んでいる場合に、個人的な助言を求めることが、説明の際の医師に対する法的な節制要求によって、挫折させられるべきではないということを考慮することは重要である。

　自律性は、これはよく取り違えられているが、自主独立を意味するのではない。自律性は、これとは異なり、主体が相互的な交流関係のなかで生きていることをまさに前提としているのである。自律性という概念は、*Luhmann* がそうであるように、この相互的交流プロセスのコントロールに関連している[982]。これに対応して、患者の自律性という概念は、孤立状態で決定する

---

978) *Lelie*, Patient Education and Counseling, 2000, S.81ff; *Schneider*, The Practice of Autonomy 関係各所参照。

979) *Brock*, The ideal of shared decision making between physicians and patients. Kenn Inst Ethics J 1991, S. 28-47; *Ambramovitch/Schwartz*, Theor Med 1997, S. 175-187; Savulescu, J Med Eth 1997, S. 282-288も参照。

980) *McNeil/Paulker/Tversky*, New Engl J Med 1982, S. 1259-1262; *Redelmeier/Rozin/Kahneman* JAMA 1993, S. 72-76.

981) *Woolf*, J Fam Pract 1992, S. 205-208; ebenso *Meysel*, JAMA 1999, S. 2521-2526.

982) *Luhmann*, Legitimation durch Verfahren, S. 69.

患者ではなく、説明のための話し合い自体を共に形成するという形で、主治医との相互的交流のなかで決定に至ることになる患者と関連するものである。それゆえ、医師の個人的助言を自身の決定へとともに取り込むことになる決定は、決定を自分1人に委ねてほしいという願望と同様に、自律性の表現になり得るのである。アメリカの文献において最初に、インフォームド・コンセントの分析に取り組んだ Jay Katz は、「インフォームド・コンセントの40年」を振り返って、この権利は、総じて第一に、コミュニケーションの場を確立しなければならないであろう、ということを確認している。

すなわち、「人間――患者や医師も含まれる――の自律性の能力は、脆いものであること、そして、完全ではないが、その最善の行使は、沈黙させる権威主義や無言での甘受ないし不服従という孤立状態においてではなく、関係という状況において、育成と支援を必要とすることを、私は伝えたかったのです。……そういうわけで、私は話し合いを大いに強調しているのです。」と[983]。

b．患者本位の医療の障壁としての判例によって確立された説明概念

すすんで話し合いをしようとすることは、近時において登場した「患者本位の医療」という概念にとっても、「誠意ある方針」である[984]。患者本位の医療という観念は、もっぱら病気が知識の対象であるような、深く歴史に根ざした学問としての医学のイメージに反対するものである。病気のかわりに、人格をもった人間が、学問的関心の中心へと再びもちこまれなければならないのである[985]。世界保健機構（WHO）は、すでに1947年に、健康を、単に「病気や障害がないこと」とは異なり、「完全に心的、社会的、身体的に健康な状態」として定義している。しかしながら、「患者本位の医療」の要求は、

---

983) Katz, J Am Coll Surg 1998, S. 466, 470.
984) Bensing et al., Pat Ed Couns 2000, S. 1-3.
985) Kassirer, N Engl J Med 1994, S. 1895-1896 ; Laine/Davidoff J Am Med Assoc 1996, S. 152-156 ; Roter/Glas J am Med Assoc 1996, S. 147-148.

つぎのことによって、これを超えるものである。すなわち、この患者本位の医療が、心的、社会的健康を健康概念にも取り込もうとしているだけでなく、「病気である」という概念が、すでに、ただ患者からのみ定義可能であると理解されているということによってである。患者本位の医療の要求は、質の保障に際して、患者の主観的な治療に対する満足度や健康を高めたり、評価したりするということである。医療の任務を患者本位に理解しようとする試みは、とりわけ、ICD-10の疾患カテゴリーへのエビデンスに基づく医療の影響に対して向けられている。この医療は、たしかに、治療および費用を最善にするという意味での客観的な質の保障に寄与し、かつ、エビデンスの基礎という基準に基づいて進歩とみなされるものを促進している。しかし、これは、個々人が感じる、患者のための「ベターな」治療方法の有益さについて言明を行うことはできないのである[986]。

客観的な観点においても、「エビデンスに基づく医療」のデータは、現実に対応していない患者の標準類型に限定されている。研究にとっては、「中年、中流階級、白人男性を標準とする患者」が、歓迎すべき被験者である[987]。だが、このため、女性、少年、老人、非白人であり、これらのあらゆる要因に基づいて薬剤に対してただ異なる反応を示すだけでなく、治療の負担や副作用、もしくは利益についても異なって感じることになる、大多数の患者が、この「エビデンスの基礎」においては、捉えられないことになるのである。したがって、標準治療のもとでは、人格をもった患者に合わないという傾向が、エビデンスに基づく医療によって強められるのである。

現代の医学の自己理解におけるふたつの大きな発展── 一方での「エビデンスに基づく医療」、他方での「患者本位」──の間での隔たりは、治療計画におけるコミュニケーションや患者の参加をより強力に強調することによってのみ乗り越えられ得るのである。さもなければ、重要な情報源である

---

986) *Bensing*, Patient Educ Couns 2000, S. 17, 19.
987) たとえば、*Porter/Malone*（Hrsg.）, Biomedical Research, 関係各所参照；およびNBACの報告, Research Involving Persons Band Ⅰ und Ⅱ, 関係各所も参照。

患者の個人的感情や価値観は、見捨てられることになるのである[988]。したがって、患者を客として扱うサービス業的医療が発生しないように、個々人の対話は、健康保険の指針と具体的な目録の時代においても、必要といえる。

さらに、患者本位の医療という概念から、承諾の話し合いにおける医師の「結論を患者に委ねる態度」が連想されることになる。「医師には、情報を得た上で患者が与えた同意を得る義務があるとの想定は、不確かである。」といった指摘がなされている。つまり、医師は、等しく、情報を得た上で患者が示した拒絶の原因を究明する義務を負うのである。この点で、「インフォームド・コンセント」概念は、実際は、誤解を招きやすいので[989]、最近では、「インフォームド・デシジョン・メイキング」概念によって置き換えることが提案されている[990]。

c．職業倫理法上の宣言における真実を述べる義務と、従来の説明義務に関する理解との矛盾

真実を求める権利は、——これは、相手方が一身専属的なデータについて入手した知識をわかち合うという意味で、相対的な真実を求める権利として理解されるものであるが——徳倫理から職業倫理へと受け継がれている[991]。誠実さと尊重を求める患者の権利の表現としての、患者に対する説明義務および患者個人の情報利益を考慮する義務は、ヘルシンキ／リスボン／エディンバラ（修正 (rev.)）宣言[992]、ドイツの医師のための医師の誓約、ジュネーブの医師の誓約、世界精神医学会によるマドリード宣言[993]において、

---

988) *Bensing*, Patient Educ Couns 2000, S. 17-25 ; ebenso Roter et al., JAMA 1997, S. 350-356.

989) *Meysel*, JAMA 1999, S. 2521-2526.

990) *Braddock/Edwards/Hasenberg/Laidley/Levinson*, JAMA 1999, S. 2313-2320.

991) V. *Engelhardt*, in: Quartalsschrift des Instituts für medizinische Anthroplogie und Bioethik Wien, Band Ⅶ /Nr. 2, 2000, S. 114ff.; *Pellegrino/Thomasa*, 関係各所参照 ; *Sporken*, in: Lexikon Medizin, Ethik, Recht, S. 137参照。

992) 2000年10月エジンバラにおいて、新しくされ根本的に変更されている。

承認されており、また、医師の職業規定にも取り入れられている[994]。世界精神医学会によるハワイ宣言（1977年）では、これは1983年のウィーン、1996年のマドリードで修正されているが、限定承諾能力の場合の患者との交流がテーマとされている。その際、ハワイ／マドリード宣言5条は、自立した、人間の尊厳の保障に根ざした患者の情報提供請求権を認めている。精神鑑定をする者には、鑑定を受ける者に対して、鑑定の意義および目的ならびに結果を利用することについて情報提供する義務が課されている。また、世界医師会は、身体的な治療について、1995年の「精神疾患を伴う患者における倫理的問題についての説明」において同様のことを定めている。また、そこでは、相互の信頼の上に構築される医師・患者関係の意義が強調されており、そのために、患者が自己の健康状態や（考えられる他の選択肢やそれぞれのリスクを含めた）治療方法について、医師から情報提供を受けることが必要であるとされている。英国の全国医学協議会の指針は、患者が説明を求めることについての倫理的原則に関して、同様のことを述べている[995]。ここにおいても、患者に関する医師の知識を包括的に伝える義務は、一方では、有効な承諾を患者に可能にする義務に帰するものとされており、これとともに、包括的な説明を求める患者の権利は、直接的に、医師・患者関係からも導き出されているのである。つまりは、「ただそれ自体だけで治療を成功させ得るような、信頼関係の保護が決定的である」とされているのである[996]。患

---

993) Abgedruckt in: Der Nervenarzt 5/98, S. 454-455；この点については、Giesen, JZ 1981, S. 282, 286 参照。

994) ドイツ医師のための模範職業規則 §8 参照。

995) General Medical Council, Seeking patients' consent: the ethical considerations, London 1999.

996) 参照。序文No.1では、「医師・患者間の関係が成功をおさめるかどうかは、信頼にかかっている……。」とされており、No.3では、「患者が情報提供を受けた上での決定を行うことを可能にする鍵は、効果的なコミュニケーションである。患者が知りたがっていることや、患者が自分たちの状態や治療について知るべきことを見つけ出すために、適切な行動をとらなければならない。こういったオープンで有益な対話は、目的を明らかにしたり、相互理解へと至ることになり、

者の状態に関する医師の知識をわかち合うことを求める権利は、ただ「徳倫理」や「ケアの倫理」[997]の議論対象であるばかりではなく、医師の職業倫理の一般的な関心事といえるのである[998]。

2. 法的観点からの、説明の機能に関する従来の理解に対する批判

カリフォルニア州最高裁判所は、説明請求権の根源の1つは、患者は、医師が自分に対して誠実であることを信頼している、という点に存すると述べている。医師は、おそらく隠し事をしないといってよいであろう。このため、患者はまったくもって医師を信用できるのである。これによってはじめて、医師・患者関係は、武器の力を特徴とする取引関係にかわって、信頼を特徴とする信託関係となるであろう[999]。ドイツの法秩序においても、説明がこの機能をもつことが、以下において示されることになる。

a. 以前の見解

承諾は、患者が何に承諾を与えているのかをわかっている場合にはじめて、「自由」であるため、説明の根拠は、承諾の自発性を保障することである[1000]との説明は、より詳細に見ると、説明義務を倫理的な観点からだけでなく[1001]、法的な観点からも、非常に簡潔に根拠づける唯一のものとして有

　　また、医師・患者関係の質を高めることになる。それは、医師が患者の個人的なニーズに効果的に応ずることができるような、合意を得られる枠組みを提供することになる……。」とされている。

997) *Pellegrino/Thomasa*, The virtues in medical practice 関係各所参照。
998) 包括的なものとして、*Roßner*, Begrenzung der Aufklärungspflicht, 関係各所参照 ; *Katz*, S. 82ff.
999) Cobbs vs. Grant. 8 Cal.3d 229, 104 Cal. Rptr. 505, 502 P. 2d 1 (1972).
1000) したがって、これは、判例・学説における説明義務の従来の理由づけである。上記1参照。
1001) *Lelie*, Patient Education and Counseling 2000, S. 81-89 ; Katz, J Am Coll Surg, 466, S. 470 ff. 参照。

効である[1002]。

　患者による治療決定の大部分とはいわないまでも、非常に多くのものが、診断や予後に関する正確な知識に基づいてはいないのである。治療決定は、むしろ不確かな事実に関する知識に基づいて行われているのである。診断と予後に関する説明では、ベテランの医師も途方に暮れることが多い[1003]。多くの患者にあって、予後は、——たとえば、腫瘍やエイズの患者、老人病学が対象とする多数の病気にかかった患者が考えられるが——きわめて不確かである。とりわけ、確かな診断を下せない場合も、患者にとってどんな方法がより有効であるのか、あるいは、より負担が少ないのかについての「知識」は、医師にも、患者にも存在しないのである。このことは、とくに、特殊な治療的実験が問題になるところで妥当し、また、腫瘍学においては例外よりもむしろ通常といえる。

　連邦憲法裁判所の補足意見において、諸事情を理想化したもののなかで認められているものとは異なって、患者の決定は、知識の基盤に基づくのではなく、「不確かであること」がわかって、下されることが多いのである。だが、この場合にも、医師自身が患者よりも多くを知らなかった、あるいは、もはや知ることができなかったかぎりにおいて、われわれは、制約された、すなわち、不備のある説明という表現は用いないのである。したがって、この権利にとっては、医師が患者を何でも知っている状態にすることが重要であるのではなく、医師が、どんなにかぎられた知識であろうと、予後の不確かさを含めて自分の知識をわけ与えることが重要となるのである。

　薬理学上の物質のリスクがいまだ知られておらず、にもかかわらず、患者がその服用を承諾するならば、その承諾は問題なく「有効」である。この場合、この薬の服用は、患者の自己責任による行為であって、それゆえに、われわれは、それから生じるすべての結果に対して患者に「責任ありとする」

1002) Ebenso wohl auch *Wölk*, MedR 2001, S. 80, 87. 正当化する承諾に患者の権利議論の中心が置かれていることが批判されている。

1003) たとえば、*Tancredi*, Int. J of Law and Psychiatry, S. 51, 56.

のである。これに対して、医師がリスクのなかのただひとつでも隠すのであれば、承諾を与えたことは、操作されたものとして、このため、自由でないものとみなされなければならないのである。

これに従うと、説明にあっては、知識の基盤を伝達することだけが重要なのではなく、ここでは、法的には、おそらくはむしろ、医師の優越した知識に基礎づけられた「行為支配」[1004]を排除することが重要なのである。医師がリスクを隠しているときは、医師は、決定の結果を操作しているのであって、われわれは、もはや、その決定を自由なものとして患者に責任ありとすることはできないのである。よって、説明を受けた後での承諾は、患者が何に承諾を与えているのかをわかっているがゆえに自由なのではなく、刑法上の行為支配論の意味において、相手方が優越した知識を手にしていないという理由によって自由なのである。

b．一般的な人格権の表現としての説明請求権

医師の知識をわかち合うことを求める権利、すなわち、「真実性」を求める権利は、一般的な人格権からも直接に生じる[1005]。説明請求権は、自ら意見を形成する権利の前提条件である。医師を自由に選択する権利とともに、この説明請求権は、コミュニケーションの保障として、「自由で自己答責的な人格として」扱われる「患者の利益」に寄与するのである[1006]。

医事法の文献において、説明請求権の、承諾とは無関係の機能がめったに

1004) ここにおいて行為支配論と承諾との関係にさらに立ち入ることは、詳細にすぎることになるであろう。この点については、*Roxin*, Täterschaft und Tatherrschaft, §§21-23 参照。

1005) *Deutsch*, Rn. 445 ; *Ulsenheimer*, Rechtsfragen der Gynäkologie, 関係各所参照 ; BGH NJW 1964, 1177; 1974, 1947; *Wölk*, MedR 2001, S. 80, 87.

1006) *Giesen*, JZ 1981, S. 282, 284; *Eberhardt*, Selbstbestimmungsrecht des Patienten und ärztliche Aufklärungspflicht im Zivilrecht Frankreichs und Deutschlands, S. 6 ; Ehlers, Die Aufklärungspflicht vor medizinischen Eingriffen, S. 51.; Sporken, in: Eser u.a.（Hrsg.), Lexikon Medizin, Ethik, Recht, S. 139.

言及されないとしても[1007]、また、判例が、主として民法823条１項に基づく損害賠償訴訟が問題となる場合には説明の不備に関わり合わなければならないとしても、説明請求権は、患者の自主的な請求権である。説明請求権は、一般的な人格権に基づいて法的に強制的な、医師・患者間のコミュニケーションプロセスから帰結するものである[1008]。*Francke/Hart*は、協力関係的コミュニケーションプロセスとしての医師・患者関係という現代的モデルについて述べているが[1009]、そこにおいては、説明がただ目的に対する手段であるだけではなく、医師の主要な義務でなければならないのである。かつての連邦憲法裁判所の国勢調査に関する判断[1010]および、一身専属的なデータについて情報提供を求める権利としての、患者のカルテ閲覧権に関する判例は、異なることを述べるものではない。閲覧権は、「人の利益それ自体に単独で」寄与することになるのである[1011]。情報提供を求める権利のひとつの形式としての、カルテの閲覧を求める付随契約上の権利についてと同様に[1012]、不法行為法上の説明請求権については、なおのこと、つぎのことが妥当する。すなわち、不法行為法上の説明請求権は、「基本法上の評価によって特徴づけられる人格権や、治療において単なる客体の役割を患者に割り振ることを禁ずる、患者の尊厳から」[1013]、すでに帰結するということである。判例に

1007) これに関して、これまで若干ふれているのは、単に *Deutsch*, Medizinrecht, Rn. 145と *Schmidt/Wolfslast*, DMW 127 (2002), S. 634-637である。

1008) *Deutsch*, VersR 1981, S. 293ff; *Wölk*, MedR 2001, S. 8.

1009) Ärztliche Verantwortung und Patienteninformation, S. 16; ihnen folgend *Wölk*, MedR 2001, S. 80.

1010) BVerfGE 65, 1 v. 19. Okt. 1983 (1. Senat).

1011) KG Berlin NJW 1981, 2521, 2522; ebenso Sporken, in: Eser/Luterotti/Sporken. (Hrsg.), Lexikon Medizin, Ethik, Recht, S. 139; ebenso *Wölk*, MedR 2001, S. 80-89.

1012) これについては、第２章２ｃの説明参照。

1013) BGH (Ⅵ ZR) NJW 1983, 328, カルテの閲覧を求める権利を介しての情報入手の権利について、BV erfG NJW 1979, 1925, 1929における原則的な判断が援用されている。より厳密には、——少なくとも使用されている用語に従うと——

基づくと、患者のカルテの閲覧を求める権利にあっては、情報に関する自己決定権の表現である、法的に保護された、集積データに関する利益だけが問題となっているのではない。むしろ、患者にとって一身専属的な知識に関する情報提供を求める権利が問題となっているのである。そして、情報提供を求める権利は、口頭での形式がとられたり、また、同じ内容の文書の形式がとられたりもするのである[1014]。説明義務の根拠について、Steffen は、すでに第52回ドイツ法曹大会で以下のように述べている。

「決定の基盤を提供することは、たしかに、説明の重要な任務であるが、その説明はより複雑である……。説明を通じて、医師は、治療主体である患者との不可欠なコンタクトを作り出すのである……。」と。

Steffen は、ここから、強制治療のように、承諾を前提としない治療にも承諾が必要であると結論づけている[1015]。Eberbach は、ヒトへの研究上の侵襲に関して、治療行為にも妥当すること、すなわち、説明の意義は「社会的なコンタクト」を作り出すことにあることを確認している。説明の機能は、患者の知識不足や力不足を埋め合わせることであり、また、これによって、主体・主体関係の可能性をまず生み出すことであるとされる。「できるかぎり包括的な情報提供だけが、被験者を、『パートナー』ではなくても、やはり傾向上は、対等な権限が与えられるという状況におくことになるのであ

　　　ここでは、基本法1条Ⅰと関連する2条Ⅰによる患者の一般的人格権が参照されているのであって、このことは、人間の尊厳保障を援用することを明らかにしているのである。承諾能力なき者の説明請求権の基礎としての人格権については、Deutsh, Rn. 445 und Ulsenheimer, Rechtsfragen der Gynäkologie und Geburtshilfe, S. 70ff. 参照。

1014) BGH (ⅥZR) NJW 1983, 328, 329:「情報提供は、……[患者に対して]その希望に基づいて自身が閲覧するという形態においても、認められなければならない。この情報提供は、通常、医師との対話の範囲においていわれるが、独自の調査のためにも、このような記録文書は、患者に対してその要求に応じて、委ねられなければならない……。」とされている。さらに、Lilie, S. 103 および Deutsch, VersR 1981, S. 293 ff. も参照。

1015) Verhandlungen des 52. DJT (1978), I, S. 8, 13.

る。」。Eberbach は、力の格差の埋め合わせに寄与すること、つまりは患者を客体的役割から解放すること、また、これとともに直接に、患者の人間の尊厳を保持することが、説明の原則的な役割であると考えている[1016]。

これによると、医師は、まず、患者自身のために、もっている知識をわけ与える義務を患者に対して負うことになる。健康や予後に関する知識のような一身専属的な知識を、これらが関わる者に知らせない者は、個人を尊敬する要求に反していることになるのである[1017]。またこのほか、医師による治療過程への患者の関与は、人間の尊厳や人格を自由に展開する権利にとって必要なものであるともされているのである[1018]。

治療的侵襲に対する承諾に関する憲法上の争点は[1019]、基本法2条2項が自己決定権も保護しているかどうかという問題である。憲法の文献における支配的な見解は、この争いに、基本法2条2項1文は、「まず第一に[1020]、人間の身体的・心的完全性の領域において自由の保護」を保障しているが、このことは、「特別な健康の保護」にかぎられるわけではない[1021]、というように回答している。これは、承諾が、ただ一般的な人格権に貢献するだけでなく、これとともに自己決定権にも貢献するからである。また、民法の文献において、説明義務違反が金銭上の損害賠償の義務を負うのかという対立が存する場合、一般的な人格権の民法上の（弱い）保護とともに、傷害の要件（民法823条、847条）も満たすのかどうかが問題となっているのである。説明をしない場合、一般的な人格権が侵害されているということは、誰にとっても疑いのないところであろう。すでに、説明義務についての連邦通常裁判

1016) *Eberbach*, Humanforschung, S. 96, 97f.; とくに、*Wolfslast/Schmidt*, DMW 2002, S. 634 ff. 参照。
1017) Volkszählungsurteil des BVerfG E 65, 1.
1018) *Giesen*, JZ 1987, S. 282 f. 参照。
1019) これについては、上述2章Ⅱ 1 b. dd 参照。
1020) 原文では強調なし。
1021) BV erfG E 52, 131; 裁判官 Hirsch、*Nieber*、*Steinberger* の少数意見は、171, 174, 原文では強調なし。

所の最初の判決において、人格権もその基礎とされており、そこでは、「個々人に当然与えられるべき決定の自由や人間の尊厳は患者に情報を伝えることを避けがたく要求する。」[1022]と述べられているのである。強制ではなく、隠し立てしないコミュニケーションを法秩序が公言していることを表すものである、義務としての説明の優れた意義は、連邦憲法裁判所判例集52巻にある少数意見においても強調されている[1023]。すなわち、承諾と説明は、「現行の法秩序を形成しその全体を貫いている、根本的な法的観念の表現、つまりは、他者に対する法的関係は原則的に力と強制に基づいてではなく、合意や決定の自由の尊重に基づいて根拠づけられる、という観念の表現である。」とされているのである。

　人格の尊重に直接寄与するような説明の機能について言及されることは、まれである。というのは、損害賠償や刑法の分野では、これには「関心がもたれない」からである。たしかに、承諾の知識基盤となる説明の機能は、実務上の意義を増してはきているが、人格権の範囲で保護される利益としての情報提供の必要性に沿った、第2の説明の機能はおろそかにされている[1024]、という点では、医療倫理学者の*Vollmann*に法的観点からも賛成できるのである。

c．実定法における承諾権限とは無関係の説明請求権

　一般的な人格権の直接的な帰結としての、また、承諾権限とは無関係のものとしての説明義務は、法律上規定された治療的侵襲の一部において、とりわけ、公法上の強制治療の規定において、すでに承認されている[1025]。人格の尊重をねらいとする説明は、強制治療についての少数の法規定において、また、ヒトを対象とする研究についての法や児童の権利に関する条約におい

1022) 52. DJT, V.Abteilung Arztrecht, S.V 3 b, NJW 1978, S. 2193.
1023) S. 131, 171, 172 f.
1024) *Vollmann*, S. 59 参照。
1025) すでに、*Steffen*, Verhandlungen des 52. DJT (1978), I, S. 8, 14.

ても、法律上表現されている。以下において、このことを詳述する。

aa. 施設収容法と改善処分の行刑法

　強制治療、すなわち、対象者による自由な承諾なしになされる治療的侵襲は、比較的高度な法益に基づいて許容されることになり得る。このような強制治療は、対象者を本人自身から保護するため、また、公共の安全を保護するために、州の施設収容法（精神病法）に基づいて許容されているのである。さらに、強制治療は、非常に狭い範囲において、連邦伝染病法10条3項、行刑法101条、ノルトライン・ヴェストファーレン州改善処分の行刑法15条3項の諸規定に基づいても許容されている。また、第6次刑法改正法の成立以来[1026]、刑法56条c第3項1号に基づいて、刑の執行猶予の場合や行状監督の場合に、対象者の承諾がなくても治療の指示が、身体的侵襲に関わらないかぎりで可能となっている[1027]。

　施設収容法も、改善処分の行刑法も、収容目的の達成もしくは改善処分の行刑の達成のために必要な強制治療についての法律上の根拠を備えているのである。この場合、健康状態を回復することの法的許容性に関する共通の根拠は、州の施設収容法あるいは精神病法の領域では、同じように、社会福祉国家原理に帰することになる[1028]。いくつかの施設収容法は、学説における要求に対応して[1029]、併発した病気に関する規定に対して、契機となった病気の治療に関する特別の規定を定めているが、これらの州法上の規範は、強制治療の前提条件や許容される範囲の点で、部分的には明らかに異なったものである[1030]。

1026) BGBl. I 1998, 160.
1027) *Wolfslast*, Ethik Med. 1992, S. 37ff.; dies., Deutsche Krankepflegezeitschrift 1989, S. 241-246参照。2条Ⅰ、1条Ⅰを考慮した憲法上の懸念については、BR-Drs. 877/96, S. 22 sowie *Schöch*, NJW 1998, S. 1260.
1028) *Volckart*, S. 121, BVerfGE 58, 208を援用。
1029) *Baumann*, NJW 1980, S. 1874; *Volckart*, S. 121 m. w. N.
1030) 旧来の連邦諸州のさまざまな規定については、*Zenz*, in: Bundesminister für

比較的新しい施設収容法、たとえば、新たな州の精神病法に共通していることは、該当者に対する包括的な情報提供が要求されていること、すなわち、承諾とは無関係の説明請求権が含まれていることである。したがって、1999年6月15日のノルトライン・ヴェストファーレン州改善処分の行刑法16条は、施設に個々の治療計画を遅滞なく作成することを義務づけているだけでなく（1文）、1982年6月1日のニーダーザクセン州改善処分の行刑法8条2項3文も同様に、あらゆる場合に治療計画を患者と検討することを要求している。また同様に、――必要となる医療上の治療、社会的治療、心理療法上の治療の権限を与える――ノルトライン・ヴェストファーレン州改善処分の行刑法17条2文は、患者に対して治療が説明されなければならないことを規定している。同じく、患者の情報提供請求権は、メクレンブルク・フォーア・ポンメルン州精神病法23条1項5文やザクセン州精神病法21条2項にも見いだされる。これらの規定に基づいても、――治療が承諾によって行われるのか、その22条に基づいて強制治療として行われるのかに左右されることなく――必要な診断手続および治療ならびにこれと結びつくリスクについて患者に対して包括的な説明がなされなければならないのである。1992年11月11日のザールラント州施設収容法12条2項2文も、まったく同様の内容であり、そこでは、「治療は、被収容者に対してできるだけ説明されなければならない。」とされている。ザクセン・アンハルト州精神病法17条2項、ブランデンブルク州精神病法17条4文、バーデン・ヴュルテンベルク州改善処分の行刑法8条2項は、ほとんど同一の文言で、同様の請求権を規定している。このような現行の制定法上の諸規定は、承諾とは無関係の説明請求権が実定法にすでにあることを証明するものである[1031]。

　　　Justiz (Hrsg.), Fürsorglicher Zwang, S. 31ff.; *Volckart*, S. 121 ff. 参照。
1031）　同様に、*Taupitz*, in: Gutachten A zum 63.DJT, S. 60 in Fn. 267.

bb. ヒトを対象とする研究についての法規定

　ヒトを対象とする研究に関する比較的新しい規制も、承諾とは無関係の説明請求権を認めている。拒否権との関連ですでに言及された、1997年6月4日の生命医学研究における人権の保護に関する欧州会議の協定（Übereinkommen des Europarates zum Schutz der Menschenrechte in Biomedizinischer Forschung）は[1032]、17条1項5号後段において、──これについてもすでに援用されているが──承諾無能力者が、他者に有用な侵襲に対しても、あるいは、この侵襲に対してのみ承認する権限を定めている。また、20条5号における臓器および組織の摘出について、20条は同じことを規定している。

　しかしながら、計画されたことについて適切に説明がなされた者だけが、研究への参加を拒否（反対）する権利を主張できるのである。このような可能なかぎり最高度の説明を求める権利は、──すでに6章において言及されたように──協定の6条2項2文において、一般的な原則として定められているのである。最後に、協定の3章における10条は、データ保護規定との関連で、その者の承諾能力とは無関係に、医師の守秘義務の尊重および、すべての個人関連データについての情報を求める権利をあらゆる者に保障している[1033]。

　承諾無能力の未成年者に説明する義務は、同じくすでに言及された、子どもに対する薬用物質の試験に関する欧州の要綱（europäischen Richtlinie zur Erprobung pharmazeutischer Substanzen an Kindern）において、はっきりと述べられている[1034]。そこでは、Ⅰ.1.のところで、承諾能力なき子どもに対

1032) これについては、第6章Ⅴb参照。
1033) 10条の文言は、つぎのようなものである。
　（1項）各人は、自己の健康についての情報に関して、プライベートライフを尊重される権利を有している。
　（2項）各人は、自己の健康についての集められた情報を知る権利を有している。しかしながら、情報を提供されないとの個人の願望は、守られることになる。
　……
1034) 1.1 der Clinical Investigation of Medicinal Products in Children, Note for

しても、検査につき、包括的かつ理解できる言葉で説明されなければならないとされている。すなわち、「子どもは、試験について、理解できる言語と用語を用いて十分に情報提供を受けるべきである。」[1035]と。

子どもの健康に対する権利に関する宣言（モンテビデオ 1998））についての世界医師会の提案は、「子どもの患者は、つねに思いやりと理解をもって、また、その尊厳とプライバシーを尊重して、取り扱われるべきである。」[1036]との要求を行うことで、まったく一般的に子どもの尊厳を強調している。

cc. 児童の権利に関する条約

児童の権利に関する条約12条も、拒否権との関連ですでに指摘された。同条約は、子どもの意思（拒否権）を考慮する親の義務とともに、意見表明の自由とならんで、そのかぎりではあまり強力ではない、情報入手の自由による共同決定権もしくは参加権をとくに重く見ている。適切な情報を与えられる者だけが自ら意見を形成できることは、自明のことである。13条は、それにもかかわらず、もう一度、情報入手の自由を確認している。この情報入手および意見形成の権利は、承諾能力のある子どもだけに認められるわけではなく、国連が認める基本権として、すべての子どもに保障される。

3．Ⅲ.の結論とまとめ

説明請求権の機能が、承諾もしくは承諾能力とは無関係に直接に人格権から帰結するものである以上、適切な説明は、たとえ幼少の子どもであっても、あらゆる患者に与えられるべきことになる[1037]。*Deutsch* や *Ulsenheimer* に

　　　　Guidance des Arzneimittelspezialitätenausschusses der EU, EG-Dok.CPMP/EWP462/95 bei Feiden, Arzneimittelprüfrichtlinien 2.92. oder Art.6 Nr. 2 und 3.
　1035) Note for Guidance on Clinical Investigation of Medical Products in Children (CPMP/EWP/462/95) Ⅰ.1.
　1036) テキストは、ホームページから入手可能。
　1037) *Deutsch*, Medizinrecht, Rn. 445 und Ulsenheimer, in: Ulsenheimer u.a.(Hrsg.),

ならって、こうした考え方に従うと、つぎのことが前提とされなければならない。すなわち、直接に患者の人格権を根拠とする説明義務が存在することになり、かつ、すでに子どもに当然与えられている人格権を尊重することは法的な要請である、ということである。このような尊重は、──すでに *Eberbach* が適切に述べていたように──できるかぎり早く、子どもに対して、それぞれが理解できるような説明を行うということと、異なることを表現していることはあり得ない[1038]。このため、要するに、未成年患者は、年齢や成熟とは無関係に、成人患者と同様の包括的な情報を求める権利を有しているということが、確認されなければならない。このことから、承諾能力なき患者の治療の場合に、代理人と患者に説明する義務が生じることになるのである。すなわち、説明義務が二重になるということである。

(箭野章五郎)

Ⅳ. 法の本質と二重の説明請求権を法制化する必要性

Deutsch と *Ulsenheimer* が明らかに念頭に思い浮かべていたように、承諾能力者にも説明することを医師に対して単に道徳的に呼びかけるだけで十分なのか、それとも、子どもの人格権が法的な義務として説明義務を強制することを必要としているのかという問題は、法的な事実、すなわち、子どもたちと関わり合う実務や子どもたちの情報提供への欲求を出発点として、答えられるべきである。もし未成年者に対する説明義務の実務が、すでにこんにち満足の行く方法でその規範的な要請を踏まえていたならば、法的に強制することができる請求権として承諾能力のない患者の説明を求める権利を制度化する必要はなかったであろう。

Rechtliche Probleme in Geburtshilfe und Gynäkologie, S. 69; *Eberbach*, MedR 1986, S. 16, 17.
1038) *Eberbach*, MedR 1986, S. 14, 15.

1. 承諾能力のない者の事実上の情報提供への欲求

インフォームド・コンセントの理論についての法学や医療倫理の文献が豊富であることに鑑みれば、患者の情報提供への欲求や情報伝達の種類と方法がどうであるかも含めて、患者に対する情報提供のあり方について研究がなされることは驚くほど少ないし、その場合にも、成人の患者の治療の領域で研究がなされている[1039]。未成年患者との関わり合いを考察する内外の研究はわずかにあるが、それらの研究は、未成年患者の情報提供への欲求について理解することを直接の目的にはしていない。それでもなお、最初の経験的な指摘についての印象を伝えるために、しかし、本稿でなお記載すべき研究の必要性についての印象を伝えるためにも、この研究は、以下で簡潔に見てみることにしたい。

a. 成人患者に対する情報提供の実務とその情報提供への欲求

医師の情報提供の仕方を分析することは、上述したように、ほとんどもっぱら成人の患者に関連づけられている。しかし、ここで獲得された成果は、情報伝達の手段の妥当性が問題になっていないというかぎりで、未成年者の治療に関しても啓発的なものとして見ることができる。

さまざまな観察によれば、患者の説明請求権が法的に承認されるようになったこの100年の間でも、患者は、説明のための話し合いの際に時間がない、言葉が理解できない、言葉が早すぎる、声が小さすぎる、専門用語が多用される、患者が問題を提起しようとするとすぐに医師が落胆したシグナルを発する、そして、一般に不当に簡潔な表現方法であるといった苦情を述べている[1040]。身体的に重大な病気を抱えた患者と関わり合わなければならない多

[1039] *Schneider*, The Practice of Autonomy, 関係各所参照; *Tancredi*, International Journal of Law and Psychiatry 1982, S. 51-63.

[1040] 1995年の *Oskaar* による長年の研究の成果がそうであり、私の知るかぎり、*Vollmann*, S. 59によってそのつど引用されている。

くの医師の話し合いの仕方のみならず、精神科医の説明の実務も、予後が悪いといったような患者に好ましくない事柄を打ち明けることを医師はしばしば避けるという特徴があった[1041]。いかなる情報を患者が欲しているか、そして、それは口頭の形式か、書面の形式か、それともその両方か、どのようにすれば一番よく伝えられるのかという問題も、従来、いよいよもって成人患者についてのみ経験的に研究されてきた。ドイツではじめていわれた *Raspe* による1983年の成人患者についての研究は、予後および治療経過ならびに決定をしたいという希望と必ずしも相関していないような予期される社会的な制約に関する情報に対して、患者が一般的に非常に強い関心を寄せていることを実証している。質問された414人の患者のうち、「できるかぎり少なく」または「すべてについて事細かにではなく」認識することを欲しているのは20％にすぎないのに対して、80％の人が表明した情報提供への欲求は、高度で、内容的に一定で、主観的に根拠のあるものであった[1042]。患者の高度な情報提供への欲求と参加への欲求を、1996年の *Deber* の研究が証明している[1043]。その際、患者がいかなる情報提供に特別な関心を寄せているのか、つまり、情報提供を希望する内容が何であるかは、従来 *Raspe* による以外にはほとんど調査されて来なかった。*Vollmann* は、患者が医師に対して、選択可能な他の治療、予後、一般の生活を送る上での治療による影響については関心を寄せているが、正確な診断についてはそれほどには関心を寄せていないということを推認した[1044]。スウェーデンでの調査の成果は、この推認を証明している[1045]。

1041) *Luderer*, Fortschr Neurol Psychiat 1989, S.305-318；同様に、*Helmchen* und *Vollmann*, Ethische Fragen in der Psychiatrie, in : *Helmchen* et. al. (Hrsg.), Psychiatrie der Gegenwart, S. 521-579.
1042) *Raspe*, Aufklärung und Information im Krankenhaus, 関係各所参照。
1043) *Deber*, et. al., *Vollmann*, S. 87によって引用。
1044) *Vollmann*, S. 59.
1045) *Aronson/Rundström*, Text 1988, S. 159-184, *Tates/Meeuwesen*, Patient Education and Counseling 2000, S. 151によって引用。

全体として、医師と患者の実際の関係は、対等の権限をもつ、協力関係での協働の理念とはまだほど遠いように思われる。その実際の関係は、対等の権限をもっているというよりも、むしろ専門家と病人の間の——避けられない——専門知識の差と権威の差によって特徴づけられる[1046]。医師と患者の「協力関係」ということが繰り返し求められてきたにもかかわらず、医師と患者の関係においてはこれまでと同様に、「部分的には威圧的・抑圧的」ということができる雰囲気が支配していることを *Taupitz* が証明している[1047]。その構造的な理由を本稿で個々に詳しく研究するつもりはないが、この調査結果は、まったく一般的に医師の制度に基づく権威によるものということができる[1048]。

b．未成年患者に対する情報伝達の実務とその情報提供への欲求

　未成年者が治療を受ける場合、彼は医師の権威のみならず、成人そのものの権威にもさらされる。医師と患者のコミュニケーション関係は、そもそもすでに問題がないとはいえないのだが、さらに加えて、医師が成人と未成年者との間の「溝」に架橋しなければならないということによって、よりいっそう困難なものになる[1049]。それゆえ、未成年患者に与えられる話し合いへの関与は、治療の説明の際には成人患者のそれよりも小さいし、未成年者は、自分にとって個人的に重要な治療の視点について問題を提起し、またはみずからの見解を形成する機会が成人よりも少ないということを推認するべきである。

1046) たとえば、私の知るかぎり、*Taupitz*, Gutachten A zum 63. DJT, S. 30.；BVerfGE 52, 76 ff. を参照。

1047) Gutachten A zum 63. DJT, S. 30. ならびに、Acp 191（1991）, S. 201, 293；*Steffen*, Verhandlungen 52. DJT 1978, Ⅰ S. 8, 13も参照。これと近いのは、*Wölk*, MedR 2001, S. 80.

1048) *Togoni/Geraci*, Controlled Clinical Trials, S. 621.

1049) *Wölk*, MedR 2001, S. 80.

aa. オランダでの研究による根拠

　医者、患者、親の三者間関係におけるコミュニケーションの仕方に関する社会科学者の Tates と Meeuwesen のオランダでの経験的な研究が[1050]、いま提起した推認を証明する。

　オランダでは、医師による医療契約法（WGBO）[1051]の施行とともに、1995年4月1日に、民法典が改正された[1052]。医師による医療契約法は、医療水準に相応する治療を受ける患者の権利とならんで、人間の尊厳のある治療を受ける権利、とりわけ適切な情報提供を求める権利を規定している。これについては、オランダの民法典7編452条を参照（民法（Burgerlik Wetboek））。すでに自分で医療契約を結ぶことができる16歳以上の子ども（民法7編447条1項）、あるいは、適応のある手術についてすでに自分で承諾を与えることができる12歳以上の子ども（民法450条1項、2項）のみならず、年齢や承諾能力の有無にかかわらず、すべての子どもが、この法律に基づいて説明請求権をもつ。1995年以前は、オランダの法も、法律上承認された子どもの説明請求権を認めていなかった。

　医師、患者、そして子どもの間のコミュニケーションに医師による医療契約法が影響を与える可能性を検討できるようにするために[1053]、Tates と Meeuwesen は、1975年から1993年までの間――それゆえ、ドイツの現行法と比較することができる法的な状態であった時期――の、未成年患者との収録会話について記録保管所に納められている106のビデオレコーディングを分析した。選び出された収録会話のすべてが、医師（一般開業医[1054]）、未成

1050) Patient Education and Counseling 2000, S. 151-162.
1051) Wet ob de Geneeskundige Behandel Overeenkomst.
1052) これについて包括的なのは、*Legemaate*, in : *ders.* (Hrsg.), De WGBO.
1053) これに関するデータがあれば明らかであるが、残念なことにまだデータがない。
1054) 一般開業医とは、Tates などの説明によれば、ホームドクターないし一般的な医療のための専門医（Facharzt）に相応し、オランダの保険医療サービスでは、専門医の診察をかならず事前に受けなければならない。*Tates/Meeuwesen*, Patient

年患者、そして子どもを診察に連れてきた親の三者間関係に関するものであった。この研究の目的は、医師、親、そして子どもの間の話し合いへの関与がどのように配分されたのかをはかることにあった。病気の種類に関して、この患者の発言においては、身体的な種類の苦痛（たとえば気管支炎、耳の痛みや胃の痛み）も社会心理的な種類の苦痛（頭痛、夜尿症、または神経性皮膚炎）も、それほど深刻ではないものがいつも問題になっていた。この研究は、時間の経過において起こりうる変化を考察することができるように、第1期は1975年から1978年まで、第2期は1988年から1989年まで、第3期は1990年から1993年まで継続された3つの時期に分類された。患者は、4歳から12歳であり、その平均年齢は8歳である。事例の多くは、母親が患者を連れてきたものである。3人の関与者が収録会話のなかで占める話し合いへの関与度合いが比較検討された。さらに、どの程度の頻度で医師が患者に対して個人的に質問したのか、どの程度の頻度で患者自身が答えたのか、またはどの程度の頻度で患者自身が医師に対して質問したのかということが分析された[1055]。

　その結果として、──3つの時期において有意差はなく──（10歳から12歳の）年長の児童の話し合いへの関与は10％弱であり、年少の児童の場合には、明らかにそれより少ないということが証明された。医師の質問は、平均して12％しか患者に向けられていないが、医師の質問に返答したのも、これらの事例にかぎっても32％の子どもにすぎない。それゆえ、たいていは、母親または父親が子どもに対する質問に返答していた。その典型として、研究リーダーは、10歳の少女との以下の話し合いを再現する。

一般開業医[1056]：こんにちは Rose、どうしましたか？
子ども：……

　　　Education and Counseling 2000, S. 151, 157参照。
　1055)　その方法については、*Tates/Meeuwesen*, Patient Education and Counseling
　　　2000, S. 151, 153 ff. を見よ。
　1056)　= General Practitioner（一般開業医）. *Tates/Meeuwesen*, a. a. O., S. 157参照。

親：ええ……、Rose はかなり長い間、具合が良くありません。
一般開業医：おぉ〜（といって Rose を見る）
親：この子は喉に痛みがあるようです。
子ども：わたしはここがとても痛いの。
親：そうね……、そして先週、この子は（遮られて）
子ども：先週？
親：あなたのことはママが話すから！

bb. 外国のその他の研究

　心理学者の *Aronson* と *Rundström* がスウェーデンにおける医療実務に関して[1057]、また *Pantell* と *Lewis* が範囲はあまり広くないが比較することができる観察に基づいて児童と少年に対するアメリカの情報提供の実務に関して[1058]、それぞれオランダにおけるのと類似したコミュニケーションの構造を述べている。*Tates* と *Meeuwesen* がそうであるように、彼らも、説明のための話し合いのなかでの成人の参加者の非常に強い優位性をわたしたちに推論させている。それらのすべての研究が、年長の児童や少年が親に向けられた質問の際に親を遮ることができた場合にはじめて、話し合いで多くの発言権をもつことができるという想定のきっかけを与えている。*Tates* と *Meeuwesen* はスウェーデンとアメリカの研究に関してもそのみずからの研究でも、たしかに、医師たちは既往歴を聞いている間は相対的にしばしば患者に言葉を向けるようになってきたが、考えられる治療方法の議論や助言の際には、圧倒的に多くの場合、親とのみ話をしているということをはっきりと示した。これらの観察結果は、ジョンズ・ホプキンス大学で1993年になされた未成年患者の情報提供への欲求についての研究によって証明された。こ

1057) *Aaronson/Rundström*, Text 1988, S. 159-184. *Tates/Meeuwesen*, a. a. O. によって引用。

1058) *Pantell/Lewis*, Talking with children : haw to improve the process and outdcome of medical care. Med Encount 1993, S. 3-7.

こで質問された児童と少年の72%は、ここで、彼らの供述によれば、病気の経過と選択可能な他の治療について詳しい説明を要求している[1059]。

cc. 児童および少年の精神病患者の情報提供への欲求に関するロストックの研究

すでに上述した、医師たちと親の情報提供の仕方や未成年患者の情報提供への欲求に関するロストックの研究では[1060]、患者らはどの程度まで実際に説明されたのか、そしてどこから患者らは彼らにとって重要な情報提供に関わっていたのかということについて質問がなされた。患者らが診断や考えられる治療形態についての情報提供を多かれ少なかれ望んでいたかどうか、そして説明が一般に重要視されていたか、それとも重要視されていなかったかということも問われた。インタヴューの量と調査の質について最初に評価する際に無作為抽出検査の規模が小さかった（n=58）ということや質問された患者においてはもっぱら入院患者数が問題であったという事実によれば、現時点でその成果を一般化することには限界がある。しかし、それは、いずれにしても、一方でその当時の情報提供の仕方についての印象を伝えており、他方で子どもの情報提供への欲求を伝えている。以下では、それを簡潔に紹介する[1061]。

入院治療の事前の情報伝達の範囲と形式が、ロストックの研究の領域ではさまざまな質問を手がかりにして調査された。

親または紹介状を出した医師による準備と情報伝達に関する直接的な質問（「医師または君の親は、精神病院のことや、君の身に何が起きるのかについて君と話を

1059) *Ellis/Leventhal*, zitiert nach Dippold, in : *Dierks/Graf-Baumann/Lenard* (Hrsg.), Therapieverweigerung, S. 44.
1060) 上述の第7章CⅢ以下を参照。
1061) 以下の説明は、以前に、心理学士である *Wiethoff* と *Dippold* によって穏やかな方法で提示され、年少の患者の情報提供への欲求に関するプロジェクトの報告書に掲載されている。

したことがありますか？」）に対しては、ロストックの研究の対象となった児童や少年によって相当にさまざまな答えが返ってきた。一般に、当該患者らは、紹介状を出した医師の話し方よりも親の話し方のほうが詳しいと感じていた。

親の説明の仕方や話し方を、児童や少年の約46％が非常に詳しいまたは詳しいと評価していた。しかし、同様に、患者の相当数が、精神病院と目前に迫っている治療については、その養育権者からほとんどあるいはまったく説明されていなかったと報告していた（37％）。

58人の質問された児童と少年のうちの60％が、本人らの供述によれば、精神病院とは何か、そして精神病院で自分の身に何が起きるのかについては、紹介状を出した医師から、ほとんどあるいはまったく情報提供されていなかった。情報提供が非常に良いまたはおおむね良いと考えていたのは、34％にすぎない。

親による情報伝達は、子どもの年齢に影響しないように思われるのに対して、この研究の領域では、年少の患者は、少年の患者よりも医師たちから明らかに良くない情報提供を受けているということを確認することができた。

治療を始める前の患者の具体的な認識に関する質問が、入院治療の準備についてのさらなる示唆を与えた。その際、児童と少年は目前に迫った入院をいつ聞かされ、親が彼らに対して入院期間の考えられる長さについて情報提供していたのかということに関心があった。「君がこちらに来なければならないことをいつ君は聞かされたの？」という質問に、12歳の少年はつぎのように答えた。

「当日の、そう30分前。そのとき、僕のお母さんが電話をし、僕が『いますぐその人たちがこっちに来るの？』と言い、僕は怒って、コーラの瓶を壁に投げつけた。その後、その人たちは『いいえ、まだ行かないよ』と言い、ふと気がつくと、その人たちが家の前に救急車で来ていたんだ。」[1062]

この引用は、個々のケースを紹介するものではない。一般的には、患者ら

1062) *Dippold/Wiethoff* のインフォメーションによる。

の供述によれば、患者の約46％は、入院の１週間前になってはじめて入院治療について情報提供がなされ、20％は、先程引用した12歳の少年のように、入院の日になってはじめてそのことを聞かされたということが報告されている。

　入院治療の考えられる長さについて、質問された患者の供述によれば、親の約63％が子どもと話をしていた。多くの患者には、その際、何が具体的に自分たちを待ち構えているのかについて良くない情報提供がなされていたように思われた。「医師が病院について何か君に話してくれたの？」という質問に対して「いいえ」と答えた７歳の少年は、そこ（児童精神病院や少年精神病院）は病院みたいなものなのか、そこではベッドが横に並べられているのか、そこでは何をされる可能性があるのかということについて知りたいと考えていた。「君は誰かに質問したの？」という質問に対して、この少年は、「うん、でもママは『知らない』って言ったの」と答えた。

　17歳の少女は、施設についてどの程度きちんと説明がなされたのかという質問に対して、つぎのように答えた。

　「……シュヴェリーンではじめて、私の医師が私にこのことについてつぎのように説明したわ。ここには馬がいて、君は馬に乗ることができ、ここにはスイミングプールがあって、泳ぐことができると。そのあとで、その施設に入院したら、ともかくまず１週間はベッドに寝たきりにさせられるので、ひどい――乗馬もスイミングも何もない。医師たちは、入院する人にすでにどうなるのかについて心の準備をさせるべきです。ここでその人に何が待ち受けているのか、何か実際に起こるのかについて心の準備をさせるべきです。……たとえば、入院する人は、君は病院に来ていますと聞かされた後で、はじめてここがそもそもどのように見えるかを説明されています。君がまだ気が触れたことがないのなら、君は至るところに躁狂患者用のゴム張りの小室のようなものがあると考えるといいわ。」[1063]

　しかし、12歳の患者も、施設や治療の期間、治療の開始時期について情報

1063) *Dippold/Wiethoff* のインフォメーションによる。

提供して欲しいという強い欲求をもっているように思われる。あなたにとって情報提供されることや治療の決断をする際に関与することは重要ですかとの質問に対して、質問されたすべての人のうちの79％が、はいと答えた。その際、とりわけ、患者が決定権を単独で行使したいというわけではないところでも、情報提供への欲求は表明されている。たとえば、「児童ないし少年が児童精神病院や少年精神病院に収容されるかどうかを誰が判断すべきですか？」という質問に対して17歳の患者は以下のように答えている。「摂食障害の場合、たいていの人はこの判断をしなければならないことがわからず、まったく助けを欲していないというのが通常です。緊急の場合であるならば、医師がそれをするべきです。しかし、その場合、医師は、少なくとも少し準備をするべきです。あなたは精神病院に収容されますといわれたときには、わたしはすでに精神病院にいました。」

情報伝達に関するより直接的なこの質問とならんで、さまざまな自由記入式の質問に対する子どもや少年の返答も、児童精神病院や少年精神病院における治療の準備がどのように行われたのかということを反映している。

あなたの主観的な見解によれば、あなたがこの施設にきた理由は何ですかという質問には、4人の患者はまったく答えを返せなかった。さらに、比較的多くの患者（n=17）は、そもそも入院中に何が起こることになるのかについてまったくイメージをもっていなかった。「わたしは自分を変えるつもりです」「わたしは自分がしてもらって嬉しいことをしようと思います」「会話、グループでの会話、ひとり言、学校」のような発言は、多くの患者への事前の情報提供があまり詳細ではないことを示唆している。質問された58人のうち17人の患者が、あなたの予想によれば入院中にあなたに何が起こりうるでしょうか、との質問に対して、「わかりません」あるいは「知りません」と返答していた。

まとめると、ロストックで収集されたデータを手がかりとして、患者の大部分は、親を通じてかなり良い情報提供を受けたと感じているが、主治医や紹介状を出した医師を通してではないということが明らかとなった。しかし

ながら、入院中に何が起こるかということについてのイメージに関する質問へのあいまいな返答は、親による詳細な情報伝達はほとんど前提とすることができない、ということを明らかにしている。精神病院に入院した経験に関する未成年者へのアンケートに基づいて、*Kammerer* と *Göbel* も、未成年者が入院前に非常に良くない情報提供を受け、それによって非常に怯えさせられているということを証明している。1985年の調査では、さらに、未成年者が記録や患者との話し合いの機密性に不安を抱いていることが明らかとなった[1064]。

Stösser と *Klosinski* は、親の情報提供の不足が、良くない説明の原因であると考えている。彼らは、親が児童精神病院や少年精神病院に入院させるにあたって自分の子どもに適切な心の準備をさせるという使命に大きな不安をもって対処しているということを指摘している[1065]。

全体として、この研究によって、子どもは一般に希望する情報提供を受けていないこと、子どもが十分な説明を受けているかどうかはしばしば病気や治療と対峙する親の準備に懸かっているということが明らかになっている。

c．実際にいつもなされている情報提供と未成年患者の実際の情報提供への欲求についてのまとめ

児童精神病院や少年精神病院の患者の説明をめぐるデータは、なんなく別の専門領域の患者にも転用することができる。一方で、精神病院については一般に好んで話題にすることはなく、他方で、親は、自分の子どもを入院させなければならないことをしばしばみずからの失敗として体験する。そのことが、精神疾患を抱えた子どもに対する親の情報提供やコミュニケーションの準備が限定的となる結果につながっている可能性があるだろう。このよう

1064) *Kammerer/Göbel*, Prax. Kinderpsychol. Kinderpsychiat 1985, S. 123-133.
1065) *Stösser/Klosinski*, S. 78.

なタイプの準備は、たとえば事故で骨折をした子どもに対する情報提供の仕方とは比較できない[1066]。外国での研究も限定的な証明力しかない。というのも、ここではたいていの場合、コミュニケーションの構造について述べられているが、さらに未成年者の欲求が把握されていないからである。

しかし、傾向としては、ロストックのアンケート結果も、外国でのデータも、成人への医師の説明と、その対象や時点、範囲において比較することができる未成年者への説明は、彼らもそれ相応の欲求をもつにもかかわらず、重大な手術の前にも行われていないということを指摘している。

親と医師は、説明する時点で、そのつどの権限が明確にされることのないまま、説明する任務を事実上、共同で引き受けている。病気の種類および考えられる選択可能な治療方法について知識を有している者は医師であるにもかかわらず、圧倒的多数の事例では、どちらかといえばあまり事情を知らない親が、説明する任務を引き受けているように思われる。

それゆえ、法的な事実上の観点では、説明のための話し合いの実践も、その内容と範囲も未成年者の患者の治療の場合には、実務においてはかなり恣意的に処理されているということが出発点とされなければならない。しかし、いずれにしても、法的にコントロールされていないので、未成年患者に原則的に説明するというのは期待することができない。

2. 子どもに法的な事実上の中身を包括的に説明することに対する批判

承諾能力のない者の説明請求権を制度化するという問題を議論する前に、さしあたり、子どもへ包括的な説明をすることに対する2つのしばしば耳にする批判に反論しなければならない。すなわち、一方で、未成年患者には精神的に負担に耐える能力が欠如していること、他方で、経済的に実現する可能性があるかどうかの検討である。これらの論拠は法的な事実に基づいてい

[1066] *Rothärmel/Wolfslast/Fegert*, MedR 1999, S. 293 f. 参照。

るので、これらはすでにここで考慮すべきである。

a．説明を受ける精神的な能力――児童および少年に対する治療上の特権について

　包括的な説明は患者に対して精神的な害を与えるものであり、それゆえ説明しない方が良いという抗弁は、予後が悪い成人患者に関してよくいわれることだが[1067]、より頻繁に未成年患者に関していわれる。その主たる論拠は、未成年者には、負担のかかる精神的予後に耐えるために必要となる精神的な負担に耐える能力が通常は欠如しているということである。

aa．成人の場合のいわゆる「治療上の特権」についての経験的なデータ

　患者の予後の深刻さについて完全には説明することができなかったことを事後的には感謝することになった患者について、医学界と法曹界では何度も繰り返し逸話が語られている。しかし、この称されている現象に関する経験的なデータや承認できる立案をともなう研究が欠如している[1068]。

　反対に、患者の治療の満足度に関する経験的な社会心理学の研究は、情報提供がストレスや精神的な負担になるという考え方に対してはっきりと異議を唱えている。さまざまな研究は、目前に迫っている手術についての包括的な説明が健康状態と治療の満足度をより長い期間にわたって強化するという結論に到達している。

　「ありのままの」説明に対する患者の心的な反応に関する1974年の最初のアメリカでの調査は、手術前に――包括的な説明を受けなかったために――心配することがなかった患者らが、手術後には、不安や抑うつと結びついた

1067) *Deutsch*, Medizinrecht, Rn. 149 ff.；*Deutsch* のさらなる基本的な立場については、*Wolfslast*, Jahrbuch, S. 305 Fn. 38も見よ。

1068) 学説の評価について、*Tancredi*, Int Journal of Law and Psychiatry 1982, S. 51, 53を参照。

怒りをともなう非常に激しい後悔の反応を見せたということを明らかにした。手術前に受けた情報提供は、その他の結果として、患者に対して手術後の段階に心の準備をする助けとなり、このような消極的な反応を防止してくれる[1069]。1年後に、この結論は、第2次研究で証明された[1070]。これに引き続いた多くの研究も、手術前の広範な説明と手術後の患者の精神的な健康状態との積極的な関連を実証した[1071]。

　もちろん、法的な標準に基づいて伝達されなければならない情報を処理することは、すでに成人患者に対してでも通常は過度の要求になるということを裏づけようとする研究も存在する。それらの研究は、説明が患者にとって有害であるという結論になる[1072]。もっとも、これらの調査には方法論上の疑念がある。これらの調査が基礎にしているのは、大部分は、非常に規模の小さい無作為抽出検査にすぎない（40ないしは100）[1073]。現実に当該患者に情報提供への欲求があるのかどうかが聞き出されているのかも疑わしい。すなわち、つねに問われているのは、患者が病院に足を踏み入れた際に、所定の申込用紙に基づいて与えられた情報提供を後から再現できるかどうかである。しかし、批判者が正当にも指摘していることによれば、この方法では、

[1069] *Janis*, Psychological Stress – psychoanalytic and behavioural studies of surgical patients 関係各所参照。

[1070] *Denney*, et.al., Postgrad Med 1975, S. 205-209.

[1071] *Alfidi*, Radiology 1975, S. 231-234 ; *Roth* et al., International Journal of Law and Psychiatry 1982, S. 29-39 ; vgl. auch *Tancredi*, Int. Journal of Law and Psychology 1982, S. 51-63 und *Lithner/Zilling*, Var i Norden 1998, S. 31-33 und 39 ; vgl. *Wong/Wong*, Int J Nurs Stud 1985, S. 105-115. さらなる証明は、*Lithner/Zilling*, Patient Education Counselling 2000, S. 29-37. これに対して慎重なのは、*Vollmann*, S. 67 ff で、経験的な結果を矛盾していると判断している。

[1072] *Palmer/Wohl*, Hospital and Community Psychiatry 1972, S. 250-252 ; *Olin/Olin*, American Journal of Psychiatry 1975, S. 938-941 ; *Robinson*, The Analysis of Thoracic Surgery 1979, S. 209 ; *Cassileth*, N Engl. J. Med. 1980, S. 896-899.

[1073] 前掲脚注に挙げたいずれの研究もそうである。

いかなる情報提供を患者が希望しているのか、またはどのくらい多くの情報提供に患者が精神的に耐えることができるのかということに関する知見が得られるわけではなく、患者が読むことができるかどうかとか、患者は記憶力がよいかどうかが問われているにすぎない[1074]。

最近のゲッティンゲンで行われた研究も、患者の情報提供への欲求に代えて患者の記憶を質問している[1075]。別の研究は、いかに多くの患者が自分の病気の医学的な名称を覚えていたかという問いを手がかりとして、患者の「説明を受ける精神的能力」を解明しようと試みている。この研究では、患者が手術後1週間してもまだ医学的な名称を伝えることができるかどうかということも調査されていた[1076]。これらのデータが思いやりのある説明をした場合の患者の負担に耐える能力に関する知見をどの程度与えることになるのかは疑わしいように思われる。さらには、まさに病院に収容されている段階は、患者にとって感情的に非常にストレスがかかって、それゆえ、この時点での説明はきわめて時宜にかなっていないと考えられる[1077]。したがって、いずれにしても、あまり助けを受けられない患者は情報提供を欲していないという命題を肯定する証拠は存在していないということを前提としなければならない。

それゆえ、結果的には、これらのデータがむしろ示しているのは、包括的な説明を受けたいという患者の意思は予後が良くないケースでもしばしば過小評価されている、ということなのである[1078]。

治療の可能性が尽きたという場合にはまさに、病気の予期されうる経過に

1074) *Tancredi*, Int. Journal of Law and Psychiatry 1982, S. 51, 55 ; *Braddock* et al., JAMA 1999, S. 2313 f.

1075) FS für Erwin Deutsch.

1076) So aber das Design bei *Dubach/Rechenberg* (1977). *Luderer*, Fortschr. Neurol. Psychiat 1989, S. 305, 308によって引用。

1077) たとえば、*Tancredi*, Int. Journal of Law and Psychiatry 1982, S. 51, 55.

1078) 私の知るかぎりでは、*Wolfslast*, Jahrbuch, S. 301 ff. und 308 f. もそうである。

対する心の準備ができるように、医師からそのことについて説明を受けたいというとくに強い欲求が存在するように思われる。アメリカ連邦政府から委託され、*Louis Harris* によってアメリカ大統領の生命倫理委員会のために実施された研究では、アメリカ人の96％が癌の診断を告知するよう要求し、さらに85％が通常の場合には１年以内に死に至るというステージの癌に侵されている場合には自分の余命についての「現実的な評価」を欲しているということがわかった。この研究は、他面では、質問された医師らの半分以下（せいぜい13％のみ）が患者に明確な統計上の予後を伝える用意をしているにすぎないということを明らかにした。質問された医師らの28％は、患者があとどのくらいまだ生きるかということについて適切に言いあらわすことはできないということを患者に伝えようとしていた[1079]。

この経験的な研究の視点によれば、多くの医師らの希望は、「治療上の特権」——それどころかこれを *Deutsch* は「人道主義」[1080]にまで高めたのだが——にしたがって、「患者にとって精神的に過度の要求」になるということによって基礎づけられるのではなく、おそらくは患者に自らの無力さを認めることで、むしろ医師にとって精神的に過度の要求になるということによって基礎づけられるのがベターであり[1081]、医師は、（なんといっても彼らのこれまで受けてきた一方向のみを指向する教育に基づいて[1082]）しばしば自分を単につ

1079) President's Commission for the Study of Ethical Problems in Medicine and Biomedical and Behavioural Research. Making health Care decisions : the ethical and implications of informed consent in the patient-practitioner relationship. Vol. 2, Anhang. Washington, D.C: Government Printing Office 1982, S. 245-246.

1080) Medizinrecht, ihm nachfolgend *Roßner*, S. 103.

1081) 医師が好ましくない予後を伝えることを避けたがるという見方については、すでに上述の第１節の医師の事実上の情報提供の仕方を参照。

1082) なお、コミュニケーションの困難な症状に関する告知をする際のイギリス医事委員会（britisch General Medical Council）の援助を参照。これは、一方向のみを指向する教育に反対にしようとするもので、場合によっては、考え直すきっかけとして考えられ得る。General Medical Council (Hrsg.), Serious Communi-

ねに治療者という役割をもつだけの存在と思っているようにみえる。治療の可能性がないことを説明することは、自分の失敗であり、自己放棄であると感じられるのである。それゆえ、治療上の特権を要求する真の理由は、みずからの行為の可能性が制限されるという苦悩のなかに存在するように思われる[1083]。

bb. 児童と少年の場合の治療上・教育上の特権について

自分の患者に治癒の望みがもはや存在しないということを認めることが医師にとってしばしばとても困難であるということが前提とされるならば、このことは、重病の児童や少年との特別に誠意のある関わり合いとみなされる。ある子どもにその子の病気は治癒できないということを説明することは、成人が――好んで伝えられる場合とは異なって――すべてを良い方向に向けることができないという事実に子どもを直面させるということを意味する。それゆえ、子どもに対する「治療上の特権」が強く要求されていると仮定しなければならないならば、論者が成人として子どもならここにいるべきだと考えたがっている、その「理想的な世界 (heile Welt)」にやはりできるかぎり長く子どもをとどめておきたいと思っている。子どもの良くない状態の原因が何もわからず、何もできないということを子どもにいわなければならないとすれば、権威を喪失する危機にさらされてもいるように思われる。

非常に負担になる予後の場合にも患者の情報提供への欲求があるという上記の研究は、成人を対象になされたものであり、そこで得られた成果を児童や少年の状況へどの程度まで推認することができるのかは、経験的に探究されていない。チュービンゲンの小児科の大学病院に勤務する小児科医である *Dietrich Niethammer* が、癌病棟の子どもたちに対していつもその予後について真実を告知しているという彼の数年にわたる実務を報告しているのは感

---

cable Diseases, London 1999.
1083) *Luderer*, Fortschr. Neurol. Psychiat 1989, S. 305, 308 f. これについては、すでに上述の第1節。

銘深い[1084]。一般に、医師と患者との間のコミュニケーション心理学においては、児童や少年に関しても、医学的な処置の満足度ならびにコンプライアンスおよびモチベーションに関して重要な意義が認められている。すでに詳述したようにロストックのデータも[1085]、情報提供が消極的な知らせを含んでいる場合あるいは予後の不確実性が包み隠さず話される場合にも、子どもは包括的な情報提供に積極的に応じるということを示している。したがって、子どもの治療の場合にはまさに、患者に対してみずからの不確実性を隠すという成人の医療に見られた医師の傾向には、警鐘が鳴らされなければならない。未成年者に対してつねに確実であるというふりをすることは、信頼関係を促進するものではないし、彼らの尊重されたい要求を傷つけ、患者を治癒するための協力を妨げることである。1958年の第52回ドイツ法曹大会での*Steffen*の調査報告における、彼独自の観察に基づいて導かれた警告が想起されるべきである。「未成年者に対する説明の消極的な効果は、ここであまり悲観的に考える必要はない」。*Steffen*によれば、子どもたちは病気に関してしばしば成人よりも多くの実体に即した理解を有しているとされる[1086]。

3．説明の経済性

　一重の説明よりも二重の説明のほうが説明のための話し合いのために明らかに多くの時間を必要とすることは、児童や少年の権利を真摯に考えようとするならば、必然的な結果である。それゆえ、イギリスでの議論では、医師の二重の説明義務の要求が、「実用的ではなく」、「時間の無駄である」として廃止されたということはそれほど驚くべきことではない[1087]。

　しかし、必要な治療時間を全体的に考察した場合、患者への追加的な説明は、おそらく全体としては治療時間を短縮することにつながりうる。患者へ

1084) *Niethammer* auf der Jahrestagung der AEM in Tutzing 2002.
1085) 上述の第8章Ⅲを参照。
1086) 52. DJT, Ⅰ, S. 8 ff. の話し合い。
1087) *Mahaffay*, BMJ 1996, S. 1；批判的なものに、*Rylance*, BMJ 1996, S. 49.

の包括的な情報提供は、その治療の満足度、〔治療に〕協力する患者の意思、精神的な健康状態を促進する[1088]。これによって、患者の治癒の過程は全体として促進される。それゆえ、説明義務を二重にすることは、金銭的負担の軽減につながり、必ずしもコストの増加に関連づけられる必要はない[1089]。

徹底したコミュニケーションが治療に協力する患者の意思や必要な入院期間に及ぼす影響に関する高次の研究では、すでに12の研究が明らかにされているが、そのすべてが、患者への広範な情報提供がコストを削減する明らかな効果ももたらしていることを示している[1090]。治療チームが、十分に情報提供がなされ満足している患者の準備と看護のために必要とする時間は大幅に少なくなり、病院での入院期間は全体として減少するという[1091]。

それゆえ、社会法上の報酬に関する実務において説明のための話し合いの控除機能の価値を引き上げることは、早急に必要である。なぜなら、相応の報酬もなしに、目下のところ医師らが二重の説明のために時間を超過して勤務することは、いうまでもなく期待することができないからである。現在のところ、説明のための話し合いのためにわずかな時間しか定めていないのは、規範的な考慮のみならず、経済的な考慮に基づいても、コントロールの失敗であるように思われる。

4．児童や少年に対する説明義務の範囲のための結論

法的な事実的な諸研究は、児童と少年が、彼らの年齢や成熟度に関わりなく、また彼らが単独で手術について決定したいかどうかとも関係なしに、診断と予後に関する、とりわけ治療の緊迫感や諸事情に関する情報提供に対し

1088) *Lindeman*, Nurs Res 1972, S. 196-209；*Lithner/Zilling*, Patient Education and Counseling 2000, S. 29 f.

1089) *Lithner/Zilling*, Patient Education and Counseling 2000, S. 29.

1090) メタ研究として、*Barlett*, Patient Education and Counseling 1995, S. 87-91. を参照。

1091) *Bubela/Galloway/McCay E et al*, Patient Education Counseling 1990, S. 21-28.

て、同様の関心をもっているということを指摘している。精神的負担に耐える能力が欠如しているということによって、児童および少年に対して「治療上の特権」を援用して、その情報請求権を程度に応じて制限することが正当化される、という指摘は存在しない。子どもに対する説明を放棄することは、経済的な制約によっても基礎づけることはできない。

　一般的な情報提供の実務が未成年患者への包括的な情報提供の規範的な基準に準拠していない以上、児童や少年にも説明することを医学界に単に呼びかけるだけでは、未成年者の人格権を保障するのに十分でないように思われる。v. Engelhardtによれば、「どんなに患者の説明への欲求についてアンケートをとることが行われなくなっても」、医師と患者の関係の倫理について、「決定的であるのは個々の患者である」[1092]。しかし、患者が望むならば、包括的な情報提供をも得ることができる余地をすべての個々人に保障することが、法の使命でなければならない。それゆえ、あらゆる患者は、包括的な説明を求める法的権利をもつ。したがって、Laufs[1093]やTaupitz[1094]とともに、承諾能力のない者に対する説明義務を強制することができるものとして、すなわち、制裁が担保された法的な義務として、解釈論上定着させる必要性が肯定されるべきである。これがどのように行われるべきかは、つぎの章で検討する。

（中村邦義）

1092) *V. Engelhardt*, Quartalsschrift des Instituts für Medizinische Anthropologie und Bioethik Wien, Band Ⅶ/Nr.2, 2000, S. 122.
1093) NJW 2000, S. 1758-1769.
1094) Gutachten A zum 63. DJT, S. 79.

第9章

医師による治療行為の枠組みにおける未成年者の共同発言権の実現

　前章までの医師による治療行為の枠組みにおける未成年者の法的状況に関する分析から、いずれの場合でも、親は、子どもの意見を、治療的侵襲の決定の前に、聞いて把握し、また、考慮しなければならないことが明らかになった。また、子どもは、自身を治療する医師によって、説明を受けることを求める権利を有している。これによって、未成年者は、治療行為の枠組みにおいて、その承諾能力にかかわらず、（親に対する）審問請求権および（医師に対する）説明請求権を有している。私は、この権利を、参加権あるいは共同発言権と名づけ、また、本章において、どのように、この参加権が強制力のある権利として医師法のシステムへ実現され得るかについて論じる。

I. 実現化の前提条件

　単なる共同決定権としての参加権は、単独決定権としての承諾と比べて、長所もあれば短所もある。

1. インフォームド・コンセント・パラダイムに対する共同決定権の長所

　ただ承諾能力の証明のみにより保障される承諾権の有無に対し、参加権は、それが何の要件とも結びついていないかぎりで、未成年者にとってより強い権利である。説明を受けまた審問を受けることができるようにするために、子どもは、能力を立証する必要はないので、コミュニケーションおよび決定の過程への単なる関与から除外され得ない[1095]。この単なる関与は、承諾の

制度よりも、条件つきの内容を伴う権利として次第に成長する自己決定能力により適応する。すなわち、共同決定権は、子どもの人格の発展が進んでいくのと同じ程度で強化されることになる[1096]。

侵襲に関する決定権限が、結局、親に留保されていることは、共同発言権が単なる見せかけの権利にしかすぎないことを意味するわけではない。聴聞を受ける権利の表現としての審問を受けることおよび同席することは、民主主義だけではなく、共同発言権によってすべての関与者の公正および受容が明確に高められるかぎりにおいては、法治国家原則を表現したものでもある[1097]。「発言効果」として心理学が名づけているものと同時に、決定の過程において意見を表明する可能性が個々に認められる公正さを高めるという現象は[1098]、訴訟法を貫くだけではなく、民主主義的社会の組織原則としてすべての法領域を特徴づける考えである。このことは、公法の領域における諸制度のみに妥当するだけではなく、私法の領域におけるものにも妥当する。ここでは、たとえば、経営体組織法87条において詳細に区分されている、情報獲得権および審問権のカタログを含む経営上の従業員の共同決定権が考えられている。

未成年者の情報入手と発言の欲求を高めるためのロストックにおける情報収集によると、「発言効果」は、治療行為の枠組みにおいても生じ、また、児童および少年は、自己の人格を認めるものとして、そして、自己の尊厳を尊重するものとして、医師の選択および治療計画の決定への参加を感じることが確認された。このことは、*Dippold* および *Wiethoff* によるロストック大学の神経科センターにおける、児童および少年精神治療病棟に入院している

1095) *Alderson/Montgomery*, S. 28.
1096) *Rotärmel*, in: *Fegert/Hässler/Rotärmel* (Hrsg), S. 31 ff.; *Wolfslast/Fegert/Rotärmel*, MedR 1999, S. 293-297を参照。
1097) *Luhmann*, Legitimation durch Verfahren, S. 69 ff. および関係各所参照。
1098) *Lind/Kanter/Early*, Journal of Personality and Social Psycology 1990, S. 952-959; *Bierhoff*, Zeitschrift für Sozialpszchologie 1992, S. 163-178.

17歳の女性患者とのつぎの会話により明らかになる。

　問い：いつ病院へ入院するかどうかは、児童および少年が単独で決定すべきでしょうか。

　答え：いいえ。ただ、一定の場合には、そうすべきです。私は、当時、自分で決定しました。しかし、結局は自分がすぐに訪ねていくことを１人で理解できない極端なケースでは、介入が必要になります。

　問い：子どもは単独で決定できるかどうかについては、なお、何か影響を及ぼすものはありますか。

　答え：これは、家庭関係もあると思います。

　問い：子どもが単独で決定できるかどうかについて、年齢による限界づけが存在するという点は、理解できますか。

　答え：私は、誰にでも、少なくとも、治療を望むか望まないかを言うという、共同発言権があることを理解しています。治療の場合にも、このことは配慮されなければなりません。私は、何歳であっても、個人差をもって発達すると考えています。ある者は、12歳で、考えられるすべてのことを決定できるでしょうし、他の者は、まだ12歳であっても、母親の意思に従う子どももいます。ここに、すべての者にとっての基準が見いだされることになるのではないでしょうか。年少の子ども、すなわち、１年生は、射程範囲をまったく理解できないので、まだ決定できません。

　早い段階で、患者が考えられる治療法に対する心の準備をすればするほど、受容を高める共同発言権の機能は高められる。承諾および説明は、時間的には、通常、侵襲が行われる比較的短時間前にはじめていわれる。判例が、承諾を有効とするためには、患者が「不意打ち」されることのない程度に早い段階で説明が行われなければならず、説明は手術当日に行われないよう要求しているにもかかわらず、承諾のための説明は、侵襲の必要性が確定してはじめていわれている。これに反して、参加権は、子どもがすでに非常に早い段階で、目前に迫っている治療方法と対峙するように、アレンジされるべき

とされ、またそうされうる。子どもが自己の意思を形成する本当の機会を持っているというならば、たとえば、長期に及ぶ入院治療が問題となる場合には、なるべく、子どもは、当該治療チームにも少なくとも1回は会って話をしてもらい、また、治療の構想を主治医によって説明してもらう制度を持っていなければならない。したがって、決定到達のためにふさわしい枠組みの条件は、子どもをできるだけ早い段階で決定の過程に介入させることを要求する。入院治療が検討される場合、患者がこの情報を望むならば、入院についての決定は、病棟を訪問することがまず先に必要である。

　参加権のさらなる長所は、それが何も義務づけるものでないことにある。とりわけ、児童および少年は、早い段階の責任を負うことを強いられない。成人患者と同様に——たとえば、不安を感じて——治療方法の選択は、任意に医師に委ねられ得る、児童および少年は決定の過程から任意に身を引くことができる、あるいは、ただ部分的な情報のみを要求できる[1099]。彼らがとりわけ、治療行為に関する責任をまだ負うことができないならば、その責任を負う必要はない。早い段階、たとえば14歳以降の未成年者の意思に権利の実現に関する承諾能力を仮定しようとするさまざまな提案に正当にも反論するのは、あまりにも早く無保護の状態に追いやることを配慮する見解である[1100]。親および医師による決定の余地を制限することは、多くの援助のルートを必要としている子どもたちが、独りぼっちにされる空白状態を生み出しうる[1101]。未成年者に過大な要求がなされ、したがって、未成年者に保護が与えられないという危険が、協働権に付きまとっているものではない。完全な自由および保護が同時には保障されえないというジレンマから共同決定権が生じるのであるが、これは、未成年者に、共同決定権が援助を否定することなく自由権を保障することによってなされるのである。インフォームド・

1099) *Alderson/Montogomery*, a. a. O.

1100) *Croft*, MBJ 1997, S. 1413; *Hafen/Hafen*, Harv. Inter'l L. Rev 996, S. 449-468. 上述第6章Ⅲ2も参照。

1101) *Schreiber*, Ethik Med 1991, S. 139 f.; *Hafen/Hafen*, Harv. Inter'l L.Rev

コンセントに対しては、共同発言権は、「第3の道」を切り開く。

すでに1973年には、Zenzは、当時懸案になっていた配慮権の改正に鑑みて、「親の単独決定権を修正し、また、不可避的に息子または娘……と議論し、したがって、子どもにとってもまた親にとっても学習の過程を容易にする」諸権利[1102]を創設することを要求していた。親に最終決定権が残されているところでも、子どもに情報を与えることおよび子どもの意見を聴くことを強いて、したがって、子どもに、その人格の表現を可能にするという法的な枠組みは、この要求に沿うものとなる。

2．インフォームド・コンセント・パラダイムに対する参加権の短所およびその危険

参加権を「第3の道」として相対化することには、おそらく、その権利のもっとも大きな危険も存在するだろう。すなわち、どの程度の関与が、個々の患者に、認められ、促され、与えられなかったり、あるいは、取り上げられるかは、成人の裁量によるのだし、また、法的なコントロールには馴染まない。何が4歳児に対する「適切」な説明であるかは、担当医の裁量および教育上の運に左右される。したがって、少年は、決定に対して何らかの影響力の行使を請求することはできず、ただ、関与を請求することができるにすぎないことになる。

AldersonおよびMontgomeryは、参加権が、承諾能力のある患者のさらなる自律的地位を制限するために、濫用され得るという危険を注意喚起した[1103]。未成年者には、本来、すでにさらに広範囲にわたって自己決定する地位が認められるべきにもかかわらず、未成年者は共同発言権があるといわれて慰められているという懸念が存在するといわれる。AldersonおよびMontgomeryが警告している、その旨の論証が実際のところ見られることを、

996, S. 449, 456; Restaino, Medicine and Law 1997, S. 91-97.
1102) Zens, AcP 173 (1973), S. 527, 530.
1103) Alderson/Montogomery, Health Care Coices, S. 27.

*Rouka*は、16歳という一定の年齢による限界づけを提案する理由づけにおいて、証明している[1104]。すなわち、満16歳に満たない未成年者が、あまりに高い年齢による限界づけに対する疑念を払拭しようと試みるならば、「たしかに、このような未成年者には自己決定権が保障」されて「いない」。しかし、このことは、懸念される必要はない。なぜなら、未成年者には、少なくとも、民法1626条2項から生じる共同決定の権限が残されているからである。

共同発言権それ自体には、「抵抗とリアクタンスの除去」という危険が内在している[1105]。一方で、自律の尊重を、他方では、手助けを必要とする患者の援助も同様に保障するという難しい課題は、共同決定権が自己決定権の傍らに歩み出てきた場合にのみ解決され得る。このことは、具体的には、承諾能力の審査が、たとえば、以下のような理由で行われないことは許されないことを意味する。すなわち、親が子どもに共同決定させ、個々の希望を尊重することを約束したという理由である。

参加権のさらなる危険は、責任をわけることができないところで、共同発言は外見上でしか保障されない点に見られる。たしかに、情報が提供され、審問を受けるが、決定の結果に関しては力をもたない話し相手と対峙している者は、話し相手の言うことを真面目に受け取る契機をほとんどもっていない。したがって、未成年者とのコミュニケーションは、今日の実務で何度も観察されているように[1106]、しばしば、冗談交じりな、フレンドリーで、些末視された性格を持つことになる。

*Wadlington*は、そのかぎりで典型的なものとして、10歳の患者との会話を再現している。当該少年の足から破片が取り除かれることになっていた。

1104) 上述第5章Ⅱ2参照。

1105) *Brehm*, Responses to Loss of Freedom: A Theory of Psychological Reactance, 関係各所参照。

1106) *Wadlington*, University of Illinois Law Review (U. Ill. L. Rev.) 1994, S. 311-336; *Tates/Meeuwesen*, Patient Education and Counseling 2000, S. 151-162参照。

そのため、少年は、目前に迫っている苦痛について説明されるべきであった。説明のための話し合いでは、予期され得る苦痛についての真面目な説明ではなく、単に勇気をもつようにとのフレンドリーな警告が行われるにすぎなかった。すべてがすぐに終わるということが患者に保障された。しかし、目前に迫っていることについての説明は、行われなかった。

　子どもに対する医師の話し合いの仕方を研究した他の者は、真面目な説明のかわりに、しばしば手軽な、背中をポンとたたくことが行われているということを観察で確認している[1107]。Alderson および Montgomery も自身の質問との関係でいうように、適切な参加が、化学療法が行われることおよび留置針を右腕に指したいか左腕に指したいかを決定することが許されることを患者に伝えられるという点に存在することになってはならない[1108]。

3．参加権の強制力を認める必要性

　共同発言権に内在する短所および危険から、共同発言権は、真剣に受け取ってもらうために、強制力のある、すなわち、提訴ができるようにする必要があることが結論づけられる。さらに、12条および13条で拘束力のある共同発言権を保障している児童の権利に関する条約が単なる善意の声明として理解されるにすぎないとすれば、子どもの自由権は、見せかけでしか促進されていないことになる。たとえば、裁判官または医師に対して、「勇気を示せ」[1109]とアピールするように、態度を改めることを単に呼びかけるだけでは、治療行為の枠組みにおける未成年者の法的地位を著しく改善させるものではないだろう。したがって、未成年者の人格権の保護についての問題は、承諾能力のない未成年患者の権利についての法的な構造のなかに存在するものではなく、その実務的な実現にあるとする Wölk の見解には[1110]、異議を

1107) 上述第6章参照。
1108) Health Care Choices, S. 27.
1109) So etwa Wölk MedR 2001, S. 80, 88, 89.
1110) MedR 2001, S. 80, 88.

唱えることができる。承諾とは無関係の患者の権利の規範化および制裁化が成功すれば、したがって、児童の権利に関する条約が約束している諸権利が提訴できるものでもあるときにはじめて、承諾能力のない患者の尊厳および人格を憲法上保障しての保護が現実になる。

4．共同発言権の実現化への道

a．承諾能力に対する事前の考察

児童の権利に関する条約のなかに認められている約束を法的に実現化するための具体的な提案は、すでに第5章で言及したように、たとえば、ドイツよりもイギリスにおいて広範囲にわたって議論されている。この提案は、議論の基礎に用いられ得る。原則的には、ドイツの立法者に関しても、*Alderson*および*Montgomery*によって公式化された公共政策研究所の要求は、以下のような場合には、主張することができる。すなわち、

1．意図された侵襲の前に、承諾能力の審査が医師に委ねられる場合、および、
2．その決定が、ただ例外的な場合として法的な審査を受ける場合、である[1111]。

すでに第6章で詳細に論じたように、以下の点について、法的に宣言されることが、喫緊に必要となるように思われる。すなわち、

3．未成年者は潜在的に承諾能力を有すること、および、
4．承諾能力の審査は、医師の責務であることである。
5．未成年者に対する治療的侵襲についての法規定は、承諾能力を測定するにあたって、専門家の水準が顧慮されなければならないということを指摘しなければならない。司法コントロールは、それから得られる決定到達の透明性によって、注意義務の基準を遵守することおよび子どもに対する説明および決定基準についての規則に則った記録に制

1111) この点については第6章8b以下参照。

限される形で存続しうる。

b．承諾能力と参加権を法律上新しく規定するにあたっての基準

　承諾能力の新規定と同様に共同決定権の確定のための最もふさわしい場所は、専断的治療的侵襲の（新）規定であろう。この新規定がどのような様相を呈しているかは、本論文の枠組みにおいては研究することができない。そのかぎりにおいては、*Tag* および *Hartmann* の文献を参照されたい[1112]。

　いずれの場合においても、未成年者の人格権を保護するためには、ここで承諾能力が定義され、また、承諾能力のない子どもに対する説明義務も確定されることが喫緊のものと思われる。救急治療ではない子どもに対する治療行為は、もし、その子どもが親との承諾のための話し合いの前になされる説明のための話し合いを基礎にして自身の意見を形成する機会を持たなかった場合には、明確に違法なものとして説明されなければならない。その際、当該侵襲の合法性は、コミュニケーションによる留保のもとに置かれることになろう。なお、この留保を主張するかは患者の裁量による。その際、もちろん、患者は説明を放棄することができなければならない。妊娠中絶に関して現行法が予定しているような「強制による相談・助言」は、適切な決定到達のプロセスに裨益するためにはふさわしくないと思われる。

　以上によれば、治療的侵襲の合法性に関する法規定は、つぎのような要素が含まれなければならないだろう。すなわち、

1．患者の事前の承諾のない治療的侵襲は、違法である。
2．承諾は、患者に対する個人的な説明およびその承諾能力を前提とする。
3．承諾無能力といえるのは、身体への侵襲の射程、個人の人生計画、とりわけ、自身の価値体系における当該法益の地位を評価し、これら

[1112] 近時の文献として、*Tag*, Körperverletzungstatbenstand zwischen Patientenautonomie und lex arttis und *Hartmann*, Eingenmächtige und fehlerhafte Heilhandlung.

を衡量し、その結果に応じて行動するために必要な成熟度および能力が欠如している場合である。そして、この欠如は、個々のケースごとに、かつ、それぞれの治療の決定をするために、改めて医師によって、確認されなければならない。
  4．承諾能力を認定する場合には、専門家の水準が顧慮されなければならない。
  5．患者に承諾能力が欠ける場合には、その患者の法定代理人が判断を行う。すなわち、その際、法定代理人は、患者の希望を考慮する。未成年者に審問せずに与えられた法定代理人の代諾は、無効である。希望を述べ、審問を受けるという患者の権利は、医師による個人的な説明を前提とする。説明のための話し合いの方法および範囲については、患者の欲求に従って決められる。
  6．患者またはその法定代理人は、侵襲の前に、医師が規則に則ってEWFの確認をしているかを監督している家庭裁判所に仲介を求めることができる。非訟事件手続法の諸規定が適用される。

II. 解釈上制裁が保障される共同決定権

今日まで、私が見たかぎりでは、*Taupitz* だけが、現行法における二重の説明義務の解釈学的な定着化について考えてきた。

1．*Taupitz* の提案

前述7章で拒否権との関連ですでに言及した、*Taupitz* によって定式化された、「説明を受けた後での是認」の意味での「インフォームドアセント」についての考察は、承諾能力のない者に対する説明義務を解釈論的に定着させるという希望によってはっきりと動機づけられた。*Taupitz* はさしあたり、「正当にも、(単独で)決定できない者にも本人に関わる事柄においては情報提供を求める権利が[ある]」ことを確認していただけにすぎない一方

で[1113]、彼は、拒否権についての議論に際して、つぎのように述べている。すなわち、「この方法によれば、とりわけ、正当にも承諾能力のない者に対しても義務を負わせられる説明が、法解釈学上掌握され得るだろう。」*Taupitz* の見解によれば、説明は、その立場からは有効な侵襲の前提であろうと思われる、有効な「是認」の前提として理解され得るだろう[1114]。

2．評価と私見

インフォームド・コンセントという形象とならんで「インフォームド・アセント」という形象も説得的でないことおよびその理由は、前述6章ですでに説明された。説明を受けた後での是認は、医師による治療的侵襲の必然的な有効要件であるとすれば、この是認を拒絶することは、治療的侵襲への承諾を拒絶することと区別され得ない。

しかしながら、*Taupitz* による説明は、該当者が意見を形成するか、または希望を形成するために必要な情報提供を与えられていた場合にのみ、（選択権ないしは共同決定権の意味での）拒否権が意味をもつかぎりで、支持しうる。希望を形成するためにも、診断、治療の必要性、予後および選択可能な他の治療方法の種類についての知識は必要となる。

民法1626条2項から導き出され、親に対する共同決定権および審問権として理解されるこの説明請求権の解釈学的な定着にとって決定的なことは、説明義務を有する者は、そのかぎりにおいて、当該医師本人でしかありえないということである。すでに言及されたさまざまな理由から、親は説明義務を有する者としては考慮されない。

医師を自由に選択する権利を前提とすると、つぎのような結論が必然的に導き出される。すなわち、患者は、親からではなく、場合によっては主治医から、個人的な印象を伝えてもらうこともありうるということである。親は、

1113) Gutachten A zum 63. DJT, S. 59 f.
1114) Gutachten A zum 63. DJ, S. 79.

さまざまな負担を伴うさまざまな治療方法およびそれによって具体的場合に予測される危険についての情報提供を医師を通してのみ伝えうるにすぎないであろう。子どもに対する説明の実務に関する前述の研究は、親が事実上、子どもに対して治療およびその条件に関して必要な情報を伝達することによって、しばしば過度の要求を受けていることを示していた。さらに、情報伝達者としての親に異議を唱える根拠は、親は子どもの希望を評価する権限を有している者であるということである。さらに説明の任務が親に課されるとすれば、利益衝突が生じるであろう。

親が間接的な情報伝達者として機能しえないことは、結局のところ、医師と患者との間での人間らしいコミュニケーションにとっての必要な枠組みを保障するという、すでに述べた説明の目的からも判明する。それゆえに、また、説明義務を有する者は、（場合によっては）主治医しかありえない。

承諾能力のない患者にも説明することが医師の任務であるとすれば、民法1626条2項の子どもの拒否権の制限的な対外的効果に基づいて、（二重の）説明義務の法的拘束性が生じることになる。すでに説明したように、子どもの希望の評価は親の裁量による。医師は、子どもの希望を原則的に尊重していること、すなわち、子どもが自分の意見を表明し、決定のプロセスへともに参入しえたことを信頼できなければならない。したがって、そのかぎりにおいては、われわれは、民法1626条2項による「拒否権」の対外的効果を否定していた。

しかし、親が子どもの希望を聞いていなかったことを知っている医師は、信頼の保護を要求することはできない。そのうえ、（医師によって）説明を受けた者だけが希望を形成し得る以上、必然的に、医師は、自分から説明を受けなかった子どもが代諾の有効要件としての、民法1626条2項による協働権限を利用できなかったことを前提としなければならない。したがって、子どもに説明をしなかった者は、親の有効な代諾を信頼することは許されない。

換言すれば、承諾能力のない子どもに事前に説明することなく、同時にその子どもに参加の可能性を与えることなく、その子どもに医的侵襲を行った

者は、自己の行いの違法性を意識している。

　したがって、結局のところ、親に対する内的関係においてのみ妥当する、子どもの審問権および共同発言権が残されることになる。しかしながら、手続き保障として、この権利を尊重しなかったことにより、親の承諾を得る前に、未成年患者に説明しなかった医師が確認した代諾は無効になる。結局のところ、インフォームド・コンセントにおける医師の二重の説明義務は、同様に、民法823条1項および刑法223条以下、すなわち、違法な傷害の非難を通じて、強制力のあるものになる。医師は未成年患者に承諾能力があると考える場合のみ、当該患者に説明する義務を負うのではない。医師は、刑法上の制裁をもって、親およびおよそすでに希望を形成できるすべての子どもに対して説明する義務を負う。さもなくば、医師は違法な傷害を犯していることになる。

3. 承諾能力のない未成年者に対する説明における特殊性

　承諾能力のない未成年者の説明請求権は、情報提供義務の範囲において、承諾能力者に対する説明義務と区別されないということは、すでに詳述された[1115]。

　けれども、児童および少年に対する説明の仕方が、成人に対するものと同様であるべきかどうかという趣旨で疑念が呈される[1116]。児童および少年精神科医の*Fegert*は、未成年者の場合には、当該患者に、友人またはその他の信頼できる者を同席させることを提案することに意味があると指摘している。未成年者は、明白に、詳しく質問できることを指摘されるべきとする。とりわけ、未成年者には、多くの時間が与えられなければならず、決して即断することが求められてはならないとする。未成年者の場合に、言葉だけによる説明とともに絵などおよび書面による説明手段を付け加えることに意味

1115) 結論において同じものに、*Völk*, MedR 2001, S. 80, 88.
1116) 同様に、*Wölk*, MedR 2001, S. 80, 88 ; 児童・少年精神科医の文献に、*Fegert*, : in *Fegert/Häßler/Rotärmel* (Hrsg.), Atypische Neuroleptika, S. 203 ff.

があるかどうかは、まだ十分には明らかにされていない。そうではあるけれども、物語形式あるいは漫画による説明は、患者の理解能力および意見形成能力を強く促し得ることが認められている。とりわけ、このことは、非常に若い患者および精神障害を患っている患者には有効である。わけても、ここでは、適切な手段をさらに発展させるために、既存の情報提供の手段およびそれと同等の手段を高く評価することが喫緊に必要であるように思われる。説明のために成人の患者にとって発展してきた手段は、若い人々も有益であるかは、疑わしいように思われる。

Wadlington は、アメリカ合衆国における法状況に照らして、つぎのことへの注意を喚起した。すなわち、医学の領域における子どもの諸権利に関する理論的な議論は、それが承諾、すなわち、「最終決定」に焦点が当てられてきたことによって、子どもにとって、一番適切な説明方法は何か、という方法論上の問題を遠い背後に追いやってしまったということである。*Popper* も述べているように、どういう考え方によって、非常に若い患者もその人格権に鑑みた説明を受け得るのかという問題の探求は、まだ発展が遅れているといわれている[1117]。

イギリスの文献では、国立臨床評価機構および中央保健情報センターによってこの研究の必要性を追求することが求められていた。この要求はそれ自体で世界に通用するものを求めているだろう。そして、この要求は、児童および少年の特別な情報提供の欲求をほとんど顧みることなく、ドイツで行われている実務に鑑みれば支持され得る。

(滝沢 誠)

1117) DePaul L. Rev. 1998, S. 819, 823 f.

第10章
本研究の帰結および展望

　本研究の結果として、つぎの点が確認されうる。すなわち、未成年者、医学的治療を受けている小さな子どももまた、成人と同様に人格を尊重するよう要求する権利を有している。しかしながら、この要求を、——成人の場合と同じように——「インフォームド・コンセント」法理を使って患者の自己決定権が強化されるというように置き換えることは、子どもの本質および子ども自身の欲求に沿わないことになる。子どもは——少なくとも、14歳から16歳までの子どもは——自給自足の意味での自立をできるかぎり実現することによって、自分が自律していると感じるわけではない。子どもの自律と人格を尊重することは、子どもを家族、とりわけ、親および他律的に設定された価値序列に依存させてその子どもを守ることを意味する。治療決定の際の参加の欲求についての未成年患者に関するアンケートを非常に粗野に要約してもよければ、子どもたちは、治療決定を独立して、すなわち、単独でかつ最終責任も負っているということに重きを置いていない。子どもは、自分の病気を理解し、これを克服できるように、成人、とりわけ、親の答責的な保護を必要とする。早い段階で身体に関する単独決定権限を委譲することによって未成年患者の人格権を実現しようとした、法学文献での従来の端緒は、以上のことを背景にすると、誤っているように思われる。

　しかしながら、早い段階で子どもに自己責任を負わせないということは、未成年患者の人格権の実現が放棄されなければならなくなることを意味しているわけではない——そして、このことが本研究の本質的な成果である——。子どもは「小さい大人」ではないだけに、自立しているとみなすことによって、その人格権が実現されるわけではない。人格権は、たとえば、量的には多かれ少なかれ諸領域において、子どもが自己答責的に決定することが許さ

れるとする「部分的成人」によって、部分的に自立しているとみなすことでも実現されない。保護的な他者決定が必要な状況のもとでは、患者の人格権の尊重は、まさしく、身体の完全性のような高度の法益が問題となるところでは、患者には、そのコミュニケーション能力およびその欲求に応じて、治療のプロセスに関与させるよう要求している。したがって、その焦点は、承諾能力から離れて、参加権に向けられる。どのように、このような参加権が具体的に言い換えられるかについては、第６章ないし第９章のテーマであった。最近の医事法の文献において広まっている、承諾能力のない者の拒否権の要求は、端緒において理論上誤っていると証明された。それに対して、ここで見いだされた解決策は、「審問」「共同発言」および単独で「適切な情報」を求める未成年者の権利に向けられている。患者としての児童および少年は、——経験的な研究結果が示してきたように——、目前に迫っている治療について包括的に説明を受ける欲求があることをはっきりと述べている。患者としての児童および少年は、自分の意見が決定到達プロセスのなかで考慮されていることを知りたいが、これは実際にはまだ生じていない。このことは、治療的侵襲についての決定の責任が最終的には親によって引き受けられる場合にも妥当し、それどころかまさにこの場合に妥当する。

　「インフォームド・コンセントパラダイム」における成人患者に対する説明の伝統的な機能についての分析によって、単独の情報請求権は経験的に描写され得るだけではなく、規範的に、直接的にも、一般的人格権から生じることが明らかになった。このことから結論づけられたことは、未成年患者の情報獲得権、審問権、共同発言権が医師法に実現化されなければならないことである。これについての提案は、発展してきた。承諾能力のない未成年者の治療の際に、医師に二重の説明義務が課されるところでは、未成年者はそれぞれの年齢グループにふさわしく、すなわち、その理解力に合わせて、どのように説明されうるのか、そして、教育学および心理学の「患者教育」という新しい研究分野は、どのように関わるものなのかという問題が提起されている。

アメリカおよびスカンジナビア諸国における児童および少年に対する承諾能力についての研究によって、われわれは、未成年者の承諾能力の評価のための、信頼できる臨床上の手段を使うことができることが示された。そして、この手段によって、われわれは、承諾能力を原則的に推定するための、年齢に対応した標準を発展させることができるようになった。一方では、治療決定の複雑性が分野をまたいで激しく揺らいでおり、慢性疾患が自己決定能力に強い影響をもつため、他方では、承諾能力を確定する実用的かつ信頼できる可能性が業務に携わる医師に委ねられなければならないので、このような専門的な水準の発展が早急に望まれるものである。

　伝統的なインフォームド・コンセント・モデルにおける患者への説明の法的な機能についての分析によれば、再度、医事法および医療倫理についての基盤が疑わしいことが明らかになった。二元論的に、一方では、医療提供者および情報提供者としての医師を、そして、他方では、情報処理において自主的に行為する患者を前提とするインフォームド・コンセント・モデルは、医師と患者のコミュニケーションのなかで行われることのうち多くのものを無視する。しかしながら、このことから、患者を代理するという世話法上の考え方に関する推論が──*Vollmann* を援用して──医学的研究における成人被験者の人格保護に関する議論にも引き出され得るだろう。本研究の成果は、この方向でも患者の人格権の将来的な考察のための刺激を与えるものであろう。

（滝沢　誠）

付録——法文および草案

A. 法　　文
児童の権利に関する条約（子どもの権利条約）[1118]
12条
1．締約国は、自己の意見を形成する能力のある児童がその児童に影響を及ぼすすべての事項について自由に自己の意見を表明する権利を確保する。この場合において、児童の意見は、その児童の年齢および成熟度に従って相応に考慮されるものとする。

　このため、児童は、とくに、自己に影響を及ぼすあらゆる司法上および行政上の手続において、国内法の手続規則に合致する方法により直接にまたは代理人もしくは適当な団体を通じて聴取される機会を与えられる。

13条
1．児童は、表現の自由についての権利を有する。この権利には、口頭、手書きもしくは印刷、芸術の形態または自ら選択する他の方法により、国境との関わりなく、あらゆる種類の情報および考えを求め、受け、およびこれを伝える自由を含む。
2．1の権利の行使については、一定の制限を課すことができる。ただし、その制限は、法律によって定められ、かつ、つぎの目的のために必要とされるものにかぎる。
　(a)　他の者の権利または信用の尊重
　(b)　国の安全、公の秩序または公衆の健康もしくは道徳の保護

1118) 訳文は奥脇直也＝小寺彰編集代表『国際条約集 2013年度版』（2013年、有斐閣）に依拠した。以降の注はすべて訳者によるものである。

ドイツ民法典（BGB）1901条[1119]
1項
　世話とは、被世話人にまつわる事項を以下の規定に従って誠実に果たすために必要なすべての活動を含むものである。
2項
　世話人は、被世話人にまつわる事項を、その福祉に沿って果たさなければならない。被世話人の福祉には、被世話人の能力の範囲内で、本人の希望と考えに従って、その生活を形成する可能性も含まれる。
3項
　世話人は、被世話人の福祉に反することなく、かつ、世話人に要求することの可能な範囲内において、被世話人の希望に応じなければならない。
（以下省略）

ドイツ民法典（BGB）1905条[1120]
1項
　承諾無能力者の被世話人の不妊手術に関しては、つぎの場合にのみ、世話人が承諾することができる。
　（1）不妊手術が被世話人の意思に反しないこと
　（2）被世話人が長期にわたり承諾無能力状態にあること
　（3）不妊手術なしでは妊娠する可能性があると思われること
　（4）この妊娠の結果、妊婦の生命に対する危険、もしくは身体的あるいは精神的健康状態への重大な侵害の危険が予期されるが、期待可能な方法ではこれを回避できないこと
　（5）要求可能な他の手段では、妊娠を防ぐことができないこと
（2項以降省略）

[1119] ベーム＝レルヒ＝レースルマイヤー＝ヴァイス（新井誠監訳）『ドイツ成年後見ハンドブック』（勁草書房、2000年）44頁以下、189頁以下を参考にした。
[1120] ベームら・前掲注1119）72頁に依拠した。

去勢法（KastrG）（1990年9月12日／1992年1月1日）2条、3条

2条
（1）医師による去勢は、以下の場合には傷害罪として可罰的とはならない。すなわち、
 1 患者が承諾しており、
 2 治療が、異常な性的衝動を伴う患者の重大な疾病、精神障害または精神疾患を予防、治癒または緩和するために医学的知見から見て適切であり、
 3 患者が25歳に達しており、
 4 治療によって達成される結果とは別に、去勢によって身体的または精神的不利益が患者に生じることが予期されず、
 5 治療が医学的知見に基づいて実施される場合である。
（2）医師による去勢が1項1号および3号ないし5号の要件を満たしている場合であって、患者の人格およびそれまでの行状に照らし、刑法典176条ないし179条および183条ならびに211条および212条の違法な所為の実行を予測せしめる異常な性的衝動が該当者にあり、かつ、去勢が医学的知見に照らして、当該危険に対応し、もって患者の行状を援助するのに適切であるときは、当該去勢は傷害罪として可罰的とはならない。

3条
（1）患者が去勢の理由、意義および予後の効果、去勢のほかに考慮すべき手術の可能性ならびに承諾のために、該当者にとって意義を有すると思われるその他の事情について事前に説明を受けていなければ、承諾は無効である。
（2）患者の承諾は、裁判官による命令に対する承諾の時点において患者が施設内にいることによっては無効とされない。
（3）患者が、去勢の意義を完全に理解する能力および去勢についての

意思決定をする能力を有していない場合の去勢は、以下に掲げるときにのみ許容される。
　　1．患者がその状況に応じた方法で説明を受け、少なくとも、去勢が直接にもたらす結果について理解した上で、患者が去勢について了承し、
　　2．患者の事項の解決を任務とする世話人が選任されており、世話人が1項にいう説明を受けた上で、手術について承諾している場合。
　　（以下省略）
（4）去勢が直接にもたらす結果を患者が理解し得ない場合であって、生命に関わる患者の疾病を予防、治療または緩和するために医学的知見から見て適切で、医学的知見に基づいているときは、医師による去勢は3条2号の要件によって許容される。この場合、2条1項3号は適用されない。

薬事法（AMG）40および41条（臨床検査における人の保護）
　40条　一般的要件
　（1）人体への薬剤の臨床試験の実施は、以下の場合にかぎる。
　　1．臨床試験が行われる者に対する、臨床試験によるリスクが、予想される、薬剤の医学上の意義に比して医療上支持可能で、
　　2．臨床試験が行われる者が、臨床試験の本質、意義および効果について医師から説明を受けた上で、臨床試験について承諾しており、
　　（3号から8号まで省略）
　（2）1項2号による承諾は、承諾者が、
　　1．行為能力を有し、臨床試験の本質、意義および効果を理解し、それに関する自らの意思決定ができ、
　　2．承諾が自ら、書面によりなされた場合でなければ効力を有しない。この承諾はいつでも撤回できる。
　（3）1項8号に基づく保険は……

（4）未成年者に対する臨床試験については、1項ないし3項ならびに以下の基準が適用される。
  1. 薬剤は未成年者の疾病の識別または予防を考慮して決定されなければならない。
  2. 薬剤の投与は、未成年者の疾病を識別し、または疾病から未成年者を保護するための手段として、医学上の知見に基づいて適切になされなければならない。
  3. 成人に対する臨床試験は、医学上の知見に基づいて、十分な検査結果が期待されるものである必要はない。
  4. 承諾は法定代理人によってなされるものとする。代理人が、臨床試験の本質、意義および効果について医師から説明を受けた場合にかぎって効力を有する。未成年者が臨床試験の本質、意義および効果を理解し、それに関する自らの意思決定ができる場合は、未成年者の書面による承諾もなければならない。

（5項以降省略）

子どもの宗教教育に関する法律

1921年7月15日（RGBl. S. 939）　1990年9月12日改正（BGBl. I S. 2002, 2023）

1条
　子どもの宗教教育については、子どもの権利と、子どもの人格に配慮する義務の範囲内において、親の自由な意見の一致によって定められる。

2条
（1）前条の一致がない、またはもはや存しない場合は……（以下省略）
　（2号省略）
（3）同意が得られない場合は、後見裁判所の仲裁または判断を申請することができる。民法典1666条にいう濫用がないかぎりは、教育の目的がその判断の基準となる。重大な遅延または不合理な対価が生じないかぎりにおいて、判断に先立って、親および必要な場合は近

親者、姻族および子どもの教員から聴取をすることができる。この場合、民法典1779条3項2文を準用する。子どもが10歳以上である場合、子どもから聴取することができる。

3条

子どもの後見人または保佐人とともに、父または母に子どもの人格を看護すべき義務がある場合であって、子どもの宗派の決定について意見が食い違っているときは、父または母の意見が優先される。ただし、民法典1666条に基づいて、父または母から宗教教育の権利が剥奪されている場合はこのかぎりでない。

5条

満14歳以上の子どもは、どの宗派に従うかを決定する権利を有する。満12歳以上の子どもは、その意思に反して、それまでと異なる宗派に基づいて教育されてはならない。

社会法（SGB）36条1項
（1）15歳以上の者は、社会福祉を申込み、提訴し、拒否することができる。受給者は法定代理人に、申込と受給する社会保障についての情報提供をするものとする。
（2）1条1文に基づく行為能力は、受給者に対する書面による説明を通じて、法定代理人によって制限することが許される。申込の撤回、受給資格の放棄および貸付の受領は法定代理人の承諾がなければならない。

臓器移植法（TPG）2条2項[1121]——住民の啓発、臓器提供についての説明、臓器提供の記録、臓器提供の証明

[1121] アルビン・エーザー（上田健二＝浅田和茂監訳）『医事刑法から統合的医事法へ』（成文堂、2011年）315頁を参考にした。

臓器提供について説明を受けた者は、第3条による臓器摘出に承諾するか、それに反対するか、もしくはその者が信頼するとくに親しい者の決断に委ねることができる（臓器提供についての説明）。承諾と決断の委任は、16歳に達したときから、反対は14歳に達したときから、これを表明することができる。

医療、生物医学研究における人権保護のための欧州評議会の人権条約（欧州生命倫理条約）

17条
（1）5条に基づいて承諾を与える能力を有しない者に対する研究は、以下の要件が満たされる場合にかぎって許容される。
　ⅰ）16条1号ないし4号の要件が満たされていること。
　ⅱ）期待される研究結果が、該当者の現在の健康状態に比して直接の利益をもたらすものであること。
　ⅲ）比較可能な効用の研究が、承諾可能な者によっては得られないこと。
　ⅳ）6条に基づく必要な承諾が、取り立ててこのために書面によって与えられていること。
　ⅴ）被験者が拒否していないこと。
2項
（被験者に直接の利益がない場合の、承諾無能力者に対する研究の許容）
19条　一般的規則
（1）もっぱらレシピエントの治療上の利益となる移植の目的で、生体から臓器または組織を摘出することができるのは、以下の場合にかぎられる。（以下省略）
　　（2項以降省略）
20条（承諾無能力者の保護）
（1）5条に基づいて承諾を与える能力を有しない者から臓器および組

織を摘出してはならない。
（2）以下の要件を満たす場合は、例外的に、法秩序によって予定されている保護規定にしたがって、承諾無能力者から再生可能な組織を摘出することができる。
 ⅰ）適切な承諾能力を有するドナーが待機しておらず、
 ⅱ）レシピエントがドナーの兄弟姉妹であり、
 ⅲ）提供がレシピエントの救命に適していなければならず、
 ⅳ）省略
 ⅴ）問題となっているドナーが拒否していない場合である。

B．草　　案
1．監護権の枠組みにおけるドイツ民法典1626条aの研究草案（Referentenentwurf）（DAVrom 1973, 3 ff.）
　治療行為への承諾は、子どもが、治療行為の理由と意義を理解し、それに応じて自己の意思を決定できる場合は、子ども本人によってなされなければならない。

2．親の監護の新規定に関する法律の草案：政府草案（Regierungsentwurf）（BT-Drs. 7/2060および8/111）
　治療行為に対する承諾は、法に特別の定めがないかぎり、子どもに治療行為の理由と意義を理解し、それに応じて自己の意思を決定できる場合は、14歳以上の子ども本人がするものとする。治療行為に対する親の承諾権限に変更を加えるものではない。

3．1628条に関する、法曹会の対案（新親権法内のもの）
1628条（医療行為）
　16歳以上の未成年者は、医療行為に対して単独で承諾することができる。適法な妊娠中絶に対する承諾については、未成年者の年齢にかかわらず単独

することができる。

14歳以上の未成年者は、親の承諾なしに、医療行為を受けることができる。

深刻な健康被害を除去または防止するための緊急の医療行為については、未成年者の承諾は、その年齢にかかわらず有効とする。ただし、親の承諾を得ることが、当該未成年者に対する重大な不利益と結びつく場合に限る。

本規定は、去勢法について変更を加えるものではない。

子どもの自由剥奪を伴う、精神病院への収容は、後見裁判所の許可を必要とする。これについては、1800条1項および2項を準用する。

4. 刑法改正——妊娠中絶に関する政府草案——§219 e（BT-Drs. IV /3434）

2項の規定と反しないかぎりにおいて、妊娠中の女子本人が承諾をするものとする。

妊娠中の女子本人の承諾は、以下の場合には不要である。

他の手段では回避不能な、妊娠中の女子の死の危険または重大な健康被害を避けるために、手術が必要であり、第2に、妊娠中の女子が妊娠継続のために有効な承諾をなし得ないか、延期によって手術目的が達成され得ないにもかかわらず手術を延期しなければ承諾が得られず、妊娠中の女子が承諾を拒絶することを想定させる兆候を示す状況がない場合である。

2文の場合において、承諾は、妊娠中の女子の法定代理人またはその任務を委ねられた保護人によってなされなければならない。未成年者の法定代理人が、未成年者に対する監護権を有していないか、法定代理人のほかにも監護権を有する者がいる場合は、監護権者の承諾もなければならない。延期によって手術目的が達成され得ないにもかかわらず手術を延期しなければその承諾を得られない場合は、法定代理人、保佐人または監護権者の承諾は不要である。

妊娠中の女子が16歳未満である場合、本人の承諾に加えて、法定代理人の承諾がなければならない。この場合、3条2文を準用する。法定代理人または監護権者が承諾を拒否する場合、後見裁判所は、妊娠中の女子の福祉に必

要な範囲において、妊娠中の女子の申し出をもって、これらの者による承諾に代えることができる。手術の延期が、妊娠中の女子の生命の危険または重大な健康被害をもたらすと思われる場合であって、手術を延期しなければ法定代理人または監護権者の承諾を得ることができない場合は、これらの者の承諾を得る必要はない。

〔山本紘之〕

Literaturverzeichnis

Abramovitch, R./ Freedman, H./ Thoden, K./ Nikolich, C., Children's Capacity to Consent to Participation in Psychological Research: Empirical Findings. Child Development 1991, 1100 ff.

Abramson, I./ Seligman, M./ Teasdale, J., Learned Helplessness in Humans: Critique and Reformulation, Journal of Abnormal Psychology 1978, 49 ff.

Ahrens, H. -J. u. a. (Hrsg), Festschrift für Erwin Deutsch zum 70. Geburtstag, Köln 1999.

Alderson, P./ Montgomery, J., Health Care Choices. Making decisions with Children, London 1996.

Alexius, B./ Berg, K./ Aberg-Wisted, A., Patient satisfaction with the information provided at a psychiatric emergency unit, Patient Education and Counseling 2000, 51 ff.

Alfidi, J., Controversy, Alternatives and Decisions in Complying with the Legal Doctrine of Informed Consent, Radiology 1975, 231 ff.

Amelung, K., Die Einwilligung in die Beeinträchtigung eines Grundrechtsgutes: Eine Untersuchung im Grenzbereich von Grundrechts- und Strafrechtsdogmatik, Berlin 1981.

Amelung, K., Über Freiheit und Freiwilligkeit auf der Opferseite der Strafnorm, GA 1990, 182 ff.

Amelung, K., Über die Einwilligungsfähigkeit, ZStW 104 (1992), 525 ff. (Teil I) und 821 ff. (Teil II).

Amelung, K., Irrtum und Täuschung als Grundlage von Willensmängeln bei der Einwilligung des Verletzten, Berlin 1998.

Amelung, K., Einwilligungsfähigkeit und Rationalität, JR 1999, 45 ff.

Amelung, K., Rechtsfragen der Behandlung einwilligungsunfähiger Personen, Beilage zum Sächsischen Ärzteblatt 1999, 1 ff.

Amelung, K., Überprüfung der Einwilligungsfähigkeit von Jugendlichen, Anmerkung zu BayObLG NJW 1999, 372, NStZ 1999, 458 ff.

Amelung, K., Die Einwilligung des Verletzten im Strafrecht, JuS 2001, 937 ff.

Amelung, K./ Eymann, F., Die Einwilligung des Unfreien, ZStW 95 (1983) 1 ff.

Ankermann, E., Verlängerung sinnlos gewordenen Lebens? Zur rechtlichen Situation von Koma-Patienten, MedR 1999, 387 ff.

Annas, G. J., Informed Consent, Cancer and Truth in Prognosis, N Engl J Med 1994, 223 ff.

Appelbaum, B. C./ Appelbaum, P. S./ Grisso, T., Competence to consent to voluntary psychiatric hospitalization: A test of a standard proposed by APA, Psychiatric Serv. 1998, 1193 ff.

Appelbaum, P. S./ Grisso, T., Assessing patient's competence to consent to treatment, N Engl J Med 1988, 1635 ff.
Appelbaum, P. S./ Grisso, T., Capacities of hospitalized, mantally ill patients to consent to treatment, Psychosomatics 1997, 119 ff.
Appleyard, J., The rights of children to health care, Journal of Medical Ethics 1998, 293 ff.
Aronsson, K./ Rundström, B., Child Discourse and Parental Control in Pediatric Consultations, Text 1988, 159 ff.
Arrigo, B. A./ Tasca, J. J., Right to Refuse Treatment, Competency to be Executed and Therapeutic Jurisprudence: Towards a Systematic Analysis, Law and Psychology Review 1999, 1 ff.
Arzt, G., Willensmängel bei der Einwilligung, Frankfurt a. M. 1970.

Baltzer, J., Einführung in das Sozialrecht, JuS 1982, 651 ff.
Barlett, E. E., Kost-benefit analysis of patient education, Patient Education Counseling 1995, 87 ff.
Barry, M. J., Involving Patients in Medical Decisions, JAMA 1999, 2356 ff.
Batten, D. A./ Haliburn, J./ Prager, S., Informed Consent by Children and Adolescents to Psychiatric Treatment, Australian and New Zealand Journal of Psychiatry 1996, 623 ff.
Bauer, A./ Hasslebeck, W., Fürsorglicher Zwang zum Wohle des Betreuten, in: Wienand, M. (Hrsg.), Das Betreuungsrecht, Neuwied/ Kriftel/ Berlin 1995.
Baumann, J., Fehlende Rechtsgrundlage bei ärztlicher Zwangsbehandlung Untergebrachter, NJW 1980, 1873 ff.
Baumgärtel, G./ Wittmann, A., Die Beweislastverteilung im Arzthaftungsprozess, JA 1979, 113 ff.
Beauchamp, T. L./ Childress, J. F., Principles of Biomedical Ethics, 1. und 4. Aufl. New York u. a. 1977 und 1994.
Beck, L./ Woopen, C., Schwangerschaftsabbruch aus rechtlicher und ärztlicher Sicht, Der Gynäkologe 1998, 297 ff.
Becker, W., Weichendes Elternrecht, wachsendes Kindesrecht, RdJ 1970, 364 ff.
Beitzke, G., Reform des elterlichen Sorgerechts, ZblJugR 1973, 121 ff.
Belling, D. W., Die Entscheidungskompetenz für ärztliche Eingriffe bei Minderjährigen, FuR 1990, 68 ff.
Belling, D. W./ Eberl, Ch./ Michlik, F., Das Selbstbestimmungsrecht Minderjähriger bei medizinischen Eingriffen, Neuwied 1994.
Benda, E., Handbuch des Verfassungsrechts der Bundesrepublik Deutschland, 2. Aufl. Berlin 1994.
Bender, A., Das Verhältnis von ärztlicher Schweigepflicht und Information-

sanspruch bei der Behandlung Minderjähriger, MedR 1997, 7 ff.
Bender, A., Zeugen Jehovas und Bluttransfusion, MedR 1999, 260 ff.
Bensing, J., Bridging the gap. The separate worlds of evidence-based medicine and patient-centered medicine, Patient Education Counseling 2000, 17 ff.
Bensing, J./ Verhaak, P. F. M./ van Dulmen, A. M./ Visser Adriaan, Ph., Communication: The royal pathway to patient-centered medicine, Pat Ed Couns 2000, 1 ff.
Bergener, M. (Hrsg.), Die zwangsweise Unterbringung psychisch Kranker: Problematik aus der Sicht von Richtern und Ärzten, Berlin 1986.
Beuthien, V. (Hrsg.), Festschrift für Medicus, Köln 1999.
Bichlmeier, G., Die Wirksamkeit der Einwilligung in einen medizinisch nicht indizierten ärztlichen Eingriff, JZ 1980, 53 ff.
Bierhoff, H., Prozedurale Gerechtigkeit: Das Wie und Warum der Fairness, Zeitschrift für Sozialpsychologie 1992, 163 ff.
Birnbacher, D., Das Dilemma des Personenbegriffs in: Strasser P./ Starz E. (Hrsg.), Personsein aus bioethischer Sicht: Tagung der Österreichischen Sektion der IVR in Graz, ARSP-Beiheft 73 (1997), 9 ff.
Bockelmann, P., Aufklärungspflicht des Arztes aus juristischer Sicht, Hessisches Ärzteblatt 1977, H. 3.
Bockelmann, P., Strafrecht des Arztes, Stuttgart 1968.
Böckenförde, E.-W., Elternrecht-Recht des Kindes-Recht des Staates. Zur Theorie des verfassungsrechtlichen Elternrechts und seiner Auswirkung auf Erziehung und Schule, in: Krautscheidt, J./ Marreé, H. (Hrsg.); Essener Gespräche zu Staat und Kirche Bd. 14, Münster 1980.
Bodenburg, R., Entzerrung der ärztlichen Aufklärungspflicht: Grundaufklärung und Einschätzungsprärogative, NJW 1981, 601 ff.
Boehmer, G., Zum Problem der "Teilmündigkeit" Minderjähriger-Bemerkungen zu dem Urteil des IV. ZS des BGH v. 5. 12. 1958, MDR 1959, 383 f.
Boethius, A. M. S., Trost der Philosophie, 5. Aufl. Darmstadt 1998.
Bogs, H., Behandlungsvertrag beim Kassenpatienten, in: Gitter, W. (Hrsg.), Festschrift für Wannagat, Köln 1981.
Bohl, W., Standards in der Psychiatrie, Frankfurt a. M. 1998.
Bosch, F. W., Anmerkung zu BGH 1959, 200-202, MDR 1959, 202-203.
Bosch, F. W., Volljährigkeit-Ehemündigkeit-elterliche Sorge, FamRZ 1973, 489b ff.
Bosch, F., W., Noch einmal: Volljährigkeit-Ehemündigkeit-elterliche Sorge, FamRZ 1974, 1 ff.
Braddock Clarence, H./ Edwards, K./ Hasenberg, N. M./ Laidley, T L./ Levinson, W., Informed Decision Making in Outpatient Practice, JAMA 1999, 2313-2320.
Brambring, G./ Medicus, D./ Vogt, M. (Hrsg.), Festschrift für Horst Hagen, Köln 1999.

Brasser, M. (Hrsg.), Person. Philosophische Texte von der Antike bis zur Gegenwart, Stuttgart 1999.

Britner, P. A./ LaFleur, S. J./ Whitehead, A. J., Evaluationg Juveniles' Competence to make abortion decisions: How Social Science can inform the Law, The University of Chicago Roundtable 1998, 35 ff.

Broglie, M., Der Behandlungsvertrag im Rahmen des Patientenrechts, Der Internist 1999, M336-M340.

Brüggemeier, G., Deliktsrecht, Baden-Baden 1986.

Bubela, N./ Galloway, S./ McCay, E., Factors Influencing patients' information needs at time of discharge, Patient Education Counseling 1990, 21 ff.

Buchborn, E., Zur Verrechtlichung der Medizin, MedR 1984, 126 ff.

Buddee, A., Der Arztvertrag nach SGB V, Tübingen 1997.

Bundesärztekammer, Stellungnahme der Zentralen Ethikkommission der Bundesärztekammer "zum Schutz nicht-einwilligungsfähiger Personen in der medizinischen Forschung" , DÄ 1997, A-1011 ff.

Bundesgerichtshof (Hrsg.), Das Bürgerliche Gesetzbuch: mit besonderer Berücksichtigung der Rechtsprechung des Reichsgerichts und des Bundesgerichtshofes (RGRK), 12. Aufl. Berlin 1947 ff.

Bundesminister der Justiz (Hrsg.), Gutachten und Vorschläge zur Überarbeitung des Schuldrechts, Band II, Köln 1981.

Bundesminister der Justiz. (Hrsg.), Fürsorglicher Zwang. Eine Untersuchung zur Legitimation von Freiheitsbeschränkung und Heilbehandlung in Einrichtungen für psychisch kranke, für geistig behinderte und für alte Menschen von Barbara von Eicken, Ellen Ernst und Gisela Zenz, Bundesanzeiger 1990, Nummer 13a, Bonn 1990.

Bushe, K.-A., Novellierung des Arztstrafrechts? Handlungs-bzw. Reformbedarf aus Sicht des Arztes, ZaeFQ 1998, 564 ff.

Coester, M., Zur sozialrechtlichen Handlungsfähigkeit des Minderjährigen, FamRZ 1985, 982 ff.

Coester, M., Kindschaftsrechtsreform, Jura 1992, 809 ff.

Coester, M., Neues Kindschaftsrecht in Deutschland, DEuFamR 1999, 3 ff.

Coing, H., Frankfurter Reformation von 1578 und das Gemeine Recht ihrer Zeit, Weimar 1935.

Cox White, B./ Zimbelman, J., Abandoning Informed Consent: An Idea whose Time has not yet Come, Journal of Medicine and Philosophy 1998, 477 ff.

Croft, M., Giving children adults' rights runs risk of making them adults before their time, BMJ 1997, 1413 f.

Cssileth et. a., Informed Consent-Why are its goals Imperfectly Realized?, N Engl J

Med 1980, 896 ff.

Damm, R., Persönlichkeitsschutz und medizintechnische Entwicklung, JZ 1988, 926 ff.
DellaMirandola, P., Über die Würde des Menschen, 3. Aufl. Zürich 1992.
Denney, M. K./ Williams, M. S./ Penn, R., Informed Consent: Emotional Responses of Patients, Postgrad Med 1975, 205 ff.
Deutsch, E., Reform des Arztrechts, NJW 1978, 1657 ff.
Deutsch, E., Das Recht der klinischen Forschung am Menschen, Göttingen 1979.
Deutsch, E., Aufklärungspflicht und Zurechnungszusammenhang, NJW 1989, 2313 ff.
Deutsch, E., Das Persönlichkeitsrecht des Patienten, AcP 92 (1992), 161 ff.
Deutsch, E., Heilversuch, klinische Forschung und Therapiefreiheit, ZaeFQ 1997, 698 ff.
Deutsch, E., Medizinrecht, 4. Aufl. Berlin 1999.
Deutsch, E./ Geiger, M., Behandlungsvertrag, in: Bundesjustizminister (Hrsg.), Gutachten und Vorschläge zur Überarbeitung des Schuldrechts, Band II, Köln 1998.
Deutsch, E./ Spickhoff, A., Medizinrecht, 5. Aufl. Berlin 2003.
Diederichsen, U., Neuregelung des Rechts der elterlichen Sorge, NJW 1980, 1 ff.
Dierks, C. u.a. (Hrsg.), Therapieverweigerung bei Kindern und Jugendlichen, Berlin 1995.
Dixon-Woods, M./ Young, B./ Heney, D., Partnership with Children, BMJ 1999, 778 ff.
Döbert, R./ Habermas, J./ Nunnen-Winkler, G., Entwicklung des Ichs, Köln 1977.
Dorh, L. D./ Susman, E. J./ Fletcher, J., Informed consent in children and adolescents: age, maturation and psychological state, Journal of Adolescent Health 1995, 185 ff.
Draper, H., Treating anorexics without consent: some reservations, Journal of Medical Ethics 1998, 5 ff.
Dreier, H. (Hrsg.), Grundgesetz: Kommentar, Tübingen 1996.
Dreier, H., Zur Verfassungsfigur der Menschenwürde, AöR 113 (1988), 450 ff.
Dresser, R., Life, Death and Incompetent Patients: Conceptual Infirmities and Hidden Values in the Law, Arizona Law Review 1986, 373 ff.
Dresser, R., Research Involving Persons with mental Dasabilities, in: National Bioethics Advisory Commission (NBAC) (Hrsg.), Research Involving Persons with Mental Disorders that May Affect Decisionmaking Capacity, Bd. I, Rockville 1999.
Dunz, W., Grundrecht und Bevormundung, JZ 1960, 475 ff.
Dunz, W., Zur Praxis der zivilrechtlichen Arzthaftung, Schriftenreihe der Jurist-

ischen Studiengesellschaft Karlsruhe, Heft 116, Karlsruhe 1974.

Dürig, G., Der Grundrechtssatz von der Menschenwürde, AöR 81 (1956), 117 ff.

Dyer, C., English teenager given heart transplant against her will, BMJ 1999, 209 ff.

Dziewas, R./ Sörös, P./ Henningsen, H., Informed Consent im klinischen Alltag- eine pragmatische Interpretation, Ethik Med 2002, 151 ff.

Eberbach, W., Die zivilrechtliche Beurteilung der Humanforschung, Frankfurt a. M. 1982.

Eberbach, W., Familienrechtliche Aspekte der Humanforschung an Minderjährigen, FamRZ 1982, 450 ff.

Eberbach, W., Grundsätze zur Einwilligung nicht voll Geschäftsfähiger, MedR 1986, 14 ff.

Eberbach, W., Die Aufklärung unheilbar Kranker, MedR 1986, 180 ff.

Eberhardt, D., Selbstbestimmungsrecht des Patienten und ärztliche Aufklärungsp- flicht im Zivilrecht Frankreichs und Deutschlands, Karlsruhe 1968.

Eberhardt, D., Zivilrecht und Sozialrecht in der Beziehung von Kassenarzt und Kassenpatient, AcP 171 (1971), 298 ff.

Ehlers, A., Die ärztliche Aufklärung vor medizinischen Eingriffen, Köln 1987.

Eich, H./ Reiter, L./ Reiter-Theil, S., Der ethische Status des Kindes in der Famil- ien-und Kinderpsychotherapie, Prax. Kinderpsychol. Kinderpsychial. 1993, 14 ff.

Eich, H./ Reiter, L./ Reiter-Theil, S., Informierte Zustimmung in der Psychothera- pie, Psychotherapeut 1997, 369 ff.

Eisenbart, B., Patiententestament und Stellvertretung in Gesundheitsangelegenheit- en, 2. Aufl. Baden-Baden 2000.

Elzer, O., Allgemeine und besondere klinische Prüfungen an Einwilligungsunfähi- gen, Frankfurt a. M. 2000.

Emanuel, D./ Emanuel, J., Four Models of Physician-Patient Relationship, JAMA 1992, 2221 ff.

Engelhardt, D. v., Von den Tugenden des Patienten, Quartalsschrift des Instituts für Medizinethische Anthropologie und Bioethik Wien, Band VII/ Nr. 2, 2000, 115 ff.

Engisch, K., Die rechtliche Beurteilung der ärztlichen Operation, ZStW 58 (1939) 5 ff.

Engisch, K., Die rechtliche Beurteilung der ärztlichen Operation, 4. Aufl. Jena 1958.

Erikson E., Kindheit und Gesellschaft, Stuttgart 1997.

Erman, H. (Hrsg.), Bürgerliches Gesetzbuch. Handkommentar zum BGB, Band 2, 10. Aufl. Münster 2000.

Eser, A., Das Humanexperiment, in: ders. (Hrsg.), Gedächtnisschrift für Horst Schröder, München 1978.

Eser, A., Aufklärung und Einwilligung bei Intensivtherapie, Anästhesiologie und Intensivmedizin 1979, 211 ff.
Eser, A. (*Hrsg.*), Sterilisation und Schwangerschaftsabbruch, Stuttgart 1980.
Eser, A., Schwangerschaftsabbruch im Ausland, in: Müller, H./ Olbing, H. (Hrsg.), Ethische Probleme in der Pädiatrie, München 1982.
Eser, A., Medizin und Strafrecht: Eine schutzgutorientierte Problemübersicht, ZStW 97 (1985), 1 ff.
Eser, A./ Koch, H.-G., Rechtsfragen bei der gynäkologischen Betreuung minderjähriger Patientinnen, in: Huber, A./ Hiersche, H. -D. (Hrsg.), Praxis der Gynäkologie im Kindes-und Jugendalter, 2. Aufl. stuttgart 1987.
Eser, A./ v. Lutterotti, M./ Sporken, P., Lexikon Medizin, Ethik, Recht, Freiburg 1992.
Eser, A. u. a. (*Hrsg.*), Gedächtnisschrift für Horst Schröder, München 1978.
Essex, C./ Rylance, G., Children have rights to medicine, BMJ 1997, 62 f.

Faden, R. R./ Beauchamp, T. L., A history and theory of informed consent, Oxford 1986.
Falck, J., Aufklärung in der Geriatrie bei sehr alten Menschen, MedR 1985, 110 ff.
Faust, V. (*Hrsg.*), Psychiatrie: Ein Lehrbuch für Klinik, Praxis und Beratung, Stuttgart 1995.
Fegert, J. M., Erweiterte Aufklärungspflicht, DÄ 97 (2000) A-29 ff.
Fegert, J. M./ Häßler, F./ Rothärmel, S. (*Hrsg.*), Atypische Neuroleptika in der Jugendpsychiatric, Stuttgart 1999.
Fegert, J. M./ Späth, K./ Salgo, L. (*Hrsg.*), Freiheitsentziehende Maßnahmen in Jugendhilfe und Kinder-und Jugendpsychiatrie, Münster 2001.
Fehmann, D., Elterliches Sorgerecht, RdJ 1967, 86 ff.
Feiden, K., Arzneimittelprüfrichtlinien: Sammlung nationaler und internationaler Richtlinien, Stuttgart, Loseblattausgabe, Stand: Nov. 2003.
Fichte, J. G., Grundlagen des Naturrechts nach Prinzipien der Wissenschaftslehre, Neudruck der von F. V. Medicus hrsg. 2. Aufl. von 1922, Hamburg 1979.
Fikentscher, W., Schuldrecht, 8. Aufl. Berlin 1992.
Finger, P., UN-Konvention über die Rechte des Kindes vom 20. 11. 1989 und deutsche Kindschaftsrechtsreform, Zb1JR 1999, 451 ff.
Fischer, L./ Mann, H., Die Natur der Rechtsbeziehungen zwischen Psychiatrischen Landeskrankenhäusern und ihren Patienten, NJW 1992, 1529 ff.
Flick, U. (*Hrsg.*), Alltagswissen über Gesundheit und Krankheit: subjektive Theorien und soziale Repräsentationen, Heidelberg 1991.
Flick, U., Gesundheits-und Krankheitsvorstellungen in verschiedenen Lebensaltern und ihre Bedcutung für chronische Erkrankungen, Psychomed 1998, 5 ff.

Flume, W., Allgemeiner Teil des Bürgerlichen Rechts, Berlin 1965.
Forst, A., Arztrechtliche Probleme des neuen Betreuungsrechts, Berlin 1994.
Francke, R., Ärztliche Berufsfreiheit und Patientenrechte, Stuttgart 1994.
Francke, R./ Hart, D., Charta der Patientenrechte, Baden-Baden 1999.
Frankenberg, G., Die Würde des Klons und die Krise des Rechts, KJ 2000, 325 ff.
Franzki, H., Von der Verantwortung des Richters für die Medizin, MedR 1994, 171 ff.
Freund, G./ Heubel, F., Forschung mit einwilligungsunfähigen und beschränkt einwilligungsfähigen Personen, MedR 1997, 347 ff.
Frewer, A., Falkommentar II zum Beitrag "Die Wahrheit wissen, aber nicht mitteilen dürfen-Zum Problem der Aufklärung am Krankenbett", Ethik Med 1999, 187 ff.
Fröhlich, U., Forschung wider Willen? Rechtsprobleme biomedizinischer Forschung mit nicht einwilligungsfähigen Personen, Berlin 2000.
Fuchs, A., Die Umsetzung der UN-Kinderrechtskonvention in Deutschland, RdJB 2001, 255 ff.
Funk, A., Zur Rechtstellung des Minderjährigen im Sozialrecht, ZfJ 1984, 392 ff.
Fürst, W. (Hrsg.), Festschrift für Wolfgang Zeidler, Bd. 1, Berlin 1987.

Geerds, F., Einwilligung und Einverständnis des Verletzten, Kiel 1953.
Geerds, F., Einwilligung und Einverständnis des Verletzten im Strafrecht, GA 1954, 262 ff.
Geerds, F., Einwilligung und Einverständnis des Verletzten im Strafgesetzentwurf, ZStW 72 (1960), 42 ff.
Geilen, G., Einwilligung und ärztliche Aufklärungspflicht, Bielefeld 1963.
Geiselmann, G./ Helmchen, H., Demented subjects' competence to consent to participate in field studies, Med Law 1994, 177 ff.
George, J. E., Consent and the emergency physician, Emerg Phys Legal Bull 1989, 1 ff.
Geppert, K., Rechtfertigende "Einwilligung" des verletzten Mitfahrers bei Fahrlässigkeitsstraftaten im Straßenverkehr?, ZStW 83 (1971), 947 ff.
Geppert, K./ Bohnert, J./ Rengier, R. (Hrsg.), Festschrift für Rudolf Schmitt, Tübingen 1992.
Gernhuber, J., Lehrbuch des Familienrechts, 2. Aufl. München 1971.
Gernhuber, J./ Coester-Waltjen, D., Lehrbuch des Familienrechts, 4. Aufl, München 1999.
Giesen, D., Zwischen Patientenwohl und Patientenwille, JZ 1981, 282 ff.
Giesen, D., Arzthaftungsrecht im Umbruch (II)- Die ärztliche Aufklärungspflicht in der Rechtsprechung seit 1974, JZ 1982, 391 ff.

Giesen, D., Zwischen Patientenwohl und Patientenwille, JZ 1987, 282 ff.
Giesen, D., International Malpractice Law, Tübingen 1988.
Giesen D., Anmerkung zu BGH JZ 1989, 93, JZ 1989, 95 f.
Giesen, D., Wandlungen im Arzthaftungsrecht, JZ 1990, 1053 ff.
Giesen, D., Anmerkung zu BGH JZ 1993, 312, JZ 1993, 315 ff.
Giesen. D., Arzthaftungsrecht, 4. Aufl. Tübingen 1995.
Giesen, D., Familienrecht, 2. Aufl. Tübingen 1997.
Giesen, D./ Walter, K., Ärztliche Aufklärungspflicht und Selbstbestimmungsrecht des Patienten, Jura 1991, 182 ff.
Gitter, W. (*Hrsg.*), Festschrift für Georg Wannagat, Köln 1981.
Glantz, L., Research with Children, American Journal of Law and Medicine 1998, 212 ff.
Glas, R. M., The patient-physician relationship, JAMA focuses on the Center of Medicine, JAMA 1996, 147 ff.
Goldstein, J., Das Wohl des Kindes: Grenzen professionellen Handelns, Frankfurt a. M. 1988.
Goldstein, J., Diesseits des Kindeswohls, Frankfurt a. M. 1982.
Goldstein, J., Jenseits des Kindeswohls 1. u. 2. Aufl. Frankfurt a. M. 1986 und 1991.
Grisso, T./ Appelbaum, P. S., Comparison of standards for assessing patients' capacities to make treatment decisions, Am J of Psychiatry 1995, 1033 ff.
Grisso, T./ Appelbaum, P. S., Assessing Competence to Consent to treatment: A Guide for Physicians and other Health Care Professionals, New York 1998.
Grisso, T./ Appelbaum, P. S./ Hill-Fotouhi. C., The McCAT-Test: a clinical tool to assess patients' capacities to make treatment decisions, Psychiart Serv 1997, 1415 ff.
Grömig, U., Die Verordnung der Anti-Baby-Pille durch den Arzt, insbesondere an Minderjährige, NJW 1971, 233 f.
Gropp, W., Der straflose Schwangerschaftsabbruch. Die rechtliche Einordnung der Straffreiheit zu § 218 StGB, Tübingen 1981.
Gropp, W., Das zweite Urteil des Bundesverfassungsgerichts zur Reform der § § 218 ff.-ein Schritt zurück?, GA 141 (1994), 147 ff.
Gropp, W., Ärztliches Handeln als Körperverletzung aus Sicht der Rechtslehre und Jurisdiktion, ZaeFQ 1998, 536 ff.
Gropp, W., Strafrecht Allgemeiner Teil, Berlin 1997.
Grün, K. J., Der Anwalt des Kindes, NJ 1999, 128 f.

Hafen, B. C./ Hafen, J. O., Abandoning Children to their Autonomy: The United Nations Convention on the Rights of the Child, Harv. Int' l L. J. 1996, 449 ff.
Haft, F./ Hof, H./ Wesche, S., Bausteine zu einer Verhaltenstheorie des Rechts,

Baden-Baden 2001.
Haig, R. A., Abortion Laws and the Involvement of the Psychiatrist in Australia, MedLaw 1987, 99 ff.
Hanika, H., Patientencharta, MedR 1999, 149 ff.
Harper, R., Medical treatment and the Law. The protection of adults and minors in the family devision, Bristo 1 (GB) 1999.
Harrison, Ch. et al., Bioethics for Clinicians: Involving Children in Medical Decisions, Canadian Medical Association 1997, 825 ff.
Hart, D., Autonomiesicherung im Arzthaftungsrecht, in: Heldrich, A. (Hrsg.), Festschrift für Heinrichs, München 1998.
Hartmann, T., Eigenmächtige und fehlerhafle Heibehandlung. Betrachtungen zu §§ 229, 230 des Entwurfes eines sechsten Strafrechtsreformgesetzes, Baden-Baden 1999.
Hanck, K./ Haines, F., Sozialgesetzbuch SGB I, Allgemeiner Teil. Kommentar, Berlin, Loseblattsammlung Stand 1999.
Haupt, M./ Seeber, H./ Jänner, M., Patientenverfügungen und Bevollmächtigungen in gesundheitlichen Angelegenheiten älterer psychisch kranker Menschen, Der Nervenarzt 1999, 256 ff.
Hegel, G. W. F., Grundlinien der Philosophie des Rechts, 5. neu durchges. Aufl. Hamburg 1995.
Heigel-Evers, A./ Heigel, F. S., Ethik in der Psychotherapie, Psychother. Med. Psychol. 1989, 68 ff.
Heim, W. (Hrsg.), Medizinische und juristische Probleme älterer Menschen. 9. Symposion der Kaiserinnen Friedrich Stiftung für Juristen und Ärzte, Köln 1984.
Heinemann, R. A., Pushing the Limits of Informed Consent: Johnson v. Kokemoor and Physician-specific Disclosure, Wisconsin Law Review 1997, 1079 ff.
Helle, S., Die Heilbehandlung des untergebrachten psychisch Kranken, MedR 1987, 65 ff.
Helle, S., Freiheitsbeschränkende Zwangsmaßnahmen gegenüber untergebrachten psychisch Kranken, MedR 1989, 7 ff.
Helmchen, H., Ethische Implikationen von Psychotherapie, Der Nervenarzt 1998, 78 ff.
Helmchen, H./ Henn, F. A./ Lauter, H./ Satorius, S. (Hrsg.), Psychiatrie der Gegenwart, Bd. 2, 4. Aufl. Berlin 1999.
Helmchen, H./ Kanowski S./ Koch, H. -G., Forschung mit dementen Kranken: Forschungsbedarf und Einwilligungsproblematik, MedR 1989, 83 ff.
Helmchen, H./ Lauter, H., Dürfen Ärzte mit Demenzkranken forschen? Stuttgart 1995.
Herdegen, M., Die Aufnahme besonderer Rechte des Kindes in die Verfassung,

FamRZ 1993, 374 ff.

Hermes, G., Das Grundrecht auf Schutz von Leben und Gesundheit, Heidelberg 1987.

Herring, J., Children's Abortion Rights, Medical Law Review 1997, 257 ff.

Hertwig, S., Verfassungsrechtliche Determinanten des Minderjährigenschutzes, FamRZ 1987, 124 ff.

Higgs, R., A father says 'Don't tell my son the truth', Journal of Medical Ethics 1985, 153 ff.

Hirnliga e. V. (Hrsg.), Am Beispiel Demenz und Schlaganfall: Forschung mit einwilligungsunfähigen Patienten, Heidelberg 1995.

Hirsch, S. R./ Harris, J., Consent and the Incompetent Patient: Ethics, Law and Medicine, Oxford 1988.

Höfling, W./ Demel, M., Zur Forschung an Nichteinwilligungsfähigen, MedR 1999, 540 ff.

Hofmann, H., Die versprochene Menschenwürde, AöR 93 (1993), 353–377.

Höger, C./ Reither-Theil, S./ Reiter L./ Derichs, L./ Kastner-Voigt, M./ Schulz, T., Fallbezogene ethische Reflexion, System Familie 1997, 174 ff.

Hohm, K, -H., Grundrechtsträgerschaft und "Grundrechtsmündigkeit" Minderjähriger am Beispiel öffentlicher Heimerziehung, NJW 1986, 3107 ff.

Holder, S., Legal Issues in Pediatrics and Adolescent Medicine, London 1985.

Hollender, S., A Contribution to the Philosophy of Medicine: The Basic Models of Doctor-Patient Relationship, Arch Intern Med 1956, 585 ff.

Hollmann, A., Das ärztliche Gespräch mit dem Patienten, NJW 1973, 1393 ff.

Hollmann, A., Ovulationshemmer für Minderjährige, Dt. Med Wochenschrift 1978, 1258 ff.

Honig, R., Die Einwilligung des Verletzten, Mannheim 1919.

Hope, T./ Fulford, K. W. M., Zur Rechtslage in England und Wales, in: Koch, H. -J./ Reither-Teil, S./ Helmchen, H. (Hrsg.), Informed Consent in Psychiatry, Baden-Baden 1996.

Huber, A./ Hiersche, H. -D. (Hrsg.), Praxis der Gynäkologie im Kindes- und Jugendalter, 2. Aufl. Stuttgart 1987.

Illhardt, F. J, Medizinische Ethik. Ein Arbeitsbuch, Berlin 1985.

Jäger, S., Mitspracherechte Jugendlicher bei persönlichkeitsrechtlichen Entscheidungen, Berlin 1988.

Janofsky, J. S./ McCarthy, R J./ Jolstein, M. F., The Hopkins Competency Assessment Test: A brief Method for Evaluating Patients' Capacity to Give Informed Consent, Hosp Com Psychiat 1992, 132 ff.

Janzen, W. B./ Love, W., Involving Adolescents as Active Participants in Their

Own Treatment Plans, Psychol Report 1977, 931 ff.
Jeand' Heur, B., Kindeswohlbegriff aus verfassungsrechtlicher Sicht, Bonn 1993.
Jenning, S./ Callahan, D./ Caplan, B., Ethical Challenges of Chronic Illness, Hast Cent Rep 1988, 1 ff.
Jens, W./ Küng, H., Menschenwürdig sterben: ein Plädoyer für Selbstverantwortung, München 1995.
Jescheck, H. -H., Strafgesetzbuch: Leipziger Kommentar, Großkommentar, 10. Aufl. Berlin 1999.
Jescheck, H. -H./ Weigend, Th., Lehrbuch des Strafrechts: Allgemeiner Teil, 5. Aufl. Berlin 1996.
Jordan, A., Zur Strafbarkeit eines Arztes bei unzureichender Aufklärung, JR 1997, 32 f.
Jung, H. (Hrsg.), Arzt und Patient zwischen Therapie und Recht, Stuttgart 1981.
Jung, H., Die Arzthaftung aus der Sicht des Haftpflichtversicherers, in: Laufs, A. (Hrsg.), Die Entwicklung der Arzthaftung, Berlin 1997.
Juristinnenbund/ Familienrechtskommission (Hrsg.), Neues elterliches Sorgerecht: Alternativ-Entwurf eines Gesetzes zur Neuregelung der elterlichen Sorge mit Begründungen und Stellungnahmen, Bielefeld 1977.

Kalkman-Bogerd L. E., De minderjarige Patient, in: Legemaate, J. (Hrsg.), De Wgbo: van tekst naar toepassing, Houten/ Diegem 1998.
Kammerer, E./ Göbel, D., Stationäre jugendpsychiatrische Therapie im Urteil des Patienten, Prax Kinderpsychol Kinderpsychiat. 1985, 123 ff.
Kant, I., Über die Erziehung, München 1997 (1803).
Kaut, I., Kritik der praktischen Vernunft, Köln 1999.
Kant, I., Kritik der reinen Vernunft, Köln 1999.
Kassirer, J. P., Incorporating patients' preferences in medical decisions, N Engl J Med 1994, 1895 ff.
Katz, J., The silent world of doctor and patient, New York 1984.
Katz, J., Reflections on Informed Consent: 40 Years After its Birth, J Am Coll Surg 1998, 466 ff.
Katz, K., The pregnant child's right to self-determination, Alb. L. Rev. 1999, 1119 ff.
Katzenmeier, C., Forum: Patientenrechte in Deutschland heute, MedR 2000, 24 f.
Kaufmann, A., Rechtsphilosophie, 2. Aufl. München 1997.
Kaufmann, C. L./ Roth, L. H./ Lidz, C. W./ Meisel, A., Informed Consent and Patient Decisionmaking, International Journal of Law and Psychiatry 1981, 345 ff.
Kee, F., Patient's Prerogatives and Perceptions of Benefit, Brit. Med. J. 1996, ff.
Keiser, C., Das Kindeswohl im Strafverfahren, Baden-Baden 1998.
Keller, R., Das Recht und die medizinische Forschung, MedR 1991, 11 ff.

Kern, B. -R., Arzt und Betreuungsrecht, MedR 1993, 245-251.
Kern, B. -R., Fremdbestimmung bei der Einwilligung in ärztliche Eingriffe, NJW 1994, 753 ff.
Kern, B. -R./ Laufs, A., Die ärztliche Aufklärungspflicht, Berlin 1983.
Kiehl, H., Die "Einwilligung" des Minderjährigen nach geltendem Strafrechte, GA 54 (1907), 357 ff.
Kind, H., Einwilligungsfähigkeit und Partnerschaft zwischen Arzt und Patient, Zeitschrift für Medizinisch Ethik 2001, 363 ff.
Kitamua, F. et al., Method for Assessment of Competency to Consent in Mentally Ill, International Journal of Law and Psychiatry 1998, 223 ff.
Kitamura, T./ Kitamura, F. et al., Image of Psychiatric Patients' Competence to Give Informed Consent to Treatment in Japan, International Journal of Law and Psychiatry 1999, 133 ff.
Klee, H., Einwilligung und Körperverletzung, GA 1901, 342 ff.
Klie, T., Recht auf Verwirrrtheit? Das Betreuungsrecht für die Altenhilfe, Hannover 1993.
Klug, H. -P. (Hrsg.), Erziehungs- und Familienberatung: Aufgaben und Ziele, Göttingen 1985.
Kluge, E. -H., Informed Consent by Children: The New Reality, Can J Med 1998, 1 ff.
Koch, H. -G., Medical Research on Minors in The Law of the Federal Republic of Germany-Viewpoints of Penal Law, in: Jus Medicum, Schriflenreihe für Medizinrecht der Reichsuniversität Gent 1984, 281 ff.
Koch, H. -G., Rechtfertigung und Entschuldigung bei Medizinischer Tätigkeit - ein Kommentar ans deutscher Sicht, in: Eser, A./ Nishihara, H. (Hrsg.), Rechtfertigung und Entschuldigung IV, Tokio 1993.
Koch, H. -G./ Reither-Teil, S./ Helmchen, H. (Hrsg.), Informed Consent in Psychiatry, Baden-Baden 1996.
Kohler, M., Kindschaftsrechtsreform im Blickwinkei der Kinder, ZfJ 1999, 128 ff.
Kollhosser, H./ Kreft, M., Rechtliche Aspekte sogenannter Pilotstudien in der medizinischen Forschung, MedR 1993, 93 ff.
Kollmer, N., Selbstbestimmung im Betreuungsrecht, Regensburg 1992.
Kopetzki, C., Länderbericht Österreich, in: Taupitz, J. (Hrsg.), Zivilrechtliche Regelungen der Patientenautonomie in Europa, Heidelberg 2001.
Kopetzki, C. (Hrsg.), Einwilligung und Einwilligungsfähigkeit, Wien 2002.
Korff, W./Beck, L./ Mikat, P. (Hrsg.), Lexikon der Bioethik, Band I-III, Gütersloh 1998.
Kothe, W., Die rechtfertigende Einwilligung, AcP 185 (1985), 105 ff.
Kranich, C./ Böcken, J. (Hrsg.), Patientenrechte und Patientenunterstützung in

Europa, Baden-Baden 1997.

Krause, P., Die Rechtsbeziehungen zwischen Kassenarzt und Kassenpatient, SGb 1982, 425 ff.

Krauskopf, D., Soziale Krankenversicherung, Pflegeversicherung, 3. Aufl. München 1994.

Krautscheidt, J./ Marreé, H. (Hrsg.), Essener Gespräche zu Staat und Kirche, Bd. 14, Münster 1980.

Kretschmer, H. -J./ Maydell, B. v./ Schellhorn, W., Gemeinschaftskommentar zum Sozialgesetzbuch: Allgemeiner Teil (GK-SGB I), 2. Aufl. Neuwied 1981.

Kröber, H. -L., Psychiatrische Kriterien zur Einwilligungsfähigkeit, Rechtsmedizin 1998, 41 ff.

Kroft, D., Informed Conset -a Comparative Analysis, Cetroit College of Law Journal of International Law and Practice 1997, 457 ff.

Krüger, H., Grundrechtsausübung durch Jugendliche (Grundrechtsmündigkeit) und elterliche Gewalt, FamRZ 1956, 329 ff.

Kuhlmann, J. -M., Die Einwilligung in die Heilbehandlung alter Menschen, Frankfurt a. M. 1996.

Kühne, H., Die strafrechtliche Relevanz eines auf Fehlvorstellungen gründenden Rechtsgutsverzichts, JZ 1979, 241 ff.

Kullmann, H. J., Schadensersatzpflicht bei Verletzung der ärztlichen Aufklärungspflicht bzw. des Selbstbestimmungsrechts des Patienten ohne Entstehung eines Eingriffsschadens, VersR 1999, 1190 f.

Laine, C./ Davidoff, F., Patient-Centered Medicine. A Professional Evolution, JAMA 1996, 152 ff.

Lamprecht, R., Zur Menschenwürde des Kindes, in: Fürst, W. (Hrsg.), Festschrift für Wolfgang Zeidler, Bd. 1, Berlin 1987.

Laufs, A., Die Entwicklung des Arztrechts 1978/ 79, NJW 1979, 1230 ff.

Laufs, A., Arztrecht, 5. Aufl. München 1993.

Laufs, A. (Hrsg.), Die Entwicklung der Arzthaftung, Berlin/ Heidelberg 1997.

Laufs, A. (Hrsg.), Die Entwicklung der Arzthaftung, Heidelberg 1997.

Laufs, A., Nicht der Arzt allein muss bereit sein, das Notwendige zu tun, NJW 2000, 1757 ff.

Laufs, A./ Uhlenbruck, W. (Hrsg.), Handbuch des Arztrechts, 3. Aufl. München 2002.

Lawin, O./ Huth, H. (Hrsg.), Grenzen der ärztlichen Aufklärungs- und Behandlungspflicht, Stuttgart 1982.

Legemaate J. (Hrsg.), De Wgbo: van tekst naar toepassing, Houten/ Diegem 1998.

Lelie, A., Decision-making in nephrology: shared decision making?, Patient Educa-

tion and Counseling 2000, 81 ff.
Lempp, R., Kindeswohl und Kindesrecht, ZblJugR 1972, 23 ff.
Lenckner, T., Die Einwilligung Minderjähriger und deren gesetzlicher Vertreter, ZStW 72 (1960), 446 ff.
Lenckner, T., Einwilligung in Schwangerschaftsabbruch und Sterilisation in: Eser, A. (Hrsg.), Sterilisation und Schwangerschaftsabbruch, Stuttgart 1980.
Lesch, H., Die strafrechtliche Einwilligung bei HIV-Antikörpertest an Minderjährigen, NJW 1989, 2309 ff.
lewis, C., A Comparison of Minor's and Adults' Pregnancy Decision, American Journal of Orthopsychiatry 1980, 446 ff.
Lilie, H., Ärztliche Dokumentation und Informationsrechte des Patienten, Frankfurt a. M. 1980.
Lilie, H., Krankenblatt: in: Korff, W./ Beck, L./ Mikat, P. (Hrsg.), Lexikon der Bioethik, München 1999.
Lind, E. A./ Kanfer, R./ Early, P. C., Voice, Control and Procedural Justice, Journal of Personality and Social Psychology 1990, 952 ff.
Lindeman, C. A., Nursing intervention with the presurgical patient, Nurs Res 1972, 196 ff.
Lipp, V., Freiheit und Fürsorge: Der Mensch als Rechtsperson. Zur Funktion und Stellung der rechtlichen Betreuung im Privatrecht, Tübingen 2000.
Lithner, M./ Zilling, T., Does preoperative information increase the well-being of the patient after surgery?, Var i Norden 1998, 31 ff.
Lithner, M./ Zilling, T., Pre- and postoperative information needs, Patient Education and Counseling 2000, 29 ff.
Locke, J., Über den menschlichen Verstand: in vier Büchern, 3. Aufl. Hamburg 1976.
Luderer, H. -J., Aufklärung und Information in der Psychiatrie, Fortschr. Neurol. Psychiat 1989, 305 ff.
Lüderitz, A., Die Rechtstellung ehelicher Kinder nach Trennung ihrer Eltern im künftigen Recht der Bundesrepublik Deutschland, FamRZ 1975, 605 ff.
Lüderitz, A., Elterliche Sorge als privates Recht, AcP 178 (1978) 263 ff.
Luhmann, N., Soziologische Aufklärung oder das Ende der aprioristischen Soziologie, Hamburg 1974.
Luhmann, N., Grundrechte als Institution, 1. und 4. Aufl. Berlin 1974 und 1999.
Luhmann, N., Soziale Systeme: Grundriss einer allgemeinen Theorie, Berlin 2002.

Mahaffey, P. J., Letter to Rylance, Making Decisions with children, BMJ 1996, 794 f.
Malczky, O., Unvernünftige Verweigerung der Einwilligung in die Heilbehandlung, ÖJZ 1994, 681 ff.
Mangoldt, H. v/ Klein, F./ Starck, C., Das Bonner Grundgesetz, 4. Aufl. München

1999.
Markus, J., Die Einwilligungsfähigkeit im amerikanischen Recht, Frankfurt a. M. 1995.
Markus, K., Einwilligung bleibt oberstes Gebot, Altenpflege 1993, 655 ff.
Martin, S., Anmerkung zu BayObLG NJW 1999, 372, JuS 1999, 404 f.
Maßfeller, F./ Bader, C./ Coester, M., Das gesamte Familienrecht. Kommentar für die familienrechtliche Praxis, Neuwied, Loseblattssammlung, Stand: Okt. 2002.
Mattheis, R., Heilversuch-klinische Forschung und Therapiefreiheit-Sicht der Ethikkommission, ZaeFQ 1997, 695 ff.
Maunz, T./ Dürig, G. (Hrsg.), Grundgesetz, Kommentar, Bd. 1, Loseblattsammlung Stand: 34. Erg. Lieferung Juni 1998.
Mayer, K. (Hrsg.), Die Berliner Altersstudie, Berlin 1996.
Mayer, K. -G., Medizinische Maßnahmen an Betreuten, § § 1904, 1905 BGB. Eine Untersuchung aus zivilrechtlicher Sicht, Würzburg 1995.
McCabe, M. A., Involving Children and Adolescents in Medical Decision Making: Developmental and Clinical Considerations, Journal of Pediatric Psychology 1996, 505 ff.
McCubbin, M./ Weisstub, D. N., Toward a Pure Best Interes Nmodel of Proxy Decision Making for Incompetent Psychiatric Patients, International Journal of Law and Psychiatry 1998, 1 ff.
McKenna, B. G./ Simpson, A. F./ Laidlaw, T. M., Patient Perception of Coercion on Admission to Acute Psychiatric Services, International Journal of Law and Psychiatry 1999, 143 ff.
McNeil, R./ Paulke, r S. G./ Tversky, B., An elicitation of preferences for alternative medicine, New Engl J Med 1982, 1259 ff.
McSweeney, K. A., The Potential for Enforcement of the United Nations Convention on the Rights of the Child: The Need to Improve the Information Base, Boston College International and Comparative Law Review 1993, 457 ff.
Medicus, D., Schuldrecht I: Allgemeiner Teil, 9. Aufl. München 1999.
Medicus, D., Schuldrecht II: Besonderer Teil, 9. Aufl. München 1999.
Meisel, A./ Kuczewski, M., Legal and Ethical Myths About Informed Consent, Archives of Internal Medicine 1996, 2521 ff.
Melamed, Y./ Kimchi, R./ Shnit, D./ Moldavski, D./ Elizur, A., Clinical Assesment of Competency to Consent to Psychiatric Hospitalization, International Journal of Law and Psychiatry 1999, 55 ff.
Melton, G. B., Children's Right to Treatment, Journal of Clinical Child Psychology 1978, 200 ff.
Melton, G. B., Preparing Children for Decision Making, Journal of Clinical Child Psychology 1980, 186 ff.

Melton, G. B., Children's Participation in Treatment Planning: Psychological and Legal Issues, Professional Psychology 1981, 246 ff.

Melton, G. B., Toward "Personhood" for Adolescents. Autonomy and Privacy as Values in Public Policy, American Psychologist 1983, 99 ff.

Melton, G. B., Decisionmaking by Children: Psychological Risks and Benefits, in: Melton, G. B./ Koocher, G./ Saks, M. (Hrsg.), Children's Competence to Consent, New York 1983.

Melton, G. B./ Koocher, G./ Saks, M. (Hrsg.), Children's Competence to Consent, New York/ London 1983.

Mester, R./ Mozes, T./ Blumensohn, R./ Fluhr, H./ Spivak, B./ Heguesh, R./ Kalian, M., The New Israeli Psychiatric Legislation for the Minor (1995) and its Relationship to the 1991 Law for the Treatment of the mentally Ill, International Journal of Law and Psychiatry 1998, 281 ff.

Meyer, G., Die Unfähigkeit des erwachsenen Patienten zur Einwilligung in den ärztlichen Eingriff, Frankfurt a. M. 1994.

Miller, J., Autonomy and the refusal of lifesaving treatment, Hast Cent Rep 1972, 5 ff.

Mommsen, Th., Römisches Strafrecht, 2. Neudruck der Ausg. Leipzig 1899, Allen 1990.

Moreno, J. D., Critical Issues Concerning Research Involving Decisionally Impaired Persons, in: NBAC (Hrsg.), Research Involving Personis with Mental Disorders That May Affect Decisionmaking Capacity, Rockville/ Maryland 1998.

Moritz, H. P., Anmerkung zu OLGZ München I, Beschl. vom 24, 07. 1978-NJW 1980, 646, JA 1981, 186 ff.

Moritz, H. P., Die (zivil-) rechtliche Stellung des Minderjährigen und Heranwachsenden in und außerhalb der Familie, Berlin 1989.

Moroso, J., Boy with Cancer runs away: "Medicine is killing instead of helping me", Chi. Trib., Nov. 4 1994, N26.

Mrozynski, P., Der Rechtsanspruch auf Leistungen der Kinder-und Jugendhilfe, Zentralblatt für Jugendrecht 1999, 403 ff.

Mrozynski, P., Sozialgesetzbuch-Allgemeiner Teil (SGB I), Kommentar, 2. Aufl. München 1995.

Müller, H./ Olbing, H. (Hrsg.), Ethische Probleme in der Pädiatrie, München 1982.

Münch, Ingo v. (Hrsg.), Grundgesetz-Kommentar, Bd. 1, 2. Aufl. München 1981.

Mutius, A. v., Grundrechtsfähigkeit, Jura 1983, 30 ff.

National Bioethics Advisory Commission (NBAC) (Hrsg.), Reserch Involving Persons with Mental Disorders That May Affect Decisionmaking Capacity, 2 Bände, Rockville/ Maryland 1998.

National Commission for the Protection of Human Subjects of Biomedical and Behavioural Research (*Hrsg.*), The Belmont Report: Ethical Principles and Guidelines for the Protection of Human Subjects, Federal Register Document 79-12065, April 18, 1979.

Natter, P., Der Arztvertrag mit dem sozialversicherten Patienten, Berlin 1986.

Neubauer, H., Kriterien für die Beurteilung der Einwilligungsfähigkeit bei psychisch Kranken, Psychiatr. Prax 1993, 166 ff.

Neumann, H./ Nipperdey, H. C./ Scheuner, U., Die Grundrechte, Band II, Köln 1954.

Neumann, U., Die "Würde des Menschen" in der Diskussion um Gentechnologie und Befruchtungstechnologien, ARSP 1998, 139 ff.

Neyen, W., Die Einwilligungsfähigkeit im Strafrecht, Diss. Trier 1991.

Nida-Rümelin, J. (*Hrsg.*), Angewandte Ethik, Stuttgart 1996.

Noll, P., Tatbestand und Rechtswidrigkeit: Die Wertabwägung als Prinzip der Rechtfertigung, ZStW 92 (1980), 1 ff.

Noll, P., Übergesetzliche Rechtfertigungsgründe, im Besonderen die Einwilligung des Verletzten, Basel 1955.

Oefele, K./ Saß, M., Die forensisch-psychiatrische Beurteilung von freier Willensbestimmung und Geschäftsfähigkeit, VersR 1994, 167 ff.

Oehmichen, M./ Kruse, K., Rechtsfragen in der Kinderheilkunde, Lübeck 1995.

Oehmichen, M./ Schmidt, V., Arztrecht in der Kinderheilkunde, in: Kruse, K./ Oehmichen, M. (Hrsg.), Rechtsfragen in der Kinderheilkunde, Lübeck 1995.

Oelkers, J. (*Hrsg.*), Antipädagogik, Herausforderung und Kritik, 2. Aufl. Weinheim/ Basel 1990

Ohly, A., "Volenti non fit iniuria" : Die Einwilligung im Privatrecht, Tübingen 2002.

Olde, R. et al., Experienced Consent in Geriatrics Research: A New Method to Optimize the Capacity to Consent in Frail Elderly Subjects, Journal of Medical Ethics 1997, 271 ff.

Olin, A. C./ Olin, J., Informed Consent in Voluntary Mental Hospital Admission, American Journal of Psychiatry 1975, 938 ff.

Ondrusek, N./ Abramovitch, R./ Pencharz, P./ Koren, G., Empirical Examination of the Ability of Children to Consent to Clinical Research, Journal of Medical Ethics 1998, 158 ff.

Osuna, E./ Pérez-Cárceles, M. D. et al, The Right to Information for the Terminally Ill Patient, Journal of Medicin and Ethics 1998, 106 ff.

Otto, H., Anmerkung zu BayObLG NJW 1999, 372, JR 1999, 124 ff.

Pabel, H. -J., Sind Verkehrsverbote nach dem Arzneimittelgesetz auch Anwend-

ungsverbote für den behandelnden Arzt? NJW 1989, 759 ff.
Palandt, O. u. a. (Hrsg.), Bürgerliches Gesetzbuch, 57. Aufl. München 1998; 60. Aufl. München 2002.
Palmer, L./ Wohl, H., Voluntary Admission Forms: Does the Patient Know whtat he is Signing?, Hospital and Community Psychiatry 1972, 250 ff.
Pantell, R. H./ Lewis, C C., Talking with children: how to improve the process and outcome of medical care, Med Encount 1993, 3 ff.
Parson, T., On Institutiones and Social Evolution, Chicago 1982.
Pawlowski, H. -M., Die gewillkürte Stellvertretung, JZ 1996, 125 ff.
Pawlowski, H.-M., Probleme der Einwilligung zu Eingriffen in personenbezogene Rechte-zum Verhältnis von Rechtsprechung und Gesetz, in: Brambring, G./Medicus, D./Vogt, M. (Hrsg.), Festschrift für Horst Hagen, Köln 1999.
Pearce, J., Consenst to treatment During Childhood, British Journal of Psychiatry 1994, 165, 713 ff.
Pellegrino, E. D./Thomasa, D. C., The virtues in medical practice, Oxford/New York 1993.
Piaget, J., Das Erwachen der Intelligenz beim Kinde, Stuttgart 1969.
Pichler, J. W., Internationale Entwicklung in den Patientenrechten, Wien 1992.
Pieroth, B., Grundrechte, 18. Aufl. Heidelberg 2002.
Pistreich, M., Probleme der Selbstbestimmungsfähigkeit des älteren Menschen aus juristischer Sicht, in: Heim, W. (Hrsg.), Medizinische und juristische Probleme älterer Menschen, Köln 1984.
Planck, G./Nieberding, A., Entwurf eines BGB für das deutsche Reich. Zur Einführung des Bürgerlichen Gesetzbuchs in den Reichstag, Berlin 1896.
Ponsiold, A., Lehrbuch der gerichtlichen Medizin: für Mediziner und Juristen, 1. Und 3. Aufl. Stuttgart 1950 und 1967.
Popper, A., Averting Malpractice by Information: Informed Consent in the Pediatric Treatment Environment, DePaul Law Review 1998, 819 ff.
Porter, R. J./Malone, T. E. (Hrsg.), Biomedical Research. Collaboration of Conflicts of Interests Baltimore, Maryland 1992.
Prinz von Sachsen Gessaphe, K. A., Der Betreuer als gesetzlicher Vertreter für eingeschränkt Selbstbestimmungsfähige, Tübingen 1999.
Puppe, I., Strafrechtliche Zurechnungsprobleme bei ärztlichen Aufklärungsfehkern, JR 1994, 515 ff.

Quambusch, E., Für ein Personensorgerecht mit neuen Konturen, ZblJugR 1974, 138 ff.
Ramm, T., Die gesetzliche Vertretung durch die Eltem: uberholt und verfassungswidrig, NJW 1989, 1708 ff.

Raspe, H. H., Aufklärung und Information im Krankenhaus. Medizinosoziologische Untersuchungen, Göttingen 1983.

Ratzel, R., Der minderjährige Patient-rechtliche Aspekte, Der Frauenarzt 1997, 271 ff.

Redelmeier D. A./Rozin, P./Kahneman, D., Understanding Patients' decisions: cognitive and emotional perspectives, J Am Med Assoc 1993, 72 ff.

Rehborn, M., Aktuelle Entwicklungen im Arzthaftungsrecht, MDR 2000, 1101 ff.

Reiter-Theil, S./Eich, H./Reiter, L., Der ethische Status des Kindes in der Familien- und Psychotherapie, Peax. Kinderpsychol. Kinderpsychiat. 1993, 14 ff.

Restaino, J. M., Informed Consent: Should it be Extenden to 12-Year-Olds? A Surgeon's View, Medicine and Law 1987, 91 ff.

Reuter D., Grundrechtsmündigkeit - Problem older Scheinproblem?, FamRZ 1969, 622 ff.

Reuter, D., Kindesgrundrechte und elterliche Gewalt, Diss. Berlin 1968.

Reuter, D., Elterliche Sorge und Verfassungsrecht, AcP 192 (1992), 108 ff.

Rieger, H, J., Einwilligung in diagnostische Eingriffe beim Minderjährigen, DMW 1973, 2047 ff.

Rieger, H. J., Die Entwicklung des Arztrechts 1984/85, NJW 1972, 2223 f.

Rigizahn, E. F., Zum Umfang der ärztlichen Aufklärungspflicht bei Verwendung nicht zugelassener Arzneimittel - Strafrechtliche Haftung, JR 1996, 62 ff.

Rippe, K.-P., Individuelle Therapieversuche in der Onkologie. Wo liegen die ethischen Probleme?, EthikMed 1998, 91 ff.

Rixen, S., Das todkranke Kind zwischen Eltem und Arzt, MedR 1997, 351 ff.

Roberts, L. W./Roberts, B., Psychiatric Research Ethics: An overview of evolving guidelines and current ethical dilemmas in the Study of Mental Illness, Biol Psychiatry 1999, 1025 ff.

Robinson, M., Informed Consent: Recall by Outpatients Tested postoperatively, The Analysis of Thoracic Surgery 1979, 209 f.

Roell, M., Die Geltung der Grundrechte für Minderjährige, Berlin 1984.

Rönnau, T., Willensmängel bei der Einwilligung im Strafrecht, Tübingen 2001.

Rosato, J. L., The Ultimate Test for Autonomy: Should Minors have the Right to Make Decisions Regarding Life Sustaining Treatment?, Rutgers Law Review 1996, 1 ff.

Rosenfeld, B./Turkheimer, E., Modeling Psychiatric Patient's Treatment Decision Making, Law and Human Behavior 1995, 389 ff.

Rosenfeld, B./Turkheimer, E./Gardner, W., Decision Making in a Schizophrenic Population, Law and Human Behavior 1992, 561 ff.

Roßner, H. J., Begrenzung der Aufklärungspflicht des Arztes bei Kollision mit anderen ärztlichen Pflichten. Eine medizinrechtliche Studie mit vergleichenden Be-

trachtungen des nordamerikanischen Rechts, Frankfurt a. M. 1998.
Rotenberg, V. S., To inform or not to inform – A decision with psychobiological implication, Medicine and Law 1996, 49 ff.
Roter, D. L./Glas, R. M., Information Needs, JAMA 1996, 147 ff.
Roter, D. L./Stewart, M./Putman, S. M./Lipkin, M./Stiles, W./Inui, T. S. et al., Communication Patterns of primary care physicians, JAMA 1997, 350 ff.
Roth, L. H./Lidz, C. W./Meisel, A./Soloff, P. H./Kaufman, K./Spiker, D. G./Foster, F. G., Competency to Decide About Treatment or Research. An Overview of Some Empirical Data, International Journal of Law and Psychiatry 1982, 29 ff.
Rothärmel, S., Die Einwilligungsfähigkeit - ein janusköpfiges Institut in: Fegrt, J. M./Häßler, F./Rothärmel, S. (Hrsg.), Atypische Neuroleptika in der Jugendpsychiatrie, Stuttgart 1999.
Rothärmel, S./Fegert, J. M., Zur rechtlichen Verbindlichkeit von Leitlinien, Zeitschrift für Kinder- und Jugendpsychiatrie und Psychotherapie 2000, 275 ff.
Rothärmel, S./Wolfslast, G./Fegert, J. M.,Informed Consent, ein kinderfeindliches Konzept? MedR 1999, 293, ff.
Rouka, S., Das Selbstbestimmungsrecht des Minderjährigen bei ärztlichen Eingriffen, Frankfurt a. M. 1996.
Roxin, C., Strafrecht, Allgemeiner Teil, Band I: Grundlagen, Aufbau der Verbrechenslehre, München 1997.
Rudolphi, H.-J./Horn, E. (Hrsg.), Systematischer Kommentar zum Strafgesetzbuch (SK-StGB), Band 2: Besonderer Teil, Neuwied, Loseblattsammlung, Stand: Okt. 2003.
Rüping, H., Therapie und Zwang bei untergebrachten Patienten, JZ 1982, 744 ff.
Rylance, G., Author' s Reply, BMJ 1996, 49 f.
Rylance, G.,Making Decisions With Children (Editorial), BMJ 1996, 794 f.
Rylance, G., Privacy, Dignity, and Confidentiality: Interview Study with Structured Questionnaire, BMJ 1999, 301 f.

Sachs, M., Grundgesetz, Kommentar, 2. Aufl. München 1998.
Sachs, M., Grundgesetz, Kommentar, 3. Aufl. München 2003.
Salgo, L., Familienpflege zwischen Privatheit und Öffentlichkeit, FamRZ 1990, 343 ff.
Salgo L., Vom Umgang der Justiz mit Minderjährigen, Neuwied 1995.
Salgo L., Der Anwalt des Kindes, Frankfurt a.M. 1996.
Salgo, L. (Hrsg.), Justiz und Minderjährige, Köln 1998.
Salgo, L., Vom langsamen Sterben des elterlichen Züchtigungsrechts, RdJB 2001, 283 ff.
Savulescu, J./Momery, R. W., Should Informed Consent be Based on Rationale Be-

lievs? Journal of Medical Ethics 1997, 282 ff.

Schäger, G., Der Gesundheitsbegriff bei verschiedenen Völkern - Eine internationale Vergleichsstudie, in: Trojan, A./Sturm, B. (Hrsg.), Gesundheit fördern statt kontrollieren, Frankfurt a. M. 1992.

Scheiwe, K., Informationsrechte von Patienten hinsichtlich der medizinischen und psychiatrischen Dokumentation, Krit V 1998, 313 ff.

Schetky D. S./Benedek, E. P., Emerging Issues in Child Psychiatry and the Law, New York 1998.

Scheuner, U., Elterliches Sorgerecht, ZblJugR 1974, 258 ff.

Schleiermacher, F., Pädagogische Schriften I (1826), unter Mitarbeit von Theodor Schulze, Frankfurt a.M. 1983.

Schlink, B./Schattenfroh, S., Zulässigkeit der geschlossenen Unterbringung in Heimen der öffentlichen Jugendhilfe, in: Fegert/Späth/Salgo (Hrsg.), Freiheitsentziehende Maßnahmen in Jugendhilfe und Kinder-und Jugendpsychiatrie, Münster 2001.

Schlosshauer-Selbach, S., Zurechnungszusammenhang und Selbstbestimmung bei ärztlicher Aufklärung, NJW 1985, 660 ff.

Schlund, G., Die ärztliche Aufklärungspflicht im Spannungsfeld der Gerichte und der Ärzteschaft, VersR 1977, 496 ff.

Schlund, G., Ärztliche Aufklärungspflicht, Der Gynäkologe 1999, 225 ff.

Schmid, H., Die Grundlagen der ärztlichen Aufklärungspflicht, NJW 1984, 2601 ff.

Schmidhäuser, E., Strafrecht, Besonderer Teil, 2. Aufl. Tübingen 1983.

Schmidt, Glaeser, W., Das elterliche Erziehungsrecht in staatlicher Reglementierung: Ein verfassungsrechtliches Essay zum „Gesetz zur Neuregelung der elterlichen Sorge" vom 18. Juli 1979, Bielefeld 1980.

Schmidt, E., Gutachten für den 44. Deutschen Juristentag 1982, in: Deutscher Juristentag (Hrsg.), Gutachten für den 44. Deutschen Juristentag.

Schmidt, K., Die gesetzliche Vertretung durch die Eltern: notwendig und verfassungsmäßig, NJW 1989, 1712 ff.

Schmidt, L., Psychologische Aspekte der Information und Vorbereitung des Patienten, in: Jung, H./Schreiber, H. W. (Hrsg.), Arzt und Patient zwischen Therapie und Recht, Stuttgart 1981.

Schmidt-Bleibtreu, B., Kommentar zum Grundgesetz, 9. Aufl. Neuwied 1999.

Schmitt, P., Die Handlungsfähigkeit im Sozialrecht, Frankfurt a.M. 1982.

Schneider, C. E., The Practice of Autonomy: Patients, Doctors and the Law, New York 1998.

Schöch, H., Das Gesetz zur Bekämpfung von Sexualdelikten und anderen gefährlichen Straftaten vom 26.01.1998, NJW 1998, 1257 ff.

Schöne-Seifert, B., Medizinethik, in: Nida-Rümelin, J. (Hrsg.), Angewandte Ethik,

Stuttgart 1996.
Schöne-Seifert, B./Birnbacher, D./Toellner, R., Humangenetik - ethische Probleme der Beratung, Diagnostik und Forschung, Stuttgart 1993.
Schönke, A./Schröder, H., Strafgesetzbuch, Kommentar, 25. Und 26. Aufl. München 1997 und 2001.
Schreiber, H.-L., Recht und Ethik - am Beispiel des Arztrechts, in: Hanack, E.-W./ Rieß, P./Wendisch, G. (Hrsg.), Festschrift für H. Dünnebier, Berlin 1982.
Schreiber, H.-L., Rechtliche Aspekte der Organtransplantation bei Kindern, in: Müller H./Olbig H. (Hrsg.), Ethische Probleme in der Pädiatrie und ihren Grenzgebieten München 1982.
Schreiber, H.-L., Wege und Irrwege der ärztlichen Aufklärungspflicht - Moderatorenbericht, Archives of Gynecology 1983, 60 ff.
Schreiber, H.-L., Anmerkung zu den Entscheidungen des BGH zum Einsichtsrecht in Krankenhausunterlagen vom 23.11.1982, JZ 1983, 302 f.
Schreiber, H.-L., Juristische Aspekte der Aufklärung bei Tumorpatienten, in: Fischer J. (Hrsg.), Taschenbuch der Onkologie, München 1983.
Schreiber, H.-L., Das Recht auf den eigenen Tod, NStZ 1986, 337 ff.
Schreiber, H.-L., Die Würde des Menschen ist jedes Menschen eigene Aufgabe, in: Frankfurter Allgemeine Zeitung vom 05.08.1986, 9, sowie: Deutsche Gesellschaft für Chirurgie 1986, 221 f.
Schreiber, H.-L., Ethische und rechtliche Probleme der Zwangsbehandlung in: Lenk, H./Staudinger, H./Ströker, E. (Hrsg.), Ethik der Wissenschaften, Bd. 8, München 1986.
Schreiber, H.-L., Aufklärung der Angehörigen?, Aktuelle Chirurgie 1989, 216 ff.
Schreiber, H.-L., Einwilligung beider Elternteile in eine Operation, in: Deutsche Gesellschaft für Chirurgie, 1989, 34 ff.
Schreiber, H.-L., Die Würde des Menschen, in: Borsi, G. M. (Hrsg.), Die Würde des Menschen im psychiatrischen Alltag, Göttingen 1989.
Schreiber, H.-L., Fürsorgepflicht und Fremdbestimmung, EthikMed 1991, 139 ff.
Schreiber, H.-L., Novellierung des Arztstrafrechts - Juristische Gründe, ZaeFQ 1998, 568 ff.
Schulz, J./Vormbaum, T. H (Hrsg.), Festschrift für Günter Bemmann, Baden-Baden 1997.
Schumacher, S., Das Rechtsverhältnis zwischen Eltern und Kindern in der Privatrechtsgeschichte, Frankfurt a.M. 1999.
Schünemann, H., Einwilligung und Aufklärung von psychisch Kranken, VersR 1981, 306 ff.
Schwab, D., Strukturfragen des geplanten Betreuungsrechts, in: Schwab, D. (Hrsg.), Staat, Kirche, Wissenschaft in einer pluralistischen Gesellschaft, Festschift für Mi-

kat, Berlin 1989.
Schwab, D., Familienrecht, 11. Aufl. München 2001.
Schweitzer, K.-H., Heilbehandlung und Selbstbestimmung, FamRZ 1996, 1317 ff.
Schwerdtner, E., Kindeswohl oder Elternrecht? Zum Problem des Verhältnisses von Grundrechtsmündigkeit und Elternrecht, AcP 173 (1973) 227 ff.
Scott, E. S./Reppucci, D./Woolard, J. L., Evaluating Adolescent Decision Making in Legal Contexts, Law and Human Behavior 1995, 221 ff.
Seagull, E., The Child's Rights as a Medical Patient, Journal of Clincal and Child Psychiatry 1979, 202 ff.
Seizinger, K., Der Konflikt zwischen dem Minderjährigen und seinem gesetzlichen Vertreter bei der Einwilligung in den Heileingriff im Strafrecht, Tübingen 1976.
Sickmüller, B., Klinische Arzneimittelprüfungen in der EU: Grundsätze für Standards der Guten klinischen Praxis (GCP), 4. Aufl. Aulendorf 1998.
Simitis, S./Zenz, G. (Hrsg.), Seminar: Familie und Familienrecht, Bd. 1, Frankfurt a.M. 1979.
Soergel, H. T. (Hrsg.), Bürgerliches Gesetzbuch: Mit Einführungsgesetz und Nebengesetz, 13. Aufl. Stuttgart 1997 ff.
Soper, J., Straddeling the Line: Adolescent Pregnancy and Questions of Capacity, Law and Psychology Review 1995, 195 ff.
Spickhoff, A., Die Patientenautonomie am Lebensende: Ende der Patientenautonomie, NJW 2000, 2297 ff.
Staak, M./Uhlenbruck, W., Problematik neuer Arzneimittel beim Minderjährigen aus rechtsmedizinischer Sicht, MedR 1984, 177 ff.
Starck, C., Das Bonner Grundgesetz: Kommentar, 4. Aufl. München 1999.
Steffen, E., Grundrechtsmündigkeit, RdJ 1971, 143 ff.
Steffen, E., Der „verständige Patient" aus der Sicht des Juristen, MedR 1983, 88 ff.
Steffen, E., Referat zum 52. Deutschen Juristentag 1996, in: Verhandlungen des 52. Deutschen Juristentages, Bd. II/I, 8 ff.
Steffen E., Grundrechtsmündigkeit, in: Beuthien, V. (Hrsg.), Festschrift für Medicus, Köln 1999, 637 ff.
Steffen, E., Arzthaftungsrecht: Neue Entwicklungslinien der BGH-Rechtsprechung, 9. Aufl. Köln 2002.
Steinberg, L./Cauffmann, E., Maturity of Judgement in Adolescence: Psychosocial Factors in Adolescent Decision Making, Law and Human Behaviour 1996, 249 ff.
Steindorff, E., Zur Aufklärungspflicht des Arztes gegenüber Krebskranken, JZ 1960, 139 ff.
Stephan, C./Bosch, U./Tscherne, H., Das präoperative Aufklärungsgespräch, Worauf ist besonders zu achten?, Der Orthopäde 2000, 281 ff.
Stern, K., Das Staatsrecht der Bundesrepublik Deutschland, Band III, 1. Halbband:

Allgemeine Lehren der Grundrechte, München 1998.
Stock, M., Der Probandenschutz bei der medizinischen Forschung am Menschen: unter besonderer Berücksichtigung der gesetzlich nicht geregelten Bereiche, Frankfurt a.M. 1998.
Stöcker, H. A., Die UNO-Kinderrechtskonvention und das deutsche Familienrecht, FamRZ 1992, 245 ff.
Stöcker, H. A., Menschenwürde und christliche Jurisprudenz, JZ 1968, 685 ff.
Stolpmann, G., Eine Untersuchung zur Einsichts- und Steuerungsfähigkeit bei Kindern, Diss. med. Göttingen 1994.
Stratenwerth, Einwilligung, ZStW 68 (1956) 40 ff.
Strätling, M./Eisenbart, B./Scharf, V., Stellvertretungsentscheidungen in Gesundheitsfragen unter epidemiologisch-demographischen Gesichtspunkten: Wie realistisch sind die Vorgaben im Betreungsrecht), MedR 2000, 251 ff.
Strawson, P. E., Einzelding und logisches Subjekt (Individuals), Stuttgart 1972.
Strempel, R., Fünf Jahre Geltung der Konvention über die Rechte des Kindes, ZRP 1996, 81 ff.
Stuijvenberg, M./Suur, M./Vos, S./Tjiang, G./Steyerberg, W./Derksen-Lubsen, G./ Moll, H., Informed Consent, parental awareness, and reasons for participating in a randomised controlled study, Arch Dis Child 1998, 120 ff.
Susmann, E./Fletcher, J., Participation in biomedicall research: The consent process as viewed by children, adolescents. Young adults and physicians, Journal of Pediatrics 1992, 547 ff.

Tag, B., Der Körperverletzungstatbestand im Spannungsfeld zwischen Patientenautonomie und Lex artis. Eine arztrechtliche Untersuchung, Berlin 2001.
Tancredi, L., Competency for Informed Consent. Conceptual Limits of Empirical Date, International Journal of Law and Psychiatry 1982, 51 ff.
Tates, K./Meeuwesen, L., Let Mum have her say' : turntaking in doctor-patient-child communication, Patient Education and Counseling 2000, 151 ff.
Taupitz, J., Wem gehört der Schatz im menschlichen Körper?, AcP 191 (1991) 201 ff.
Taupitz, J., Empfehlen sich zivilrechtliche Regelungen zur Absicherung der Patientenautonomie am Ende des Lebens?, in: Verhandlungen des dreiundsechzigsten deutschen Juristentages Leipzig 2000, Band II/1, München 2000.
Taupitz, J. (Hrsg.), Das Menschenrechtsübereinkommen zur Biomedizin des Europarates: taugliches Vorbild für eine weltweit geltende Regelung?, Berlin 2001.
Taupitz, J. (Hrsg.), Zivilrechtliche Regelungen der Patientenautonomie in Europa, Heidelberg 2001.
Taupitz, J./Haverkate, G./Hillenkamp, T./Kuhlen, L./Laufs, A./Riedel, E.

(*Hrsg.*), Zivilrechtliche Regelungen zur Absicherung der Patientenautonomie am Ende des Lebenseine internationale Dokumentation, Berlin 2000.

Tempel, O., Inhalt, Grenzen und Durchführung der ärztlichen Aufklärungspflicht unter Zugrundelegung der höchstrichterlichen Rechtsprechung, NJW 1980, 609 ff.

Thar, J., Einwilligung in Heilbehandlung - durch den Betreuten - durch den Betreuer, BtPrax 1992, 87 ff.

Thomae, H., Das Problem der sozialen Reife von 14- - 20-Jährigen, Hannover 1973.

Thomasius, C., Institutionum Jurisprudentiae Divinae libri tres, 7. Aufl. Halae, Magdeburgicae 1720.

Tiemann, S., Das Recht der Arztpraxis, Berlin 1984.

Togoni, G./Geraci, E., Approcaches to Informed Consent, Controlled Clinical Trials 1997, 621 ff.

Trenczec, T., Kinder haben Rechte - Kinderrechtskonvention und Kinderrechtshäuser, ZfJ 1999, 170 ff.

Trockel, H., Die Einwilligung Minderjähriger in den ärztlichen Heileingriff, NJW 1972, 1493 ff.

Trojan, A./Sturm, B. (*Hrsg.*), Gesundheit fördern statt kontrollieren, Frankfurt a.M. 1992.

Tröndle, H., Verordnung von Kontrazeptiva an Minderjährige - eine Straftat?, in: Geppert, K. (Hrsg.), Festschrift für Rudolf Schmitt, Tübingen 1992.

Trück, T., Mutmaßliche Einwilligung und passive Sterbehilfe durch den Arzt, Tübingen 1999.

Uhlenbruck, W., Arzthaftung, DMW 1977, 65 ff.

Uhlenbruck, W., Die Einwilligung in ärztliche Heileingriffe bei minderjährigen Patienten, DMW 1977, 65 ff.

Uhlenbruck, W., Der Patientenbrief, NJW 1978, 566 ff.

Uhlenbruck, W., Vorab-Einwilligung und Stellvertretung bei der Einwilligung in einen Heileingriff, MedR 1992, 134 ff.

Ukena, G., Aufklärung und Einwilligung beim ärztlichen Eingriff an untergebrachten Patienten, MedR 1992, 202 ff.

Ulsenheimer, K., Das Personensorgerecht der Eltern im Widerstreit mit dem Gewissen und dem Strafgesetzbuch, FamRZ 1968, 568 ff.

Ulsenheimer, K., Zur Strafbarkeit eines Arztes wegen unzureichender Aufklärung eines Patienten über die Risiken eines Heileingriffs, NStZ 1996, 132 f.

Ulsenheimer, K., Die Entwicklung des Arztstrafrechts in der Praxis der letzten 20 Jahre, in: Laufs, A. (Hrsg.), Die Entwicklung der Arzthaftung, Berlin 1997.

Ulsenheimer, K., Arztstrafrecht in der Praxis, 2. Aufl. Heidelberg 1998.

Ulsenheimer, K./Schlüter, U./Böcker, M. H./Bayer, M., Rechtliche Probleme in Geburtshilfe und Gynäkologie, Stuttgart 1990.

Veatch, R. M., Abandoning Informed Consent, Hast Cent Report 1995, 5 ff.
Vennemann, U., Zur Frage, ob das Vormundschaftsgericht befugt ist, zum Schutz des ungeborenen Lebens - hier minderjährigen - Schwangeren und den Ärzten den Schwangerschaftsabbruch zu untersagen, FamRZ 1987, 1068 ff.
Vitiello, B./Jensen, P. S., Medication Development and Testing in Children and Adolescents, Arch Gen Psychiatry 1997, 871 ff.
Volckart. B., Maßregelvollzug, 5. Aufl. Neuwied 1999.
Voll, D., Die Einwilligung im Arztrecht, Frankfurt a.M. 1996.
Vollmann, J./Helmchen, H., Aufklärung und Einwilligung (Informed Consent) in der klinischen Praxis, Dtsch. Med. Wschr. 1997, 870 ff.
Vollmann, J., Aufklärung und Einwilligung in der Psychiatrie: Ein Beitrag zur Ethik in der Medizin, Darmstadt 2000.
Voß, A., Ersatz immaterieller Schäden im Rahmen höchstpersönlicher Verträge, ZRP 1999, 452 ff.

Wadlington, W., Medical Decision Making for and by Children: Tensions between Parent, State and Child, University of Illinois Law Review (U. Ill. L. Rev.) 1994, 311 ff.
Wasserburg, K., Die ärztliche Dokumentationspflicht im Interesse des Patienten, NJW 1980, 617 ff.
Weil, Z., Informed Consent To Medical Treatment - The Israeli Experience, Medicine and Law 1998, 243 ff.
Weissauer, W., Ärztliche Aufklärung aus rechtlicher Sicht, in: Lawin, O/Huth, H (Hrsg.), Grenzen der ärztlichen Aufklärungs- und Behandlungspflicht, Stuttgart/ New York 1982.
Weissauer, W., Erwiderung zur Veröffentlichung von Wachsmuth und Schreiber, Der Chirurg 1982, 597 ff.
Weissauer, W., Grenzen der Eingriffsaufklärung, in: Laufs, A. (Hrsg.), Die Entwicklung der Arzthaftung, Berlin 1997.
Weithorn, L. A., Children's Capacities for Participation in Treatment Decision Making, in: Schetky, D. H./Benedek, E. P (Hrsg,), Emerging Issus in Child Psychiatry, New York 1985.
Weithorn L A./Campbell, S, B., The Competency of children and adolescents to make informed treatment decisions, Child Dev 1982, 1589 ff.
Wertenbruch, W. (Hrsg.), Bochumer Kommentar zum Sozialgesetzbuch, Großkommentar der Praxis, Berlin 1979.
White, B. C./Zimbelman, J., Abandoning Informed Consent: An Idea Whose Time

Has not Yet Come, Journal of Medicine and Philosophy 1998, 477 ff.
Wienand, M. (Hrsg.), Das Betreuungsrecht, 3. Aufl. Neuwied 1998.
Wille, H., Der Nürnberger Codex, NJW 1949, 377 f.
Wille, J., § 1631b BGB in der amtsgerichtlichen Praxis, ZfJ 2002, 85 ff.
William, B. J./Willwam, L., Involving Adolescents as Active Participants in Their Own Treatment Plans, Psychol Report 1977, 931 ff.
Winkler-Wilfurth, A., Betreuung und Heilbehandlung, Aachen 1995.
Winnick, B. J, Competency to Consent to Treatment: The Distinction between Assent and Objection, Hous. L. Rev. 1991, 15, 46 ff.
Winnick, B. J., Competency to Consent to Voluntary Hospitalization: A Therapeutic Jurisprudence Analysis of Zinermon v. Brunch, International Journal of Law and Psychiatry 1991, 169 ff.
Wissenschaftlicher Beirat der Bundesärztekammer, Ethische und rechtliche Probleme bei der Behandlung bösartiger Erkrankungen bei Kindern und Jugendlichen, DÄ 1991, C-2028 f.
Wolff, Ch, Gesammelte Werke, 2. Abteilung, Lateinische Schriften, Band 17-24, Hildesheim 1972.
Wolfslast, G., Die Regelung der Schuldfähigkeit im StGB, JA 1981, 464 ff.
Wolfslast, G., Psychotherapie in den Grenzen des Rechts, Stuttgart 1985.
Wolfslast, G., Rechtsfragen in der Erziehungsberatung: Die Schweigepflicht von Erziehungsberatern gegenüber Behörden, in: Klug, H.-P., (Hrsg.), Erziehungs- und Familienberatung: Aufgaben und Ziele, Göttingen 1985, 137 ff.
Wolfslast, G., Die Haftung des Psychotherapeuten, Recht & Psychiatrie 1987, 2 ff.
Wolfslast, G., Rechtliche Grenzen der Behandlung. Zur Zulässigkeit von Zwangsbehandlung im Maßregelvollzug, Deutsche Krankenpflegezeitschrift 1989, 241 ff.
Wolfslast, G., Juristische Methoden der Güterabwägung, in: Sass, H.-M./Viefhues, H. (Hrsg.), Güterabwägung in der Medizin, Heidelberg 1991, 73 ff.
Wolfslast, G., Zwangsunterbringung - Wann ist sie ein zulässiger Eingriff in das Schicksal des Patienten? Fallkommentar, Ethik in der Medizin 1992, 37 ff.
Wolfslast, G., Juristische Aspekte der Diagnose und Therapie psychischer Störungen, in: Psychiatrie - Ein Lehrbuch für Klinik, Praxis und Beratung, Stuttgart 1995, 847 ff.
Wolfslast, G., Aufklärungspflicht zwischen Informationsrecht und begrenzter Belastbarkeit des patienten, Jahrbuch für Recht und Ethik 1996, 301 ff.
Wolfslast, G., Strafrecht für Kinder? Zur Frage einer Herabsetzung der Strafmündigkeitsgrenze, in: Schulz, J./Vormbaum, Th. (Hrsg.), Festschrift für Bemmann, Baden-Baden 1997.
Wolfslast, G., Einwilligungsfähigkeit im Lichte der Bioethikkonvention, KritV 1998, 74 ff.

Wolfslast, G., Aufklärung über AIDS-Erkrankung, Anmerkung zu OLG Frankfurt a.M. v. 8.7.1999 und 5.10.1999, NStZ 2001, 151 f.
Wolfslast, G./Dippold, I./Wiethoff, K./Rothärmel, S./Konopka, L./Naumann, A./ Keller, F. und Fegert, J. M., Kenntnisse und Unkenntnisse minderjähriger Patienten bei Behandlungsbeginn, in: Lehmkuhl, U. (Hrsg.), Ethische Grundlagen in der Kinder- und Jugendpsychiatrie und Psychotherapie, Göttingen 2003, 105 ff.
Wolfslast, G./Fegert J. M./Rothärmel, S., Informationsbedürfnisse und Informationsrechte minderjähriger Patienten. Eine empirische Untersuchung des Krankheitskonzepts von Kindern und Jugendlichen als Verhaltensgrundlage für Informations- und Mitwirkungsrecht, Bausteine zu einer Verhaltenstheorie des Rechts, Baden-Baden 2001.
Wolfslast, G./Schmidt, K., Patientenaufklärung. Ethische und rechtliche Aspekte, DMW 127 (2002), 634 ff.
Wolfslast, G./Schreiber, H.-L., Artikel „Psychiatrie (Recht)", in: Eser, A. (Hrsg.), Lexikon Medizin, Ethik, Recht, Freiburg 1989, 847 ff.
Wolfslast, G./Wiethoff, K./Dippold, I./Rothärmel, S./Konopka, L./Naumann, A./ Keller, F./Fegert, J. M., Bedingungen und Folgen der stationären Aufnahme aus der Sicht minderjähriger Patienten, in: Lehmkuhl, U. (Hrsg.), Ethische Grundlagen in der Kinder- und Jugendpsychiatrie und Psychotherapie, Göttingen 2003, 89 ff.
Wölk, F., Der minderjährige Patient in der ärztlichen Behandlung, MedR 2001, 80 ff.
Wong, J./Wong, S., A Randomized Trial of a New Approach to Preoperative Teaching and Patient Compliance, Int J Nurs Stud 1985, 105 ff.
Woolfe, S., Shared deicion making: The cas for letting patients decide which choice is best, J Fam Pract 1992, 205 ff.
Wuermeling, H.-B., Der Richtlinienentwurf der Bundesärztekammer zu ärztlicher Sterbebegleitung und den Grenzen zumutbarer Behandlung, Ethik Med 1997, 91 ff.

Zankl, A., Eigenmächtige Heilbehandlung und Gefährdung des Kindeswohls, ÖJZ 1989, 299 ff.
Zenz, G., Elterliche Sorge und Kindesrechte, StAZ 1973, 257 ff.
Zenz, G., Zur Reform der Elterlichen Gewalt, AcP 173 (1973), 627 ff.
Zenz, G. u.a., Fürsorglicher Zwang - Die Rechtslage, in: Bundesminister für Justiz (Hrsg.), Fürsorglicher Zwang, Bundesanzeiger Nr. 13a, 1990.
Zipf, H., Einwilligung und Risikoübernahme im Strafrecht, Neuwied 1970.
Zitelmann, M., Kindeswohl und Kindeswille im Spannungsfeld von Recht und Pädagogik, Münster 2001.
Zöller, R., Zivilprozessordnug: mit Gerichtsverfassungsgesetz und den Einführungsgesetzen, 23. Aufl. Köln 2002.

監訳者
只木　誠（ただき まこと）　中央大学法科大学院・法学部教授

訳　者（担当順）
高橋　直哉（たかはし なおや）　中央大学法科大学院教授：第1章Ⅰ、Ⅱ
原口　伸夫（はらぐち のぶお）　桐蔭横浜大学法学部教授：第2章Ⅰ〜Ⅲ
村木　保久（むらき やすひさ）　目白大学兼任講師：第3章Ⅰ〜Ⅴ
滝井　伊佐武（たきい いさむ）　国士舘大学法学部准教授：第4章Ⅰ
高良　幸哉（たから こうや）　中央大学大学院法学研究科博士課程後期課程在籍：第4章Ⅱ、Ⅲ
菅沼　真也子（すがぬま まやこ）　中央大学大学院法学研究科博士課程後期課程在籍：第5章Ⅰ〜Ⅵ
冨川　雅満（とみかわ まさみつ）　中央大学大学院法学研究科博士課程後期課程在籍：第6章Ⅰ〜Ⅲ1
秋山　紘範（あきやま ひろのり）　中央大学大学院法学研究科博士課程後期課程在籍：第6章Ⅲ2〜Ⅴ
島田　美小妃（しまだ みさき）　中央大学大学院法学研究科博士課程後期課程在籍：第7章Ⅰ〜Ⅴ
箭野　章五郎（やの しょうごろう）　獨協大学法科大学院特任助教：第8章Ⅰ〜Ⅲ
中村　邦義（なかむら くによし）　京都産業大学法学部准教授：第8章Ⅳ
滝沢　誠（たきさわ まこと）　専修大学法科大学院准教授：第9章Ⅰ、Ⅱ・第10章
山本　紘之（やまもと ひろゆき）　大東文化大学法学部准教授：付録―法文および草案

承諾、拒否権、共同決定
未成年の患者における承諾の有効性と権利の形成
日本比較法研究所翻訳叢書（68）

2014年3月15日　初版第1刷発行

監訳者　只木　誠
発行者　遠山　曉
発行所　中央大学出版部
〒192-0393
東京都八王子市東中野742-1
電話042(674)2351・FAX042(674)2354
http://www2.chuo-u.ac.jp/up/

©2014　　ISBN978-4-8057-0369-4　　電算印刷㈱

日本比較法研究所翻訳叢書

0	杉山直治郎訳	仏蘭西法諺	B6判（品切）
1	F. H. ローソン 小堀・船越・真田訳	イギリス法の合理性	A5判 1200円
2	B. N. カドーゾ 守屋善輝訳	法の成長	B5判（品切）
3	B. N. カドーゾ 守屋善輝訳	司法過程の性質	B6判（品切）
4	B. N. カドーゾ 守屋善輝訳	法律学上の矛盾対立	B6判 700円
5	P. ヴィノグラドフ 矢田・小堀・真田訳	中世ヨーロッパにおけるローマ法	A5判（品切）
6	R. E. メガリ 金子・新井・木川・住吉訳	イギリスの弁護士・裁判官	A5判 1200円
7	K. ラーレンツ 神田博司他訳	行為基礎と契約の履行	A5判（品切）
8	F. H. ローソン 小堀・真田・長内訳	英米法とヨーロッパ大陸法	A5判（品切）
9	I. ジェニングス 柳沢義男・弘毅訳	イギリス地方行政法原理	A5判（品切）
10	守屋善輝編	英米法諺	B6判 3000円
11	G. ボーリー他 新井・池上訳	〔新版〕消費者保護	A5判 2800円
12	A. Z. ヤマニー 真田芳憲訳	イスラーム法と現代の諸問題	B6判 900円
13	J. B. ワインスタイン 小島・椎橋訳	裁判所規則制定過程の改革	A5判 1500円
14	M. カペレッティ編 小島・谷口訳	裁判・紛争処理の比較研究（上）	A5判 2200円
15	M. カペレッティ 小島・大村訳	手続保障の比較法的研究	A5判 1600円
16	J. M. ホールデン 高窪利一監訳	英国流通証券法史論	A5判 4500円
17	A. S. ゴールドシュティン 渥美東洋監修	控えめな裁判所	A5判 1200円

日本比較法研究所翻訳叢書

18	M. カペレッティ編 小島・谷口編訳	裁判・紛争処理の比較研究（下）	A5判 2600円
19	U. ドゥロブニク他編 真田・後藤訳	法社会学と比較法	A5判 3000円
20	M. カペレッティ編 小島・谷口編訳	正義へのアクセスと福祉国家	A5判 4500円
21	P. アーレンス編 小島武司編訳	西独民事訴訟法の現在	A5判 2900円
22	D. ヘーンリッヒ編 桑田三郎編訳	西ドイツ比較法学の諸問題	A5判 4800円
23	ペーターギレス編 小島武司編訳	西独訴訟制度の課題	A5判 4200円
24	M. アサド 真田芳憲訳	イスラームの国家と統治の原則	A5判 1942円
25	A. M. プラット 藤本・河合訳	児童救済運動	A5判 2427円
26	M. ローゼンバーグ 小島・大村訳	民事司法の展望	A5判 2233円
27	B. グロスフェルト 山内惟介編訳	国際企業法の諸相	A5判 4000円
28	H. U. エーリヒゼン 中西又三編訳	西ドイツにおける自治団体	A5判 (品切)
29	P. シュロッサー 小島武司編訳	国際民事訴訟の法理	A5判 (品切)
30	P. シュロッサー他 小島武司編訳	各国仲裁の法とプラクティス	A5判 1500円
31	P. シュロッサー 小島武司編訳	国際仲裁の法理	A5判 1400円
32	張 晋 藩 真田芳憲監修	中国法制史（上）	A5判 (品切)
33	W. M. フライエンフェルス 田村五郎編訳	ドイツ現代家族法	A5判 (品切)
34	K. F. クロイツァー 山内惟介監訳	国際私法・比較法論集	A5判 3500円
35	張 晋 藩 真田芳憲監修	中国法制史（下）	A5判 3900円

日本比較法研究所翻訳叢書

36	G. レジエ他／山野目章夫他訳	フランス私法講演集	A5判 1500円
37	G. C. ハザード他／小島武司編訳	民事司法の国際動向	A5判 1800円
38	オトー・ザンドロック／丸山秀平編訳	国際契約法の諸問題	A5判 1400円
39	E. シャーマン／大村雅彦編訳	ADRと民事訴訟	A5判 1300円
40	ルイ・ファボルー他／植野妙実子編訳	フランス公法講演集	A5判 3000円
41	S. ウォーカー／藤本哲也監訳	民衆司法——アメリカ刑事司法の歴史	A5判 4000円
42	ウルリッヒ・フーバー他／吉田豊・勢子訳	ドイツ不法行為法論文集	A5判 7300円
43	S. L. ペパー／住吉博編訳	道徳を超えたところにある法律家の役割	A5判 4000円
44	W. M. リースマン他／宮野洋一他訳	国家の非公然活動と国際法	A5判 3600円
45	ハインツ・D. アスマン／丸山秀平編訳	ドイツ資本市場法の諸問題	A5判 1900円
46	デイヴィド・ルーバン／住吉博編訳	法律家倫理と良き判断力	A5判 6000円
47	D. H. ショイイング／石川敏行監訳	ヨーロッパ法への道	A5判 3000円
48	ヴェルナー・F. エプケ／山内惟介編訳	経済統合・国際企業法・法の調整	A5判 2700円
49	トビアス・ヘルムス／野沢・遠藤訳	生物学的出自と親子法	A5判 3700円
50	ハインリッヒ・デルナー／野沢・山内編訳	ドイツ民法・国際私法論集	A5判 2300円
51	フリッツ・シュルツ／眞田芳憲・森光訳	ローマ法の原理	A5判 (品切)
52	シュテファン・カーデルバッハ／山内惟介編訳	国際法・ヨーロッパ公法の現状と課題	A5判 1900円
53	ペーター・ギレス／小島武司編	民事司法システムの将来	A5判 2600円

日本比較法研究所翻訳叢書

54	インゴ・ゼンガー 古積・山内編訳	ドイツ・ヨーロッパ民事法の今日的諸問題	A5判 2520円
55	ディルク・エーラース 山内・石川・工藤編訳	ヨーロッパ・ドイツ行政法の諸問題	A5判 2625円
56	コルデュラ・シュトゥンプ 楢崎・山内編訳	変革期ドイツ私法の基盤的枠組み	A5判 3360円
57	ルードルフ・V・イェーリング 眞田・矢澤訳	法学における冗談と真面目	A5判 5670円
58	ハロルド・J・バーマン 宮島直機訳	法と革命 II	A5判 7875円
59	ロバート・J・ケリー 藤本哲也監訳	アメリカ合衆国における組織犯罪百科事典	A5判 7770円
60	ハロルド・J・バーマン 宮島直機訳	法と革命 I	A5判 9240円
61	ハンス・D・ヤラス 松原光宏編	現代ドイツ・ヨーロッパ基本権論	A5判 2625円
62	ヘルムート・ハインリッヒス他 森　勇訳	ユダヤ出自のドイツ法律家	A5判 13650円
63	ヴィンフリート・ハッセマー 堀内捷三監訳	刑罰はなぜ必要か 最終弁論	A5判 3570円
64	ウィリアム・M・サリバン他 柏木昇他訳	アメリカの法曹教育	A5判 3780円
65	インゴ・ゼンガー 山内・鈴木編訳	ドイツ・ヨーロッパ・国際経済法論集	A5判 2520円
66	マジード・ハッドゥーリー 眞田芳憲訳	イスラーム国際法 シャイバーニーのスィヤル	A5判 5900円
67	ルドルフ・シュトラインツ 新井誠訳	ドイツ法秩序の欧州化	A5判 4400円

＊価格は本体価格です。別途消費税が必要です。